U0694523

药学（士）资格考试 1200 题

主　编　刘隆臻　朱秀萍

副主编　罗涵煦　王　鑫

中国健康传媒集团

中国医药科技出版社

内 容 提 要

本书是"全国卫生专业技术资格考试用书"系列之一，由具有丰富考前辅导经验的专家在深入分析大纲和命题规律基础上编写而成，具有很好的实用性和针对性。全书分学科按章顺序设置题目，精心组编模拟试题，并逐题附答案与解析，重要内容标注波浪线，方便考生查漏补缺，熟悉命题方式，快速掌握考试重点。本书适合备战药学（士）资格考试的考生参阅。

图书在版编目（CIP）数据

药学（士）资格考试1200题/刘隆臻，朱秀萍主编．—北京：中国医药科技出版社，2023.6

全国卫生专业技术资格考试用书

ISBN 978 – 7 – 5214 – 3858 – 1

Ⅰ.①药… Ⅱ.①刘… ②朱… Ⅲ.①药物学 – 资格考试 – 习题集 Ⅳ.①R9 – 44

中国国家版本馆 CIP 数据核字（2023）第 067250 号

美术编辑 陈君杞

责任编辑 刘 鹤

版式设计 友全图文

出版 **中国健康传媒集团** | 中国医药科技出版社

地址 北京市海淀区文慧园北路甲 22 号

邮编 100082

电话 发行：010 – 62227427 邮购：010 – 62236938

网址 www. cmstp. com

规格 880 × 1230 mm $^1/_{32}$

印张 8

字数 259 千字

版次 2023 年 6 月第 1 版

印次 2023 年 6 月第 1 次印刷

印刷 三河市万龙印装有限公司

经销 全国各地新华书店

书号 ISBN 978 – 7 – 5214 – 3858 – 1

定价 **39. 00** 元

获取新书信息、投稿、为图书纠错，请扫码联系我们。

编委会

主　编　刘隆臻　朱秀萍

副主编　罗涵煦　王　鑫

编　者　（以姓氏笔画为序）

于晓佳（首都医科大学附属北京朝阳医院）

王　鑫（河北大学附属医院）

王春江（中南大学湘雅三医院）

朱　莹（首都医科大学附属北京朝阳医院）

朱秀萍（浙江大学医学院附属第二医院）

刘隆臻（株洲市二医院）

罗涵煦（株洲市二医院）

周　颖（南昌大学第一附属医院）

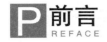

前言 PREFACE

　　药学专业技术资格考试内容多、涉及范围广，多数考生没有充足时间复习，为了帮助考生在工作之余做好考前复习，顺利通过考试，我们严格遵循考试大纲要求，根据历年考试变化与命题特点，倾力编写了本书。

　　本书特色如下：

　　1. 紧扣考纲，科学命题　本书严格遵循考试大纲，按照考试的"四个科目"，按章设置题目，并通过研究历年考试内容，总结各章节分值占比规律，合理安排各章节知识点题量，帮助考生在更短的时间内，快速掌握出题点和出题方向。

　　2. 逐题解析，精准详细　每题均配有详细解析，重点内容标注波浪线，并对重要考点进行拓展，力求帮助考生融会贯通、举一反三，使复习更加高效。

　　3. 开本小巧，便于携带　随书附赠线上免费增值服务，扫描封底二维码即可获得相应内容。帮您随时随地学习，轻松应对考试。

　　建议考生在考前复习及冲刺阶段，将本书与《药学（士）资格考试高频考点随身记》配合使用。先研读《药学（士）资格考试高频考点随身记》中的"备考要点"版块内容；再用本书中的试题检验学习成果，查漏补缺；最后用《药学（士）资格考试高频考点随身记》中"高频考点"板块的内容进行考前冲刺复习。

　　如果在复习过程中，您有任何意见和建议，欢迎与我们联系。在此，预祝各位考生顺利通过药学专业技术资格考试。

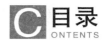

目录
CONTENTS

第一篇　基础知识

第一章　生理学 …………………………………………………… 1

第二章　生物化学 ………………………………………………… 9

第三章　病原生物学与免疫学 …………………………………… 19

第四章　天然药物化学 …………………………………………… 25

第五章　药物化学 ………………………………………………… 35

第六章　药物分析 ………………………………………………… 51

第二篇　相关专业知识

第一章　药剂学 …………………………………………………… 63

第二章　医院药事管理 …………………………………………… 105

第三篇　专业知识

第一章　药理学 …………………………………………………… 115

第二章　生物药剂学与药动学 …………………………………… 191

第四篇　专业实践能力

第一章　岗位技能 ………………………………………………… 201

第二章　临床药物治疗学 ………………………………………… 212

第一篇　基础知识

第一章　生理学

一、单项选择题

1. 二氧化碳分子的跨膜转运途径是

　A. 单纯扩散

　B. 原发性主动转运

　C. 继发性主动转运

　D. 经载体介导的跨膜转运

　E. 经通道膜蛋白介导的跨膜转运

【答案与解析】A。通过单纯扩散跨膜转运的物质有：O_2、CO_2、N_2、乙醇、尿素和 H_2O。

2. 经通道蛋白易化扩散跨膜的物质是

　A. 乙醇　　　　B. 氨基酸

　C. 钠离子　　　D. 尿素

　E. 葡萄糖

【答案与解析】C。易化扩散：物质顺浓度梯度或电位梯度、不消耗能量的跨膜转运途径，包括：①经载体蛋白的易化扩散，如葡萄糖、氨基酸、核苷酸等物质；②经通道蛋白的易化扩散，如 Na^+、Cl^-、Ca^{2+}、K^+ 等带电离子。O_2、CO_2、N_2、乙醇、尿素和 H_2O 等通过单纯扩散跨膜。

3. 物质跨膜转运中，间接利用 ATP 能量的逆浓度梯度转运过程为

　A. 单纯扩散

　B. 易化扩散

　C. 原发性主动转运

　D. 继发性主动转运

　E. 被动转运

【答案与解析】D。主动转运：消耗能量、逆浓度梯度和电位梯度。①原发性主动转运：细胞直接利用代谢产生的能量，如钠－钾泵。②继发性主动转运：所需能量来自由 Na^+ 泵利用分解 ATP 释放的能量在膜两侧建立的 Na^+ 浓度势能差。如 Na^+－葡萄糖同向转运；细胞中 Na^+－H^+ 和 Na^+－Ca^{2+} 反向转运。

4. 静息电位相当于

　A. 钙离子平衡电位

　B. 镁离子平衡电位

　C. 钠离子平衡电位

　D. 钾离子平衡电位

　E. 氯离子平衡电位

【答案与解析】D。钾离子受浓度差的驱动由膜内向膜外扩散，形成膜外为正、膜内为负（极化状态）的跨膜电位差。当电位差驱动力增加到等于浓度差驱动力时，钾离子的移动达到平衡，此时的跨膜电位称为钾离子平衡电位。安静状态下的细胞膜只对钾离子有通透性，因此静息电位相当于钾离子平衡电位。

5. 安静状态下的细胞膜只对下列哪种离子有通透性
   A. 钠离子　　　B. 钾离子
   C. 钙离子　　　D. 镁离子
   E. 氯离子

   【答案与解析】B。安静状态下的细胞膜只对钾离子有通透性，因此静息电位相当于钾离子平衡电位。

6. 关于骨骼肌细胞的动作电位，说法错误的是
   A. 由去极相和复极相组成
   B. 去极相和复极相共同形成锋电位
   C. 上升支即复极相
   D. 锋电位具有动作电位"全或无"的主要特征
   E. 锋电位具有动作电位"可传播性"的主要特征

   【答案与解析】C。在静息电位基础上，如果给可兴奋细胞一个适当的刺激，能触发膜电位发生可传播的迅速波动，称为动作电位。骨骼肌细胞的动作电位由上升支（去极相）和下降支（复极相）组成，两者共同形成锋电位。锋电位具有动作电位"全或无"和"可传播性"的主要特征。

7. 骨骼肌中能与钙离子结合的蛋白质是
   A. 肌动蛋白
   B. 肌钙蛋白
   C. 原肌球蛋白
   D. 肌球蛋白
   E. 肌动蛋白和肌球蛋白

   【答案与解析】B。骨骼肌收缩中钙离子浓度升高促使细肌丝上肌钙蛋白与钙离子结合。

8. 神经细胞动作电位上升支的产生是由于
   A. 钾离子内流　　B. 钾离子外流
   C. 钠离子内流　　D. 钠离子外流
   E. 氯离子内流

   【答案与解析】C。动作电位的产生机制：①上升支形成：当细胞受到阈刺激时，钠离子迅速内流，引起膜快速去极化，使膜内电位迅速升高。动作电位的去极相主要是钠离子的平衡电位。②下降支形成：钾离子顺浓度梯度快速外流，使膜内电位由正变负，迅速恢复到静息电位水平。

9. 骨骼肌兴奋－收缩偶联的基本过程中的偶联因子是
   A. 钙离子　　　B. 镁离子
   C. 钠离子　　　D. 钾离子
   E. 氯离子

   【答案与解析】A。骨骼肌兴奋－收缩偶联的偶联因子是 Ca^{2+}。

10. 细胞外液钾离子浓度增加时，静息电位的绝对值将
    A. 不变
    B. 减小
    C. 增大
    D. 先减小后增大
    E. 先增大后减小

【答案与解析】B。安静状态下的膜只对钾离子有通透性，因此静息电位就相当于钾离子平衡电位；当细胞外液钾离子浓度增加时，膜内外钾离子浓度差减小，跨膜电位差减小，故静息电位的绝对值减小。

11. 中性粒细胞的主要功能是
   A. 产生抗体
   B. 产生细胞因子
   C. 参与过敏反应
   D. 吞噬细菌，清除异物
   E. 产生慢反应物质

【答案与解析】D。中性粒细胞和单核细胞：具有吞噬细菌，清除异物、衰老红细胞和免疫复合物的功能。

12. 中性粒细胞占白细胞的比例为
   A. 0.1～0.2   B. 0.3～0.4
   C. 0.4～0.5   D. 0.5～0.7
   E. 0.6～0.7

【答案与解析】D。正常成年人白细胞数为 $(4.0～10.0)×10^9/L$，中性粒细胞占 0.5～0.7（比例最高）。

13. 参与生理性止血和修复受损血管的是
   A. 血小板   B. 中性粒细胞
   C. 单核细胞   D. 淋巴细胞
   E. 嗜碱性粒细胞

【答案与解析】A。血小板：可维持血管壁的完整性；修复受损血管；参与生理性止血。

14. 凝血过程的最后步骤是

A. 凝血酶原激活物的形成
B. 凝血酶原转变为凝血酶
C. 纤维蛋白原转变为纤维蛋白
D. 凝血酶原复合物的形成
E. 释放凝血因子Ⅲ

【答案与解析】C。凝血酶原复合物的形成是凝血过程中的第一步。凝血酶原转变为凝血酶是凝血过程中的第二步。纤维蛋白原转变为纤维蛋白是凝血过程的最后步骤。

15. 红细胞的主要功能是
   A. 参与过敏反应
   B. 运输 O_2 和 CO_2
   C. 生理性止血作用
   D. 吞噬细菌和异物
   E. 使血液成为红色

【答案与解析】B。（1）红细胞的三大特性：①可塑变形性：外力作用下发生变形的能力；②悬浮稳定性：评价指标是红细胞沉降率；③渗透脆性：低渗盐溶液中发生膨胀破裂。（2）红细胞的主要功能：运输 O_2 和 CO_2。

16. 心室肌细胞动作电位平台期的形成机制是
   A. 钠离子内流，氯离子内流
   B. 钠离子内流，钾离子外流
   C. 钾离子内流，钙离子外流
   D. 钙离子内流，钾离子外流
   E. 钠离子内流，氯离子外流

【答案与解析】D。心室肌细胞动作电位平台期的形成机制是：钾离子外流和钙离子内流所引起。

17. 在等容收缩期
    A. 房内压＜室内压＜动脉压
    B. 房内压＞室内压＞动脉压
    C. 房内压＜室内压＞动脉压
    D. 房内压＝室内压＞动脉压
    E. 房内压＞室内压＜动脉压

【答案与解析】A。等容收缩期：心室收缩从房室瓣关闭到主动脉瓣开启的这段时间。室内压迅速升高，超过房内压，低于动脉压。

18. 浦肯野细胞动作电位与心室肌细胞的不同点是存在
    A. 1 期缓慢自动去极化
    B. 2 期缓慢自动去极化
    C. 3 期缓慢自动去极化
    D. 4 期缓慢自动去极化
    E. 4 期缓慢自动复极化

【答案与解析】D。浦肯野细胞动作电位及其形成机制：浦肯野细胞动作电位与心室肌细胞的不同点是存在 4 期缓慢自动去极化。浦肯野细胞 4 期自动去极化的形成取决于钾离子外流的逐渐减弱和由钠离子内流的逐渐增强。

19. 每分心输出量是指
    A. 每分钟一侧心室射出的血量
    B. 每分钟一侧心房射出的血量
    C. 每次心脏搏动一侧心室射出的血量
    D. 每次心脏搏动一侧心房射出的血量
    E. 每分钟左右两侧心室射出的血量

【答案与解析】A。每分心输出量：指一侧心室每 1 分钟射出的血液量（简称心输出量）。心输出量＝搏出量×心率。

20. 心动周期过程中，左心室内压升高速率最快的时相在
    A. 等容舒张期
    B. 快速充盈期
    C. 快速射血期末
    D. 等容收缩期
    E. 减慢充盈期末

【答案与解析】D。心动周期过程中，左心室内压升高速率最快的时相在等容收缩期。

21. 从房室瓣关闭到主动脉瓣开启前的这段时期在心动周期中相当于
    A. 心房收缩期
    B. 心室等容收缩期
    C. 心室收缩期
    D. 心室舒张期
    E. 心室等容舒张期

【答案与解析】B。从房室瓣关闭到主动脉瓣开启前的这段时期，心室的收缩不能改变心室的容积，称为等容收缩期。

22. 尽力吸气后再作最大呼气，所能呼出的气体量是
    A. 潮气量　　　B. 最大通气量
    C. 肺活量　　　D. 补呼气量
    E. 用力呼气量

【答案与解析】C。肺活量：尽力吸气后，从肺内所呼出的最大气

体量，<u>反映肺一次通气的最大能力</u>。

外界环境之间的气体交换过程。呼吸运动是实现肺通气的原动力。

23. 反映肺一次通气的最大能力的是
A. 潮气量　　　B. 肺活量
C. 用力肺活量　D. 用力呼气量
E. 肺泡通气量

【答案与解析】B。（1）潮气量：每次呼吸时吸入或呼出的气体量。正常成年人的平静呼吸时潮气量为400~600ml。（2）肺活量：<u>反映肺一次通气的最大能力</u>。（3）用力肺活量（FVC）和用力呼气量（FEV）：①FVC是指一次最大吸气后，尽力尽快呼气所能呼出的最大气体量。②FEV是指一次最大吸气后再尽力尽快呼气时，在一定时间内所能呼出的气体量占FVC的百分比。<u>FEV$_1$是临床反映肺通气功能最常用的指标</u>。（4）肺通气量：是指每分钟进肺或出肺的气体总量。（5）肺泡通气量：是指每分钟吸入肺泡的新鲜空气量。<u>肺泡通气量是真正有效地进行气体交换的气体量</u>。

24. 肺通气是指
A. 肺与血液的气体交换过程
B. 外界环境与气道之间的气体交换过程
C. 肺与外界环境之间的气体交换过程
D. 外界氧气进入肺的过程
E. 肺内二氧化碳出肺的过程

【答案与解析】C。肺通气指肺与

25. 胃液起作用的主要成分是
A. 盐酸　　　B. 碳酸氢盐
C. 腺苷环化酶　D. 蛋白激酶
E. 脂肪酶

【答案与解析】A。胃液起作用的主要成分是盐酸，其主要作用有：<u>激活胃蛋白酶原，使之转变为胃蛋白酶</u>；杀死随食物入胃的细菌；使食物中的蛋白质变性，易于被消化；与钙和铁结合，形成可溶性盐，促进其吸收；可促进胰液、胆汁和小肠液的分泌。

26. 正常人不同部位的体温关系是
A. 腋窝温度 > 口腔温度 > 直肠温度
B. 口腔温度 > 腋窝温度 > 直肠温度
C. 口腔温度 > 直肠温度 > 腋窝温度
D. 腋窝温度 > 直肠温度 > 口腔温度
E. 直肠温度 > 口腔温度 > 腋窝温度

【答案与解析】E。正常人不同部位的体温关系是：<u>直肠温度 > 口腔温度 > 腋窝温度</u>。

27. 安静时机体内产热量最大的器官是
A. 脑　　　B. 肝
C. 肾　　　D. 十二指肠
E. 胃

【答案与解析】B。安静时主要由内脏产热，其中肝脏是体内代谢最旺盛的器官，产热量最大，是主要的产热器官。

28. 当环境温度高于皮肤温度时，唯一有效的散热形式是

A. 辐射　　　　B. 传导

C. 蒸发　　　　D. 对流

E. 寒战

【答案与解析】C。当环境温度升高到接近或高于皮肤温度时，蒸发成为唯一有效散热形式。寒战是产热方式之一。

29. 肾小球的有效滤过压等于

A. 肾小球毛细血管血压 +（血浆胶体渗透压 + 肾小囊内压）

B. 肾小球毛细血管血压 −（血浆晶体渗透压 + 肾小囊内压）

C. 肾小球毛细血管血压 +（血浆胶体渗透压 − 肾小囊内压）

D. 肾小球毛细血管血压 −（血浆胶体渗透压 + 肾小囊内压）

E. 肾小球毛细血管血压 −（血浆胶体渗透压 − 肾小囊内压）

【答案与解析】D。肾小球的有效滤过压 = 肾小球毛细血管血压 −（血浆胶体渗透压 + 肾小囊内压）。

30. 肾小球滤过率的准确定义是

A. 单位时间内（每小时）两肾生成的超滤液量

B. 单位时间内（每小时）左肾生成的超滤液量

C. 单位时间内（每分钟）右肾生成的超滤液量

D. 单位时间内（每分钟）两肾生成的超滤液量

E. 单位时间内（每分钟）左肾生成的超滤液量

【答案与解析】D。肾小球的滤过率指单位时间内（每分钟）两肾生成的超滤液量，正常成人平均值为 125ml/min 和 180L/d。滤过分数指肾小球滤过率与肾血浆流量的比值，若肾血浆流量为 660ml/min，肾小球滤过率为 125ml/min，则滤过分数为 19%。

31. 大量出汗后尿量减少的主要原因是

A. 血浆晶体渗透压升高，引起抗利尿激素分泌增加

B. 血浆胶体渗透压升高，肾小球滤过减少

C. 血容量减少，肾小球毛细血管压降低

D. 肾小管中溶质浓度增加，水重吸收增加

E. 交感神经兴奋引起肾素分泌增加

【答案与解析】A。当机体大量出汗后会导致血浆晶体渗透压升高，引起抗利尿激素分泌增加从而使尿量减少。

32. 大量饮清水后，尿量增多主要由于

A. 血管升压素减少

B. 血管升压素增加

C. 血浆胶体渗透压下降

D. 醛固酮分泌减少

E. 循环血量增加，血压升高

【答案与解析】A。大量饮水后，体液被稀释，血浆晶体渗透压降低，引起血管升压素（抗利尿激素，ADH）释放减少或停止，肾小管和集合管对水的重吸收减少，尿量增加，尿液稀释，这种现象称为水利尿。

33. 幼年缺乏可引起"呆小症"的激素是

A. 生长激素　　B. 胰岛素

C. 甲状腺激素　D. 垂体后叶素

E. 甲状旁腺激素

【答案与解析】C。缺乏甲状腺激素分泌的情况下，大脑发育和骨骼成熟全部都受损，可引起呆小症。

34. 激素的作用方式不包括

A. 旁分泌　　　B. 自分泌

C. 细胞分泌　　D. 神经分泌

E. 远距分泌

【答案与解析】C。激素作用方式包括：远距分泌；旁分泌；神经分泌；自分泌。

二、配伍选择题

（1~3题共用备选答案）

A. 载体介导的易化扩散

B. 通道介导的易化扩散

C. 单纯扩散

D. 原发性主动转运

E. 继发性主动转运

1. 氯离子顺浓度梯度通过细胞膜属于

2. 钠离子进入细胞属于

3. 钠离子出细胞属于

【答案与解析】B、B、D。氯离子顺浓度梯度通过细胞膜为经通道蛋白的易化扩散。细胞外液中钠离子的浓度约为胞质中10倍，钠离子进入细胞为顺浓度梯度，为经通道蛋白的易化扩散；钠离子出细胞为逆浓度梯度，需要利用代谢产生的能量，为原发性主动转运。

（4~6题共用备选答案）

A. 中性粒细胞

B. 嗜酸性粒细胞

C. 嗜碱性粒细胞

D. 血小板

E. 红细胞

4. 具有可塑变形性的是

5. 具有吞噬细菌、清除异物、衰老红细胞和免疫复合物的是

6. 可释放肝素的是

【答案与解析】E、A、C。①可塑变形性是指正常红细胞在外力作用下发生变形的能力。②中性粒细胞和单核细胞具有吞噬细菌、清除异物、衰老红细胞和免疫复合物的作用。③血小板有助于维持血管壁的完整性，血小板数量明显降低时，毛细血管脆性增高。④嗜碱性粒细胞颗粒内含有组胺和过敏性慢反应物质，可使毛细血管壁通透性增加，局部充血水

肿，并可使支气管平滑肌收缩，从而引起荨麻疹、哮喘等变态反应，其释放的肝素具有抗凝作用。⑤嗜酸性粒细胞可限制嗜碱性粒细胞和肥大细胞在速发型过敏反应中的作用，参与对蠕虫的免疫反应。

（7～9题共用备选答案）

A. 射血分数　　B. 每搏输出量
C. 心动周期　　D. 每分输出量
E. 心指数

7. 每搏输出量占心室舒张末期容积的百分比称为

8. 以单位体表面积计算的心输出量称为

9. 一侧心室在一次心搏中射出的血液量称为

【答案与解析】 A、E、B。每搏输出量占心室舒张末期容积的百分比称为射血分数；以单位体表面积计算的心输出量称为心指数；一侧心室在一次心搏中射出的血液量称为每搏输出量。心脏一次收缩和舒张构成一个心动周期。

（10～12题共用备选答案）

A. 去甲肾上腺素
B. 肾上腺素
C. 5-羟色胺
D. 乙酰胆碱
E. 多巴胺

10. 心交感神经节前神经末梢释放的递质是

11. 心迷走神经末梢释放的递质是

12. 交感缩血管神经节后神经末梢释放的递质是

【答案与解析】 D、D、A。心交感神经节后神经末梢释放的递质是去甲肾上腺素，但心交感神经节前神经末梢释放的递质是乙酰胆碱；心脏迷走神经末梢释放的递质是乙酰胆碱，作用于心肌细胞膜上的 M 受体；缩血管神经纤维都是交感神经纤维，称为交感缩血管神经，其节后神经末梢释放的递质为去甲肾上腺素。

（13～14题共用备选答案）

A. 肺活量　　B. 时间肺活量
C. 每分通气量　D. 肺总量
E. 肺泡通气量

13. 潮气量与呼吸频率的乘积为

14. 评价肺通气功能较好的指标是

【答案与解析】 C、B。每分通气量指每分钟进入或呼出的气体总量，等于潮气量与呼吸频率的乘积。由于肺活量不限制呼气的时间，不能充分反映肺组织的弹性状态和气道的通畅程度，因此以用力肺活量即时间肺活量来衡量肺通气功能状态。

（15～17题共用备选答案）

A. 潮气量　　B. 肺活量
C. 用力肺活量　D. 肺通气量
E. 肺泡通气量

15. 一次最大吸气后，尽力尽快呼气所能呼出的最大气体量是

16. 每分钟进肺或出肺的气体总量是

17. 真正有效地进行气体交换的气体量是

【答案与解析】C、D、E。（1）潮气量：每次呼吸时吸入或呼出的气体量。正常成年人的平静呼吸时潮气量为 400～600ml。（2）肺活量：反映肺一次通气的最大能力。（3）用力肺活量（FVC）和用力呼气量（FEV）：①FVC 是指一次最大吸气后，尽力尽快呼气所能呼出的最大气体量。②FEV 是指一次最大吸气后再尽力尽快呼气时，在一定时间内所能呼出的气体量占 FVC 的百分比。FEV_1 是临床反映肺通气功能最常用的指标。（4）肺通气量：是指每分钟进肺或出肺的气体总量。（5）肺泡通气量：是指每分钟吸入肺泡的新鲜空气量。肺泡通气量是真正有效地进行气体交换的气体量。

（18～19 题共用备选答案）

A. 幼年时生长激素分泌不足

B. 食物中缺碘

C. 幼年时甲状腺激素分泌不足

D. 糖皮质激素分泌过多

E. 糖皮质激素分泌过少

18. 呆小症的病因是

19. 地方性甲状腺肿的病因是

【答案与解析】C、B。甲状腺激素可以刺激骨化中心的发育，使软骨骨化，促进长骨和牙齿的生长。如果在婴幼儿时期缺乏甲状腺激素，出生后数周至 3～4 个月后会出现智力低下和长骨生长停滞，导致呆小症；甲状腺激素的合成需要碘，碘摄取缺乏会使甲状腺肿大。

（于晓佳）

第二章　生物化学

一、单项选择题

1. 维持蛋白质二级结构的化学键是

A. 氢键　　　　B. 肽键

C. 离子键　　　D. 疏水键

E. 次级键

【答案与解析】A。维持蛋白质二级结构的化学键是氢键。

2. 蛋白质高级结构的基础及维持该结构的化学键是

A. 一级结构，肽键

B. 一级结构，离子键

C. 一级结构，氢键

D. 初级结构，离子键

E. 初级结构，氢键

【答案与解析】A。蛋白质的一级结构：多肽链中氨基酸的排列顺序一级结构是高级结构的基础。维持该结构的化学键是肽键。

3. 蛋白质的一级结构是指

A. α－螺旋结构

B. β－折叠结构

C. 分子中的氢键

D. 分子中的二硫键

E. 氨基酸排列顺序

【答案与解析】E。蛋白质的一级结构是指多肽链中氨基酸的排列顺序。

4. 蛋白质分子中肽链主链骨架原子的相对空间位置，属于蛋白质

A. 一级结构　　　B. 二级结构

C. 三级结构　　　D. 四级结构

E. 结构域

【答案与解析】B。蛋白质二级结构：蛋白质分子中某一段肽链的局部空间结构，即该肽链主链骨架原子的相对空间位置，包括α－螺旋、β－折叠、β－转角和无规则卷曲。

5. 蛋白质在等电点时的特征是

A. 净电荷是零

B. 带的电荷较多

C. 溶解度升高

D. 不易沉淀

E. 在电场作用下定向移动

【答案与解析】A。在某一pH溶液中，蛋白质成为兼性离子，此时蛋白质所带的正电荷和负电荷相等，净电荷为零，此溶液的pH称为该蛋白质的等电点。

6. 镰状细胞贫血根本原因是

A. 血红蛋白的一级结构错误

B. 血红蛋白的二级结构错误

C. 血红蛋白的三级结构错误

D. 血红蛋白的四级结构错误

E. 血红蛋白的零级结构错误

【答案与解析】A。镰状细胞贫血根本原因是：血红蛋白的一级结构错误（血红蛋白β亚基的第6位氨基酸由谷氨酸变成了缬氨酸）。

7. 各种蛋白质的含氮量平均为

A. 8%　　　　　B. 16%

C. 26%　　　　 D. 36%

E. 46%

【答案与解析】B。各种蛋白质中含氮量相近，平均为16%。

8. 可作蛋白质定量测定的紫外吸收波长是

A. 250nm　　　 B. 260nm

C. 270nm　　　 D. 280nm

E. 290nm

【答案与解析】D。蛋白质的紫外吸收：由于蛋白质分子中有色氨酸和酪氨酸，因此在280nm波长处有特征性吸收峰，可作蛋白质定量测定。

9. 蛋白质含氮量8g，则蛋白质为

A. 20g　　　　　B. 30g

C. 40g　　　　　D. 50g

E. 60g

【答案与解析】D。各种蛋白质中含氮量相近，平均为16%。蛋白质的克数＝每克样品含氮的克数×6.25＝8×6.25＝50g。

10. 取某蛋白质样品2.0ml，测得其中含氮4mg，该样品的蛋白质浓度是

A. 6.25mg/ml　B. 7.50mg/ml

C. 12.5mg/ml　D. 9.0mg/ml

E. 12.0mg/ml

【答案与解析】C。蛋白质＝样品含氮克数×6.25/样品体积＝4mg×6.25/2ml＝12.5mg/ml。

11. 蛋白质三级结构指的是

　　A. 局部肽链的全部原子的空间排布位置

　　B. 整条肽链所有原子在三维空间的排布位置

　　C. 亚基与亚基间的布局和相互作用

　　D. 肽链主链骨架原子的相对空间位置

　　E. 氨基酸的排列顺序

【答案与解析】B。蛋白质的结构：①一级结构：是多肽链中氨基酸的排列顺序。一级结构是高级结构的基础。②二级结构：蛋白质分子中某一段肽链的局部空间结构，即该肽链主链骨架原子的相对空间位置，包括α－螺旋、β－折叠、β－转角和无规则卷曲。③三级结构：整条肽链中全部氨基酸残基的相对空间位置，即整条肽链所有原子在三维空间的排布位置。④四级结构：蛋白质分子中各亚基的空间分布及亚基接触部位的布局和相互作用。

12. 紫外吸收法是分析溶液中蛋白质含量的简便方法，原因是

　　A. 绝大多数蛋白质都含有色氨酸

和亮氨酸

　　B. 绝大多数蛋白质都含有丝氨酸和酪氨酸

　　C. 绝大多数蛋白质都含有色氨酸和酪氨酸

　　D. 绝大多数蛋白质都含有苏氨酸和酪氨酸

　　E. 绝大多数蛋白质都含有色氨酸和蛋氨酸

【答案与解析】C。氨基酸属于两性电解质。色氨酸和酪氨酸在280nm波长处有最大光吸收，而绝大多数蛋白质都含有色氨酸和酪氨酸，因此紫外吸收法是分析溶液中蛋白质含量的简便方法。

13. 蛋白质的空间构象主要取决于

　　A. α－螺旋和β－折叠

　　B. 肽链中肽键的构象

　　C. 肽链氨基酸的排列顺序

　　D. 肽链中的二硫键

　　E. 肽链中的氢键

【答案与解析】C。蛋白质的空间构象是由一级结构决定的。多肽链中氨基酸的排列顺序称为蛋白质的一级结构。

14. 蛋白质三级结构的形成和稳定主要取决于

　　A. 氨基酸的组成、顺序和数目

　　B. 次级键，如氢键、盐键、范德华力和疏水键

　　C. 温度、pH和离子强度等环境条件

　　D. 肽链间的二硫键

E. 肽链内的二硫键

【答案与解析】B。蛋白质三级结构的形成和稳定主要靠次级键，如氢键、盐键、范德华力和疏水键。

15. 蛋白质变性是由于
　　A. 蛋白质分子发生沉淀
　　B. 蛋白质中一些氨基酸残基受到修饰
　　C. 肽键断裂，一级结构遭破坏
　　D. 多肽链净电荷为零
　　E. 次级键断裂，天然构象破坏

【答案与解析】E。变性是由于某些理化因素作用下，蛋白质特定空间结构被破坏，导致其理化性质改变及生物活性丧失。蛋白质变性的实质是维系空间构象的次级键破坏导致的空间构象破坏。

16. 关于蛋白质的变性与复性，说法不正确的是
　　A. 蛋白质在某些理化因素作用下，可发生变性
　　B. 变性的蛋白质易于沉淀
　　C. 沉淀的蛋白质不一定变性
　　D. 蛋白质可以在一定条件下复性
　　E. 蛋白质复性的必备条件是二级结构完好

【答案与解析】E。蛋白质的变性：在某些理化因素作用下，其特定的空间构象被破坏，从而导致其理化性质的改变和生物活性的丧失，称为蛋白质的变性。变性的蛋白质易于沉淀，但是沉淀

的蛋白质不一定变性。蛋白质可以在一定条件下复性，其必备条件是一级结构完好。

17. RNA 和 DNA 彻底水解后的产物是
　　A. 戊糖相同，部分碱基不同
　　B. 碱基相同，戊糖不同
　　C. 碱基不同，戊糖不同
　　D. 碱基相同，戊糖相同
　　E. 碱基相同，部分戊糖不同

【答案与解析】C。RNA 和 DNA 的差异主要体现在两点：①所含戊糖不同；②所含碱基不同。

18. 关于 DNA 的双螺旋结构，说法正确的是
　　A. 碱基 A 和 U 配对
　　B. 碱基 G 和 T 配对
　　C. 碱基位于外侧
　　D. 是一反向平行的双链结构
　　E. 碱基之间以共价键连接

【答案与解析】D。DNA 双螺旋结构模型：DNA 是一反向平行的双链结构。脱氧核糖和磷酸骨架位于外侧，碱基位于内侧，碱基之间以氢键相连接。碱基 A 与 T 配对，形成两个氢键；G 与 C 配对，形成三个氢键。碱基平面与线性分子结构的长轴相垂直。一条链的走向是 $5' \rightarrow 3'$，另一条链相反。DNA 是一右手螺旋结构。碱基平面之间相距 0.34nm。维持双螺旋稳定的主要力是碱基堆积力（纵向）和氢键（横向）。

19. 下列哪种碱基只见于 DNA 而不见于 RNA
    A. A   B. T
    C. G   D. C
    E. U
    【答案与解析】B。DNA 含有碱基 A、G、C、T。RNA 含有碱基 A、G、C、U。

20. DNA 的功能是
    A. 复制的模板和基因转录的模板
    B. 翻译的模板
    C. 反转录的模板
    D. 翻译和反转录的模板
    E. 以上都不是
    【答案与解析】A。DNA 的功能：作为生物遗传信息复制的模板和基因转录的模板，它是生命遗传繁殖的物质基础，也是个体生命活动的基础。

21. 热变形的 DNA 经缓慢冷却后，两条互补链可重新恢复天然双螺旋构象的现象称为
    A. 融解温度   B. 增色效应
    C. 减色效应   D. 复性
    E. 核酸分子杂交
    【答案与解析】D。DNA 变性是指双螺旋 DNA 分子在某些理化因素作用下，变成单链的过程。在变性过程中，共价键不被破坏。DNA 变性后，生物活性丧失，但一级结构没有改变。热变性的 DNA 经缓慢冷却后，两条互补链可重新恢复天然的双螺旋构象，这一现象称为复性（退火）。

22. DNA 变性时，紫外光吸收值达到最大值的 50% 时的温度称为
    A. 融解温度   B. 增色效应
    C. 减色效应   D. 复性
    E. 核酸分子杂交
    【答案与解析】A。DNA 变性时紫外光吸收值达到最大值的 50% 时的温度称为融解温度（T_m）。

23. DNA 双螺旋结构模型的描述，不正确的是
    A. 腺嘌呤的摩尔数等于胸腺嘧啶的摩尔数
    B. 同种生物体不同组织中的 DNA 碱基组成极为相似
    C. DNA 双螺旋中碱基对位于外侧
    D. 两股多核苷酸链通过 A 与 T 或 C 与 G 之间的氢键连接
    E. 维持双螺旋稳定的主要因素是氢键和碱基堆积力
    【答案与解析】C。DNA 双螺旋是一反向平行的双链结构，脱氧核糖和磷酸骨架位于双链的外侧，碱基位于内侧。

24. 关于核酸的化学组成，说法不正确的是
    A. DNA 是脱氧核糖核酸
    B. 核苷酸是核酸的基本组成单位
    C. 碱基 A、G 是嘌呤核苷酸
    D. DNA 含有碱基 U
    E. 碱基和戊糖通过糖苷键构成核苷

【答案与解析】D。核酸的化学组成：一类为脱氧核糖核酸（DNA），另一类为核糖核酸（RNA）。核苷酸是核酸的基本组成单位，而核苷酸则包含碱基（嘌呤A、G，嘧啶T、C、U）、戊糖和磷酸三种成分。DNA含有T，RNA含有U。碱基和戊糖通过糖苷键构成核苷。核苷（脱氧核苷）与磷酸通过酯键构成核苷酸（脱氧核苷酸）。

25. DNA变性的原因是
    A. 3′,5′-磷酸二酯键的断裂
    B. 二硫键的断裂
    C. 互补碱基之间氢键断裂
    D. 碱基甲基化修饰
    E. 多核苷酸链解聚

【答案与解析】C。DNA变性是指在某些理化因素的作用下，互补的碱基对间的氢键断裂。

26. 下列关于同工酶特点的叙述，正确的是
    A. 分子组成相同
    B. 理化性质相同
    C. 组织分布相同
    D. 免疫学性质相同
    E. 催化的化学反应相同

【答案与解析】E。同工酶：指催化相同的化学反应，但酶的分子结构、理化性质、免疫学性质不同的一组酶。

27. 丙二酸对于琥珀酸脱氢酶的影响属于

A. 反馈抑制
B. 底物抑制
C. 竞争性抑制
D. 非竞争性抑制
E. 共价修饰调节

【答案与解析】C。竞争性抑制：抑制剂与底物结构相似，可与底物竞争酶的活性中心，阻碍酶与底物结合形成中间产物，抑制酶的活性。增加底物浓度，可减弱竞争性抑制剂的抑制作用。如丙二酸是琥珀酸脱氢酶的竞争性抑制剂；磺胺类药物能作为二氢叶酸合成酶的竞争性抑制剂。

28. 关于酶原与酶原激活，下列叙述不正确的是
    A. 酶的活性前体为酶原
    B. 酶原转变为活性酶的过程称为酶原激活
    C. 酶原激活过程中，酶的构象发生改变
    D. 酶原激活可形成活性中心必需的构象
    E. 酶原可以视为酶的储存形式

【答案与解析】A。酶的无活性前体，称为酶原。酶原转变为活性酶的过程称为酶原激活。酶原激活通过水解一个或若干个特定的肽键，酶的构象发生改变，其多肽链发生进一步折叠、盘曲，形成活性中心必需的构象。酶原可以视为酶的储存形式。

29. 酶的无活性前体称为

A. 多肽链

B. 底物

C. 同工酶

D. 内源性化合物

E. 酶原

【答案与解析】E。酶的无活性前体，称为酶原。酶原转变为活性酶的过程称为酶原激活。酶原激活通过水解一个或若干个特定的肽键，酶的构象发生改变，其多肽链发生进一步折叠、盘曲，形成活性中心必需的构象。

30. 酶竞争性抑制存在时

A. K_m值不变，V_{max}不变

B. K_m值增大，V_{max}增大

C. K_m值减小，V_{max}不变

D. K_m值增大，V_{max}不变

E. K_m值增大，V_{max}减小

【答案与解析】D。酶的竞争性抑制：抑制剂与底物结构相似，可与底物竞争酶的活性中心，阻碍酶与底物结合形成中间产物，抑制酶的活性。竞争性抑制存在时，K_m值增大，V_{max}不变。如丙二酸是琥珀酸脱氢酶的竞争性抑制剂；磺胺类药物能作为二氢叶酸合成酶的竞争性抑制剂。

31. 下列关于酶促反应的特点，错误的是

A. 具有极高的效率

B. 绝对特异性

C. 相对特异性

D. 立体异构特性

E. 不可调节性

【答案与解析】E。酶促反应具有极高的效率。具有高度的特异性，分为：绝对特异性、相对特异性、立体异构特性。酶促反应具有可调节性。

32. 1mol 乙酰CoA 经三羧酸循环彻底氧化再经呼吸链氧化磷酸化共产生多少ATP

A. 6mol   B. 8mol

C. 12mol   D. 16mol

E. 18mol

【答案与解析】C。1mol 乙酰CoA 经三羧酸循环彻底氧化再经呼吸链氧化磷酸化共产生12mol ATP。

33. 糖原分解的关键酶是

A. 丙酮酸激酶

B. 己糖激酶

C. 糖原磷酸化酶

D. 糖原合酶

E. 乙酰辅酶A羧化酶

【答案与解析】C。糖原分解的关键酶是糖原磷酸化酶。肝糖原可直接分解为葡萄糖以补充血糖。由于肌组织中缺乏葡萄糖-6-磷酸酶，肌糖原进行糖酵解或有氧氧化。

34. 糖异生的主要生理意义是

A. 补充血糖

B. 合成蛋白质

C. 分解脂肪

D. 生成NADPH

E. 生成核酸原料

【答案与解析】A。糖异生的生理意义为：空腹或饥饿时将非糖物质生成糖，维持血糖浓度恒定；参与补充或恢复肝脏糖原储备；肾糖异生促进泌氨排酸，维持酸碱平衡。

35. 乙酰乙酸、β-羟丁酸和丙酮合称为

　　A. 淀粉　　　　B. 脂肪
　　C. 蛋白质　　　D. 酮体
　　E. 胆固醇

【答案与解析】D。乙酰乙酸、β-羟丁酸和丙酮，这三者合称为酮体。HMG-CoA 合成酶是酮体合成的关键酶。合成酮体是肝脏特有的功能，但肝不能利用酮体。酮体代谢的特点是肝内生酮肝外用。

36. 主要负责运输外源性甘油三酯及胆固醇的脂蛋白是

　　A. CM　　　　　B. VLDL
　　C. LDL　　　　 D. HDL
　　E. IDL

【答案与解析】A。CM 主要在小肠黏膜细胞合成，是运输外源性甘油三酯及胆固醇的主要形式。

37. 人体合成胆固醇能力最强的部位是

　　A. 骨髓　　　　B. 肠道
　　C. 心脏　　　　D. 肝脏
　　E. 血管壁

【答案与解析】D。胆固醇的代

谢：以乙酰 CoA、NADPH 等为原料合成胆固醇，以肝脏合成能力最强。HMG-CoA 还原酶是胆固醇合成的限速酶。

38. 当长期饥饿或糖供应不足时，脑组织不能氧化利用脂肪酸，此时代替葡萄糖成为脑组织及肌肉主要能源的是

　　A. 淀粉　　　　B. 脂肪
　　C. 蛋白质　　　D. 酮体
　　E. 胆固醇

【答案与解析】D。乙酰乙酸、β-羟丁酸、丙酮三者通称酮体。HMG-CoA 合成酶是酮体合成的关键酶。肝脏缺乏氧化酮体的酶，因此不能氧化利用酮体。酮体是肝输出能源的一种形式。当长期饥饿或糖供应不足时，脑组织不能氧化利用脂肪酸，此时酮体代替葡萄糖成为脑组织及肌肉的主要能源。

39. 人体内的必需氨基酸不包括

　　A. 缬氨酸　　　B. 丝氨酸
　　C. 赖氨酸　　　D. 异亮氨酸
　　E. 苏氨酸

【答案与解析】B。人体内的必需氨基酸包括：缬氨酸、异亮氨酸、亮氨酸、苯丙氨酸、甲硫氨酸、色氨酸、苏氨酸、赖氨酸、组氨酸。

40. 人体内氨的主要去路是

　　A. 生成谷氨酰胺

B. 再合成氨基酸

C. 在肝中合成尿素

D. 经肾泌出随尿排走

E. 渗入肠道随大便排出

【答案与解析】C。在肝脏合成尿素是氨在体内的主要去路，也是机体清除氨的主要途径。尿素在肝细胞内的合成过程称为鸟氨酸循环，也称尿素循环。

41. 关于氮平衡，叙述不正确的是

A. 儿童属于氮正平衡

B. 孕妇属于氮正平衡

C. 恢复期患者属于氮负平衡

D. 饥饿患者属于氮负平衡

E. 消耗性疾病患者属于氮负平衡

【答案与解析】C。儿童、孕妇及恢复期患者属于氮正平衡。饥饿或消耗性疾病患者属于氮负平衡。

42. 鸟氨酸循环合成尿素，一个氮原子来自 NH_3，另一个来自

A. 谷氨酸　　　B. 谷氨酰胺

C. 天冬氨酸　　D. 天冬酰胺

E. 氨基甲酰磷酸

【答案与解析】C。尿素在肝细胞内的合成过程称为鸟氨酸循环（尿素循环）。鸟氨酸循环合成尿素，一个氮原子来自 NH_3，另一个来自天冬氨酸。

43. 脑组织向肝脏运输氨的形式是

A. 谷氨酸　　　B. 丙氨酸

C. 天冬酰胺　　D. 谷氨酰胺

E. 谷胱甘肽

【答案与解析】D。氨的转运：血液中氨主要以无毒的丙氨酸及谷氨酰胺两种形式运输。肌肉中的氨通过丙氨酸-葡萄糖循环以丙氨酸形式运输到肝脏；谷氨酰胺是脑、肌肉等组织向肝脏运输氨的形式。

44. 人体内嘌呤核苷酸分解的终产物是

A. 尿素　　　　B. 肌酸

C. 肌酐　　　　D. 尿酸

E. β-丙氨酸

【答案与解析】D。嘌呤核苷酸的分解代谢终产物是尿酸。黄嘌呤氧化酶是嘌呤分解代谢中的关键酶。若血中尿酸含量超过 8mg/d 时，尿酸盐结晶可沉积于关节等处，导致痛风症。临床上常用别嘌醇治疗痛风症。别嘌醇与次黄嘌呤结构类似，可竞争性地抑制黄嘌呤氧化酶，从而减少体内尿酸的生成。

45. 嘌呤核苷酸、嘧啶核苷酸合成需要的共同原料是

A. 天冬酰胺　　B. 一碳单位

C. 甘氨酸　　　D. 谷氨酸

E. 谷氨酰胺

【答案与解析】E。嘌呤核苷酸从头合成的原料是：磷酸核糖、天冬氨酸、甘氨酸、谷氨酰胺、一碳单位、CO_2 等。嘧啶核苷酸从头合成的原料是：天冬氨酸、谷氨酰胺和 CO_2 等。因此，嘌呤核苷酸、嘧啶核苷酸合成需要的共同原料是天冬

氨酸、谷氨酰胺和 CO_2。

二、配伍选择题

（1～2 题共用备选答案）

    A. HMG - CoA 合成酶

    B. 肉碱脂酰转移酶 I

    C. HMG - CoA 还原酶

    D. 乙酰辅酶 A 羧化酶

    E. 激素敏感性三酰甘油脂肪酶是

1. 脂肪酸 β 氧化的限速酶是

2. 脂肪酸合成过程中的限速酶是

【答案与解析】B、D。①激素敏感性三酰甘油脂肪酶（HSL）：为脂肪动员的限速酶。②肉碱脂酰转移酶 I：是脂肪酸 β - 氧化的限速酶。③HMG - CoA 合成酶：是酮体合成的关键酶。④乙酰辅酶 A 羧化酶：是脂肪酸合成过程中的限速酶。⑤HMG - CoA 还原酶：是胆固醇合成的限速酶。

（3～5 题共用备选答案）

    A. 乳糜微粒

    B. 极低密度脂蛋白

    C. 低密度脂蛋白

    D. 高密度脂蛋白

    E. 脂肪酸

3. 运输内源性三酰甘油的主要形式是

4. 转运肝脏合成的内源性胆固醇的主要形式是

5. 运输外源性三酰甘油及胆固醇的主要形式是

【答案与解析】B、C、A。四种血浆脂蛋白的功能：①乳糜微粒（CM）：运输外源性三酰甘油及胆固醇的主要形式。②极低密度脂蛋白（VLDL）：运输内源性三酰甘油的主要形式。③低密度脂蛋白（LDL）：转运肝脏合成的内源性胆固醇的主要形式。④高密度脂蛋白（HDL）：将外周组织中衰老细胞膜中的胆固醇运至肝代谢并排出体外。

（6～7 题共用备选答案）

    A. 氢键   B. 二硫键

    C. 肽键   D. 范德华力

    E. 酯键

6. 稳定蛋白质分子四级结构的化学键是

7. 对稳定蛋白质构象通常不起作用的化学键是

【答案与解析】A、E。稳定蛋白质分子四级结构的力有疏水作用力、离子键、氢键；蛋白质分子结构的维系力主要有肽键、二硫键、氢键、疏水作用力、离子键、范德华力，而没有酯键。

（8～9 题共用备选答案）

    A. 氨基酸序列改变

    B. 肽键断裂

    C. 空间构象被破坏

    D. 水化膜和同种电荷被破坏

    E. 水解

8. 蛋白质变性是由于

9. 蛋白质盐析的原理是

【答案与解析】C、D。蛋白质变性是在某些物理和化学因素作用下，其特定的空间构象被破坏，从而导致其理化性质的改变和生物活性的丧失；蛋白质盐析指在蛋白质溶液中加入大量的硫酸铵、硫酸钠或氯化钠等中性盐，可破坏蛋白质的水化膜和同种电荷，使蛋白质颗粒相互聚集，发生沉淀的现象。

（于晓佳）

第三章　病原生物学与免疫学

一、单项选择题

1. 主要用于检测细菌动力的是
   A. 液体培养基
   B. 半固体培养基
   C. 固体培养基
   D. 选择培养基
   E. 鉴别培养基
   【答案与解析】B。细菌在培养基上的生长表现不同：在半固体培养基上，有鞭毛的细菌生长后出现混浊，无鞭毛的细菌沿穿刺线生长，主要用于检测细菌的动力和保存菌种；在固体培养基上，单个细胞生长后形成肉眼可见的细菌基团，叫菌落。

2. 细菌的繁殖方式是
   A. 有性孢子结合
   B. 分支断裂繁殖
   C. 二分裂法
   D. 复制
   E. 孢子出芽
   【答案与解析】C。细菌分为专性需氧菌、微需氧菌、兼性厌氧菌、专性厌氧菌四大类。细菌的生长方式：以简单的二分裂法繁殖。

3. 可引起沙眼病的微生物是
   A. 支原体　　　B. 立克次体
   C. 衣原体　　　D. 白色念珠菌
   E. 螺旋体
   【答案与解析】C。衣原体是一类体积微小、专性活细胞寄生、有独特发育周期的原核细胞型微生物，常见的有沙眼衣原体，引起沙眼病与泌尿道感染等。

4. 病毒的基本特点是
   A. 具有典型的细胞结构
   B. 对抗生素敏感
   C. 同时含有 DNA 和 RNA
   D. 必须在活细胞内生长繁殖
   E. 属于真核细胞型微生物
   【答案与解析】D。病毒：属于非细胞型微生物，无典型的细胞结构，仅由核心和蛋白质衣壳组成，核心中只有 RNA 或 DNA 一种核酸，只能在活细胞内生长繁殖。

5. 病毒的增殖方式是
   A. 分裂　　　　B. 复制
   C. 出芽　　　　D. 生孢
   E. 膨胀
   【答案与解析】B。病毒是最微小、结构最简单的一类非细胞型微生物，只含一种类型的核酸，专一性活细胞寄生，以复制方式增殖，对抗生素不敏感。

6. 可引起恙虫病的微生物是
   A. 支原体　　　　B. 噬菌体
   C. 衣原体　　　　D. 螺旋体
   E. 立克次体

【答案与解析】E。立克次体是一类体积微小、专性活细胞寄生的原核细胞型微生物。其中，普氏立克次体可引起流行性斑疹伤寒。恙虫热立克次体可引起恙虫病。

7. 细菌形成的芽孢
   A. 是其繁殖形式
   B. 已经死亡
   C. 处于繁殖的迟缓期
   D. 处于衰退期
   E. 是其休眠状态

【答案与解析】E。芽孢是细菌的休眠状态，在环境适宜时又能发育成细菌的繁殖体。

8. 细菌普通菌毛
   A. 与细菌的致病性有关
   B. 与细菌的分裂有关
   C. 与细菌的 DNA 传递有关
   D. 与细菌的变异有关
   E. 与细菌的代谢有关

【答案与解析】A。普通菌毛是细菌的黏附结构，与细菌的致病性有关。

9. 杀死包括芽孢在内的所有微生物的方法称为
   A. 消毒　　　　B. 无菌

   C. 防腐　　　　D. 灭菌
   E. 抑菌

【答案与解析】D。①消毒：杀死物体上或环境中的病原微生物，并不一定杀死细菌芽孢或非病原微生物的方法。②灭菌：杀灭物体上所有微生物的方法，包括杀灭细菌芽孢在内的全部病原微生物和非病原微生物。③无菌：不存在任何活菌，多是灭菌的结果。④无菌操作：防止细菌进入人体或其他物品的操作技术（无菌并不单指没有活的细菌，还包括没有活的病毒、真菌等微生物）。

10. 外毒素的抗体称
    A. 类毒素　　　　B. 抗毒素
    C. 内毒素　　　　D. 神经毒素
    E. 细胞毒素

【答案与解析】B。外毒素：主要是革兰阳性菌和部分革兰阴性菌产生并释放到菌体外的毒性蛋白质。其性质为毒性作用强，具有选择性；其抗原性强，其抗体称为抗毒素；外毒素可分为神经毒素、细胞毒素和肠毒素。

11. 关于抗原的说法中，错误的是
    A. 抗原具有异物性
    B. 抗原具有特异性
    C. 抗原具有大分子性
    D. 所有物质都是抗原
    E. 能刺激机体使其产生特异性免疫应答

【答案与解析】D。抗原是指凡能

刺激机体使其产生特异性免疫应答的物质。抗原是一种物质，但绝不是自然界中的所有物质都是抗原，必须是具有三大性质的物质，即异物性、特异性和大分子性。

12. 细菌变异的机制不包括
    A. 基因突变
    B. 基因转移
    C. 基因重组
    D. 抗原性变异
    E. 基因的损伤后修复
    【答案与解析】D。细菌变异的机制主要包括基因突变、基因的损伤后修复、基因的转移及重组。抗原性变异是一种细菌的变异现象。

13. 细菌形成的芽孢是其
    A. 繁殖形式
    B. 已经死亡
    C. 处于繁殖的迟缓期
    D. 处于衰退期
    E. 休眠形式
    【答案与解析】E。细菌的芽孢是某些细菌在一定条件下形成的休眠形式，并非细菌死亡。因一个细菌只能形成一个芽孢，一个芽孢也只能发芽形成一个繁殖体，数量没有增加，也不是细菌繁殖形式。

14. 下列哪种特殊结构是细菌的黏附器官，使细菌在细胞表面定居，导致感染

    A. 荚膜　　　　B. 鞭毛
    C. 菌毛　　　　D. 芽孢
    E. 核糖体
    【答案与解析】C。菌毛是细菌的黏附结构，与细菌的致病性有关。细菌借助普通菌毛黏附在多种细胞的受体上。

15. 细菌的细胞结构中，决定细菌遗传变异的是
    A. 荚膜　　　　B. 核质
    C. 芽孢　　　　D. 鞭毛
    E. 菌毛
    【答案与解析】B。核质为原核生物特有的无核膜结构、无固定形态的原始细胞核，是细菌的遗传物质，决定细胞的遗传变异，其他选项都是细菌的特殊结构。

16. 灭菌是否彻底的标志是
    A. 是否破坏细菌的细胞壁
    B. 是否破坏细菌的荚膜
    C. 是否破坏细菌的菌毛
    D. 是否杀灭芽孢
    E. 杀死病原微生物
    【答案与解析】D。通常把是否杀灭芽孢作为灭菌是否彻底的标志。

17. 对外界抵抗力最强的细菌结构是
    A. 细胞膜　　　B. 荚膜
    C. 核膜　　　　D. 细胞壁
    E. 芽孢
    【答案与解析】E。芽孢是多层膜的结构，致密无通透性，对物理化学因素有很强抵抗力。

18. 缺乏细胞壁的原核细胞型微生

物是

A. 细菌　　　　B. 支原体

C. 衣原体　　　D. 立克次体

E. 真菌

【答案与解析】B。细菌、支原体、衣原体、立克次体为原核细胞型微生物，真菌为真核细胞型微生物。细菌、衣原体、立克次体均有细胞壁，真菌也有细胞壁，支原体无细胞壁。

19. 引起流行性斑疹伤寒的病原微生物是

A. 立克次体　　B. 支原体

C. 衣原体　　　D. 螺旋体

E. 细菌

【答案与解析】A。立克次体是一类体积微小、专性活细胞寄生的原核细胞型微生物，种类较多，常见的主要有普氏立克次体、恙虫热立克次体，分别引起流行性斑疹伤寒和恙虫病。

20. 下列有关噬菌体的叙述中，错误的是

A. 是侵袭细菌、真菌的病毒

B. 专性细胞内寄生

C. 不具备细胞结构

D. 只能在活细胞内以复制的方式增殖

E. 属于原核细胞型微生物

【答案与解析】E。噬菌体（或称细菌病毒）侵袭细菌、真菌，其特点是：个体微小，在电镜下才可见；不具备细胞结构，主要由衣壳和核酸组成；只能在活细胞内以复制的方式增殖，是一种专性细胞内寄生的非细胞型微生物。

21. 非特异性免疫机制不包括

A. 屏障结构

B. 吞噬细胞

C. 正常体液的免疫成分

D. 细胞毒性 T 细胞

E. 组织的免疫成分

【答案与解析】D。抗细菌感染的非特异性免疫（又称天然免疫）：是机体在发育过程中形成的，经遗传而获得。其作用并非针对某一种病原体，故称非特异性免疫。非特异性免疫机制是由屏障结构、吞噬细胞、正常体液和组织的免疫成分等组成。细胞毒性 T 细胞属于特异性免疫机制中的细胞免疫。

22. 具有葡萄球菌 A 蛋白的病原菌是

A. 金黄色葡萄球菌

B. 伤寒杆菌

C. 破伤风梭菌

D. 肺炎链球菌

E. 脑膜炎球菌

【答案与解析】A。葡萄球菌属：呈葡萄串状，无鞭毛，无芽孢。革兰染色阳性。其中最主要的抗原是葡萄球菌 A 蛋白（SPA）。

23. 脊髓灰质炎病毒感染人体主要通过

A. 虫媒传播

B. 输血传播

C. 呼吸道传播

D. 直接接触传播

E. 消化道传播

【答案与解析】E。肠道病毒：属于微小 RNA 病毒科，经消化道传播，主要包括脊髓灰质炎病毒、柯萨奇病毒、埃可病毒、新型肠道病毒。

24. 与胃炎、十二指肠溃疡关系密切的细菌是

　　A. 痢疾杆菌　　B. 大肠埃希菌

　　C. 幽门螺杆菌　D. 伤寒杆菌

　　E. 霍乱弧菌

【答案与解析】C。幽门螺杆菌：菌体弯曲呈螺形、S 形及海鸥状，革兰染色阴性，与胃炎、十二指肠溃疡、胃癌和胃黏膜病关系密切。

25. 志贺菌引起的疾病是

　　A. 阿米巴痢疾　B. 细菌性痢疾

　　C. 假膜性肠炎　D. 食物中毒

　　E. 肠热症

【答案与解析】B。志贺菌：又称痢疾杆菌（可引起细菌性痢疾），为革兰阴性杆菌。生化特性为能分解葡萄糖，不分解乳糖。分类复杂，按其不同的抗原结构可分为 A、B、C、D 四群。其内毒素毒性强烈，可产生典型的脓血黏液便。

26. 引起猩红热的病原菌是

　　A. 破伤风杆菌　B. 脑膜炎球菌

　　C. A 群链球菌　D. 伤寒杆菌

　　E. 破伤风梭菌

【答案与解析】C。A 群链球菌为革兰阳性球菌，常分为：①甲型溶血性链球菌，产生 α 溶血；②乙型溶血性链球菌，产生 β 溶血；③丙型链球菌（亦称不溶血性链球菌），不产生溶血现象。所致疾病常见的有化脓性感染、猩红热、变态反应性疾病（如急性肾小球肾炎、风湿病）。

27. 扁平疣是

　　A. 真菌感染　　B. 病毒感染

　　C. 细菌感染　　D. 疟原虫感染

　　E. 衣原体感染

【答案与解析】B。人乳头瘤病毒为双股环状 DNA 病毒，主要侵犯人的皮肤和黏膜，引起良性疣和纤维乳头瘤，常见的有寻常疣、扁平疣等。

28. 甲型肝炎病毒的主要传播途径是

　　A. 母婴垂直传播

　　B. 吸血昆虫叮咬

　　C. 呼吸道传播

　　D. 粪－口途径

　　E. 泌尿生殖道传播

【答案与解析】D。甲型肝炎病毒（HAV）的传染源主要经由粪－口途径传播，所致疾病为甲型肝炎。无论是显性或隐性感染，体内均产生相应的抗体，免疫力持久，接种甲肝疫苗是有效的预防措施。

29. 关于乙型肝炎病毒的说法中，错误的是
    A. HBsAg 即表面抗原
    B. HBcAg 即核心抗原
    C. HBeAg 即 e 抗原
    D. 在细胞内以分裂的形式而增殖
    E. 日常生活接触也是主要传播途径之一

【答案与解析】 D。乙型肝炎病毒（HBV）：①生物学性状：患者血清中病毒颗粒以三种形式存在，即大球形颗粒（Dane 颗粒）、小球形颗粒和管形颗粒。在细胞内以复制的形式而增殖。主要抗原组成三种，即表面抗原（HBsAg）、核心抗原（HBcAg）、e 抗原（HBeAg）。②HBV 的致病性：主要经血液、性接触、母婴和日常生活接触传播。预防可接种疫苗。

二、配伍选择题

（1~2 题共用备选答案）
    A. 立克次体   B. 衣原体
    C. 细菌   D. 噬菌体
    E. 真菌

1. 属于非细胞型微生物的是
2. 属于真核细胞型微生物的是

【答案与解析】 D、E。①原核细胞型微生物：细胞的分化程度较低，仅有原始核质，呈环状裸 DNA 团块结构，无核膜和核仁；细胞质内细胞器不完善，只有核糖体，如细菌、立克次体、衣原体、支原体、螺旋体。②非细胞型微生物：无典型的细胞结构，仅由核心和蛋白质衣壳组成，核心中只有 RNA 或 DNA 一种核酸，只能在活细胞内生长繁殖，如病毒、噬菌体。③真核细胞型微生物：细胞核的分化程度高，有核膜和核仁；细胞质内细胞器完整，如真菌。

（3~5 题共用备选答案）
    A. 荚膜   B. 普通菌毛
    C. 性菌毛   D. 鞭毛
    E. 芽孢

3. 有抗吞噬作用的细菌结构是
4. 属于细菌运动器官的细菌结构是
5. 与细菌致病性有关的细菌结构是

【答案与解析】 A、D、B。①荚膜：主要功能为抗吞噬作用、黏附作用、抗有害物质的损伤。②普通菌毛：是细菌的黏附结构，与细菌的致病性有关。③性菌毛：参与 F 质粒接合传递。④鞭毛：是细菌的运动器官，具有抗原性。⑤芽孢：是细菌的休眠状态，在环境适宜时又能发育成细菌的繁殖体。

（6~8 题共用备选答案）
    A. Ⅰ型超敏反应
    B. Ⅱ型超敏反应
    C. Ⅲ型超敏反应
    D. Ⅳ型超敏反应
    E. Ⅴ型超敏反应

6. 过敏性休克属于
7. 新生儿溶血症属于

8. 风湿病属于

【答案与解析】A、B、C。变态反应分为：①Ⅰ型超敏反应（速发型）：常见的疾病有过敏性休克、过敏性鼻炎、过敏性哮喘、食物过敏、过敏性皮炎、荨麻疹等。②Ⅱ型超敏反应：常见的疾病有输血反应、新生儿溶血症、药物性血细胞减少症等。③Ⅲ型超敏反应：常见的疾病有急性肾小球肾炎、风湿病、过敏性肺炎等。④Ⅳ型超敏反应（迟发型）：常见的疾病有器官、组织移植过程中的排斥反应、接触性皮炎等。

（9～10题共用备选答案）

    A. 伤寒杆菌　　　B. 大肠埃希菌

    C. 霍乱弧菌　　　D. 破伤风梭菌

    E. 肉毒梭菌

9. 芽孢呈圆形，菌体呈鼓槌状的是

10. 芽孢呈椭圆形，细菌呈球拍状的是

【答案与解析】D、E。①破伤风梭菌：芽孢呈圆形，位于菌体顶端，使菌体呈鼓槌状。②肉毒梭菌：芽孢呈椭圆形，位于菌体的次极端，使细菌呈球拍状。

（11～12题共用备选答案）

    A. 普通菌毛　　　B. 性菌毛

    C. 细胞壁　　　　D. 细胞膜

    E. 鞭毛

11. 决定细菌抗原性的细菌结构是

12. 参与细菌F质粒接合传递的细菌结构是

【答案与解析】C、B。①细胞壁：维持菌体外形；维持渗透压；决定细菌的抗原性。②普通菌毛：是细菌的黏附结构，与细菌的致病性有关。③性菌毛：参与细菌F质粒接合传递。④鞭毛：是细菌的运动器官。

（朱　莹）

第四章　天然药物化学

一、单项选择题

1. 与水分层的极性最大的有机溶剂是

    A. 甲醇　　　　　B. 乙醇

    C. 乙醚　　　　　D. 乙酸乙酯

    E. 正丁醇

【答案与解析】E。①水：最安全的溶剂。②亲水性有机溶剂：包括甲醇、乙醇（最为常用）和丙酮。③亲脂性有机溶剂：包括石油醚、苯、氯仿、二氯甲烷、乙醚、乙酸乙酯、正丁醇。石油醚常用于脱脂；正丁醇是能与水分层的极性最大的有机溶剂。

2. 水/醇法和醇/水法可以除去的成分分别是

    A. 蛋白质；树脂

    B. 树脂；叶绿素

C. 多糖；蛋白质

D. 叶绿素；蛋白质

E. 树脂；强心苷

【答案与解析】A。①水/醇法：药材水提取液加入数倍量乙醇，多糖、蛋白质等水溶性大分子被沉淀。②醇/水法：药材醇提取液加入数倍量水，静置，沉淀除去树脂、叶绿素等脂溶性杂质。

3. 用水提取遇热不稳定成分的药材时，宜采用的方法是

A. 回流提取法

B. 煎煮法

C. 浸渍法

D. 水蒸气蒸馏后再渗滤法

E. 水蒸气蒸馏后再煎煮法

【答案与解析】C。浸渍法是在常温或低热条件下用适当的溶剂浸渍药材以溶出其中成分的方法，适用于遇热不稳定成分的提取，但出膏率低。

4. 两相溶剂萃取法的原理是利用混合物中各成分在两相溶剂中的

A. 比重不同

B. 分配系数不同

C. 分离系数不同

D. 萃取常数不同

E. 介电常数不同

【答案与解析】B。两相溶剂萃取法的原理是利用混合物在两相溶剂中的分配系数不同进行分离。

5. 在醇提取浓缩液中加入水，可沉淀

A. 树胶　　　B. 蛋白质

C. 树脂　　　D. 鞣质

E. 黏液质

【答案与解析】C。在浓缩乙醇提取液中加入数倍量水稀释，放置以沉淀除去树脂、叶绿素等水不溶性杂质。

6. 某中药材浓缩水提液中含有大量多糖，欲除去可采用的方法是

A. 水/醇法

B. 盐析法

C. 酸碱沉淀法

D. 醇/水法

E. 醇/醚（丙酮）法

【答案与解析】A。（1）溶剂沉淀法包括：①水/醇法：药材水提取液加入数倍量乙醇，多糖、蛋白质等水溶性大分子被沉淀。②醇/水法：药材醇提取液加入数倍量水，静置，沉淀除去树脂、叶绿素等脂溶性杂质。③醇/醚（丙酮）法：药材醇提取液加入数倍量醚（或丙酮），可使皂苷析出，脂溶性杂质等留在母液中。（2）酸碱沉淀法：某些酸、碱或两性化合物可采用加入酸或碱调节 pH，而使其溶解度改变。如提取黄酮、蒽醌、有机酸等酸性成分可采用碱提取酸沉淀法。

7. 按苷键原子不同，苷酸水解的易难顺序为

A. $O-$苷$>N-$苷$>S-$苷$>C-$苷

B. $N-$苷$>O-$苷$>C-$苷$>S-$苷

C. *N*-苷 > *O*-苷 > *S*-苷 > *C*-苷

D. *N*-苷 > *S*-苷 > *O*-苷 > *C*-苷

E. *C*-苷 > *O*-苷 > *S*-苷 > *N*-苷

【答案与解析】C。苷的酸水解反应的规律：①按苷键原子不同，酸水解的易难顺序为：*N*-苷 > *O*-苷 > *S*-苷 > *C*-苷。②五碳糖最易水解，其顺序为：五碳糖 > 甲基五碳糖 > 六碳糖 > 七碳糖，如果接有—COOH，则最难水解。

8. Molisch 反应可用于

A. 香豆素的检识

B. 黄酮类的检识

C. 苷的检识

D. 生物碱的检识

E. 萜类的检识

【答案与解析】C。苷的检识（Molisch 反应）：于供试液中加入 3% α-萘酚乙醇溶液混合后，沿器壁滴加浓硫酸，在硫酸与供试液的界面处产生紫色环。糖类也有此反应。

9. 水解碳苷常用的方法是

A. 缓和酸水解

B. 强烈酸水解

C. 酶水解

D. 碱水解

E. 氧化开裂法

【答案与解析】E。对难水解的碳苷，可以采用氧化开裂反应进行水解，以避免使用剧烈的酸进行水解。

10. 属于 *O*-苷的是

A. 巴豆苷　　B. 芦荟苷

C. 强心苷　　D. 葛根素

E. 萝卜苷

【答案与解析】C。*O*-苷包括：①氰苷：如苦杏仁苷。②酯苷：如山慈菇苷A。③酚苷：蒽醌苷、香豆素苷、黄酮苷。④醇苷：如强心苷、三萜皂苷和甾体皂苷。

11. 香豆素应有的基本结构骨架是

A. 苯骈 α-吡喃酮环

B. 苯骈 β-吡喃酮环

C. 不饱和环酮

D. 苯骈 γ-吡喃酮环

E. 饱和环酮

【答案与解析】A。香豆素：其母核为苯骈 α-吡喃酮环。

12. 可发生异羟肟酸铁反应的化合物是

A. 生物碱

B. 羟基蒽醌类

C. 香豆素

D. 黄酮类

E. 强心苷

【答案与解析】C。异羟肟酸铁反应：香豆素具有内酯结构，在碱性条件下，与盐酸羟胺缩合成异羟肟酸，再于酸性条件下与三价铁离子络合成盐而显红色。

13. 具有内酯结构，在碱性条件下，与盐酸羟胺缩合成异羟肟酸，再于酸性条件下与三价铁离子络合成盐而显红色的化合物是

A. 生物碱

B. 羟基蒽醌类

C. 香豆素

D. 黄酮类

E. 强心苷

【答案与解析】C。异羟肟酸铁反应：香豆素具有内酯结构，在碱性条件下，与盐酸羟胺缩合成异羟肟酸，再于酸性条件下与三价铁离子络合成盐而显红色。

14. 茜草素属于哪类化合物

A. 黄酮类　　　B. 生物碱

C. 挥发油　　　D. 蒽醌类

E. 皂苷

【答案与解析】D。羟基蒽醌类：如大黄和虎杖中的有效成分大黄素、大黄酸、大黄酚、大黄素甲醚、芦荟大黄素均属于这一类型，可抗菌。茜草的有效成分为茜草素。

15. 菲格尔反应呈阳性的化合物是

A. 生物碱

B. 醌类化合物

C. 蛋白质

D. 黄酮类化合物

E. 萜类

【答案与解析】B。菲格尔（Feigl）反应：醌类衍生物在碱性条件下加热能迅速被醛类还原，再与邻二硝基苯反应，生成紫色化合物。

16. pH 梯度萃取法通常用于分离

A. 糖类　　　　B. 萜类

C. 甾体类　　　D. 蒽醌类

E. 香豆素

【答案与解析】D。羟基蒽醌类化合物的酸性由强到弱的顺序如下：含—COOH > 含 2 个以上 β - OH > 含 1 个 β - OH > 含 2 个 α - OH > 含 1 个 α - OH。可用 pH 梯度萃取法进行提取与分离工作。酸性较强的醌类（含—COOH 或 2 个以上 β - OH）可溶于 5% $NaHCO_3$，其余酸性较弱的蒽醌可依次溶于 5% Na_2CO_3、1% $NaOH$、5% $NaOH$ 溶液。

17. 羟基蒽醌类化合物的酸性由强到弱的顺序，不正确的排列是

A. 含—COOH > 含 2 个以上 β - OH

B. 含 2 个以上 β - OH > 含 1 个 β - OH

C. 含 1 个 β - OH > 含 2 个 α - OH

D. 含 2 个以上 α - OH > 含 1 个 β - OH > 含 2 个 β - OH

E. 含 2 个 α - OH > 含 1 个 α - OH

【答案与解析】D。羟基蒽醌类化合物的酸性由强到弱的顺序如下：含—COOH > 含 2 个以上 β - OH > 含 1 个 β - OH > 含 2 个 α - OH > 含 1 个 α - OH。

18. "双黄连注射液" 的主要有效成分属于

A. 黄酮类　　　B. 香豆素类

C. 醌类　　　　D. 萜类

E. 生物碱

【答案与解析】A。黄酮类：以 2 - 苯基色原酮为基本母核，C3 位无

氧取代基。如黄芩中主要抗菌、消炎有效成分黄芩苷，该成分也是"双黄连注射液"的主要有效成分。

19. 判断黄酮类化合物分子中 3 – OH 或 5 – OH 存在的试剂为
A. 氯化锶/氨性甲醇溶液
B. 1% 三氯化铝试液
C. 醋酸镁 – 甲醇溶液
D. 锆盐 – 枸橼酸试液
E. 1% 醋酸铅水溶液
【答案与解析】D。锆盐 – 枸橼酸试液可用来判断黄酮类化合物分子中 3 – OH 或 5 – OH 的是否存在。

20. 银杏中具有扩张冠脉血管和增加脑血流量作用的槲皮素属于
A. 黄酮类　　　 B. 强心苷
C. 醌类　　　　 D. 萜类
E. 香豆素
【答案与解析】A。黄酮醇类：以 2 – 苯基色原酮为基本母核，C3 位有含氧取代基。如槐米中的槲皮素及其苷（芦丁），后者具有维生素 P 样作用，用于治疗毛细血管变脆引起的出血症。此外，从银杏叶中分离出的黄酮类化合物具有扩张冠状血管和增加脑血流量的作用，如山柰酚、槲皮素等。

21. 黄酮类化合物具有碱性，可与浓硫酸成盐，是因为结构中存在
A. γ – 吡喃环上的羰基

B. γ – 吡喃环上的 3 – 羟基
C. γ – 吡喃环上的 1 – 氧原子
D. 苯环
E. 酚羟基
【答案与解析】C。黄酮类化合物：γ – 吡喃环上的 1 – 氧原子因有未共用的电子对，故表现微弱的碱性，可与浓硫酸等成盐，但生成的盐极不稳定，遇水后即可分解。

22. 下列黄酮类化合物中，不显色的是
A. 查耳酮　　　 B. 二氢黄酮
C. 黄酮　　　　 D. 黄酮醇
E. 异黄酮
【答案与解析】B。黄酮类化合物的颜色与分子中是否存在交叉共轭体系及助色团（—OH、—OCH₃等）的种类、数目以及取代位置有关。黄酮、黄酮醇及其苷类多显灰黄至黄色，查耳酮为黄至橙黄色，而二氢黄酮、异黄酮类因不具有交叉共轭体系或共轭链短，故不显色（二氢黄酮）或显微黄色（异黄酮）。

23. 下列黄酮类酸性最弱的是
A. 5 – 羟基黄酮
B. 4′ – 羟基黄酮
C. 3′,4′ – 二羟基黄酮
D. 7,4′ – 二羟基黄酮
E. 6,8 – 二羟基黄酮
【答案与解析】A。由于结构中酚羟基数目及位置不同，酸性强弱

也不同。以黄酮类化合物为例，其酚羟基酸性强弱顺序依次为：7,4′-二羟基＞7 或 4′-羟基＞一般酚羟基＞5-羟基。

24. 黄酮类化合物发生锆盐反应后，加入枸橼酸仍显黄色，说明含有
A. 7-OH　　　　B. 5-OH
C. 4-OH　　　　D. 甲氧基
E. 3-OH

【答案与解析】E。锆盐反应专属鉴别黄酮类化合物 3-OH 和 5-OH，再加入枸橼酸后，5-OH 黄酮的黄色溶液褪色；再加入枸橼酸后，3-OH 黄酮的黄色溶液不褪色。

25. 鉴别黄酮类化合物最常用的显色反应是
A. 四氢硼钠反应
B. 三氯化铝反应
C. 三氯化铁反应
D. 盐酸-镁粉反应
E. 二氯氧锆反应

【答案与解析】D。盐酸-镁粉（或锌粉）反应是鉴定黄酮类化合物最常用的颜色反应。

26. 由甲戊二羟酸演变而成的化合物类型是
A. 糖类　　　　B. 有机酸类
C. 黄酮类　　　D. 木脂素类
E. 萜类

【答案与解析】E。萜类化合物是一类由甲戊二羟酸衍生而成，基本碳架多具有 2 个或 2 个以上异

戊二烯单位结构特征的不同饱和程度的衍生物。

27. 属于倍半萜的是
A. 紫杉醇　　　B. 青蒿素
C. 银杏内酯　　D. 穿心莲内酯
E. 甜菊苷

【答案与解析】B。倍半萜：由 3 个异戊二烯单元聚合而成。单环倍半萜类酯青蒿素具有抗恶性疟疾的作用。莪术醇是双环倍半萜类，可抗肿瘤。莪术油可抗病毒。

28. 具有抗癌活性的紫杉醇属于
A. 单萜　　　　B. 倍半萜
C. 二萜　　　　D. 三萜
E. 四萜

【答案与解析】C。二萜：由 4 个异戊二烯单元聚合而成。如穿心莲内酯制成穿琥宁注射液，临床上用于治疗感冒、流感病毒引起的上呼吸道感染、支气管炎症等。银杏内酯属于二环二萜；具有抗癌活性的紫杉醇属于三环二萜类；甜菊苷为四环二萜类。

29. 梓醇苷是地黄中降血糖的有效成分之一，属于
A. 单萜　　　　B. 倍半萜
C. 二萜　　　　D. 三萜
E. 四萜

【答案与解析】A。单萜：由 2 个异戊二烯单元聚合而成，薄荷醇属于单环单萜；龙脑（俗名冰片）为双环单萜；梓醇苷属于环烯醚萜类，是地黄中降血糖的有

效成分之一，并可利尿、缓泻。

30. 区别甲型强心苷和乙型强心苷的依据是
   A. 甾体母核的取代情况
   B. C17 连接的内酯环的差别
   C. 连接的糖的差别
   D. 苷元与糖的连接位置
   E. 苷元与糖的连接方法

   【答案与解析】B。强心苷元的类型：①甲型强心苷元：C17 位结合有五元不饱和内酯环，也称为强心甾烯。如洋地黄毒苷元。②乙型强心苷元：C17 位结合有六元不饱和内酯环，也称为海葱甾烯或蟾酥甾烯。如海葱苷元等。因此，甲型强心苷和乙型强心苷的区别是 C17 连接的内酯环大小不同。

31. 三氯化铁－冰醋酸反应可鉴别强心苷的哪个结构
   A. 2,6－二去氧糖
   B. 6－去氧糖
   C. 2－去氧糖
   D. 甾体母核
   E. 不饱和五元内酯环

   【答案与解析】C。（1）强心苷有甾体母核，可发生：①醋酐－浓硫酸反应；②三氯醋酸反应；③三氯化锑反应。（2）不饱和五元内酯环呈色反应：亚硝酰铁氰化钠（Legal）反应，若反应呈深红色并逐渐褪去，表示可能存在甲型强心苷。（3）2－去氧糖的鉴别反

应：三氯化铁－冰醋酸（Keller－Kiliani）反应，如有 2－去氧糖存在，冰醋酸层逐渐为蓝色，界面处呈红棕色或其他颜色。

32. 强心苷元母核的化学结构是
   A. 二氢吡啶   B. 甾体
   C. 儿茶酚胺   D. 苯氧乙酸
   E. 嘧啶三酮

   【答案与解析】B。强心苷有甾体母核，可发生：醋酐－浓硫酸反应；三氯醋酸反应；三氯化锑反应。

33. 下列成分的水溶液振摇后能产生大量持久性泡沫，并不因加热而消失的是
   A. 蛋白质   B. 黄酮苷
   C. 蒽醌苷   D. 皂苷
   E. 生物碱

   【答案与解析】D。皂苷水溶液经强烈振荡能产生持久性的泡沫，且不因加热而消失，这是由于皂苷具有降低水溶液表面张力的缘故。

34. 乙型强心苷元 C17 位结合有
   A. 六元饱和内酯环
   B. 五元不饱和内酯环
   C. 五元饱和内酯环
   D. 六元不饱和内酯环
   E. 七元不饱和内酯环

   【答案与解析】D。强心苷元的类型：①甲型强心苷元：C17 位结合有五元不饱和内酯环，也称为强心甾烯。如洋地黄毒苷。

②乙型强心苷元：C17 位结合有六元不饱和内酯环，也称为海葱甾烯或蟾酥甾烯。如海葱苷元等。

35. 强心苷可发生

A. Vitali 反应

B. 盐酸 – 镁粉反应

C. 三氯化锑反应

D. 三氯化铁反应

E. 四氢硼钠反应

【答案与解析】C。（1）三氯化铁反应、四氢硼钠反应、盐酸－镁粉反应可鉴定黄酮类。（2）强心苷因有甾体母核，可发生：①醋酐－浓硫酸反应；②三氯醋酸反应；③三氯化锑反应。（3）Vitali 反应是阿托品的特征鉴别反应。

36. 下列生物碱中碱性最弱的是

A. 季铵碱类生物碱

B. 六元芳氮杂环类生物碱

C. 芳胺类生物碱

D. 胍类生物碱

E. 酰胺类生物碱

【答案与解析】E。生物碱碱性的强弱顺序：①强碱：$pK_a > 12$，如胍类、季铵碱类。②中强碱：pK_a 7～12，如脂胺类、脂氮杂环类。③弱碱：pK_a 2～7，如芳胺类、六元芳氮杂环类。④近中性碱（极弱碱）：$pK_a < 2$，如酰胺类、五元芳氮杂环类。因此，胍类、季铵碱类属于强碱，芳胺类、六元芳氮杂环类碱性较弱，酰胺类碱性最弱。

37. 大多生物碱与生物碱沉淀试剂反应进行的条件是

A. 酸性水溶液

B. 碱性水溶液

C. 中性水溶液

D. 亲脂性有机溶剂

E. 亲水性有机溶剂

【答案与解析】A。生物碱的鉴别：常用沉淀反应，通常在酸性水溶液中进行。最常用的生物碱沉淀试剂是碘化铋钾试剂，产生橘红色沉淀。

38. 小檗碱属于哪类生物碱

A. 有机胺类

B. 莨菪烷衍生物

C. 异喹啉衍生物

D. 吡啶衍生物

E. 萜类生物碱

【答案与解析】C。生物碱：①有机胺类：如麻黄碱、秋水仙碱等。②吡啶衍生物：简单吡啶类生物碱，如烟碱；喹诺里西啶类生物碱，如苦参碱、氧化苦参碱。③莨菪烷（颠茄类）衍生物：如阿托品、东莨菪碱、莨菪碱。④异喹啉衍生物：如小檗碱、汉防己甲素、乙素、吗啡碱、可待因。其中汉防己乙素、吗啡碱又属于酚性生物碱。⑤其他类：吡咯类生物碱，如党参碱；吲哚生物碱，如麦角新碱、毒扁豆碱；喹啉衍生物，如喜树碱；萜类生物碱，如乌头中乌头碱；甾体类生物碱，如贝母中贝母碱。

二、配伍选择题

（1～3 题共用备选答案）

    A. 水蒸气蒸馏法

    B. 渗漉法

    C. 升华法

    D. 超临界流体萃取技术

    E. 连续回流提取法

1. 茶叶中的咖啡因可采用的提取方法是

2. 挥发油可采用的提取方法是

3. 提取物中不残留溶剂，适于对热不稳定成分的提取方法是

【答案与解析】C、A、D。中草药有效成分的溶剂提取方法：①浸渍法：本法适用于遇热不稳定有效成分的提取。②渗漉法：消耗溶剂量大，费时长，操作比较麻烦。③煎煮法：此法只能用水作为溶剂，但含挥发性成分或遇热易分解的成分不宜采用。④回流提取法：用沸点较低的有机溶剂（如乙醇）加热回流提取，但对热不稳定的成分不宜用此法。⑤连续回流提取法：实验室常用索氏（沙氏）提取器。此法溶剂用量少，但耗时长，对受热易分解的成分不适用。⑥超临界流体萃取技术：常用的超临界流体物质是 CO_2，常用的夹带剂是乙醇。此法优点是提取物中不残留溶剂，适于对热不稳定成分的提取。⑦超声波提取技术：有空化现象，不改变有效成分的结构，缩短时间，

提高提取率。⑧微波提取法：提高了提取率，又降低了提取温度，对不耐热物质实用性好。⑨水蒸气蒸馏法：提取具有挥发性、能随水蒸气蒸馏且不被破坏的成分、在水中稳定且难溶或不溶于水的挥发性成分（如挥发油）。⑩升华法：用于升华性成分的提取，如茶叶中的咖啡因、樟木中的樟脑。

（4～5 题共用备选答案）

    A. 甜菊苷

    B. 紫杉醇

    C. 银杏内酯

    D. 穿心莲内酯

    E. 莪术醇

4. 临床上治疗癌症的倍半萜是

5. 临床上可用于治疗感冒、流感病毒引起的上呼吸道感染等的二萜是

【答案与解析】E、D。①倍半萜：由 3 个异戊二烯单元聚合而成。单环倍半萜类酯青蒿素具有抗恶性疟疾的作用。莪术醇是双环倍半萜类，可抗肿瘤。莪术油可抗病毒。②二萜：由 4 个异戊二烯单元聚合而成。如穿心莲内酯制成穿琥宁注射液，临床上用于治疗感冒、流感病毒引起的上呼吸道感染、支气管炎症等。银杏内酯属于二环二萜；具有抗癌活性的紫杉醇属于三环二萜类；甜菊苷为四环二萜类。

（6～7 题共用备选答案）

    A. S-苷　　　　B. N-苷

C. C – 苷　　　D. 酯苷

E. 醇苷

6. 芦荟苷属于

7. 巴豆苷属于

【答案与解析】C、B。（1）S – 苷：如黑芥子苷、萝卜苷。（2）N – 苷：如巴豆苷。（3）C – 苷：如芦荟苷、葛根素。（4）O – 苷包括：①氰苷：如苦杏仁苷。②酯苷：如山慈菇苷 A。③酚苷：蒽醌苷、香豆素苷、黄酮苷。④醇苷：如强心苷、三萜皂苷和甾体皂苷。

（8～10 题共用备选答案）

A. 苯醌类

B. 查耳酮类

C. 羟基蒽醌类

D. 黄酮醇类

E. 异黄酮类

8. 芦荟大黄素属于

9. 大黄素属于

10. 大豆素属于

【答案与解析】C、C、E。①蒽醌类化合物：大黄素、大黄酸、大黄酚、大黄素甲醚、芦荟大黄素均属于羟基蒽醌类。②黄酮类化合物：黄芩苷属于黄酮类。槲皮素及其苷（芦丁）、山奈酚、槲皮素等属于黄酮醇类。橙皮苷、水飞蓟宾属于二氢黄酮（醇）类。大豆素、大豆苷及葛根素属于异黄酮类。红花黄色素属于查耳酮类。

（11～12 题共用备选答案）

A. 黄酮醇类

B. 二氢黄酮（醇）类

C. 异黄酮类

D. 查耳酮类

E. 黄烷醇类

11. 水飞蓟宾属于

12. 葛根素属于

【答案与解析】B、C。①黄芩苷：属于黄酮类。②槲皮素及其苷（芦丁）、山奈酚等：属于黄酮醇类。③橙皮苷、水飞蓟宾：属于二氢黄酮（醇）类。④大豆素、大豆苷及葛根素：属于异黄酮类。⑤红花黄色素：属于查耳酮类。

（13～15 题共用备选答案）

A. 酰胺类生物碱

B. 有机胺类生物碱

C. 异喹啉类生物碱

D. 莨菪烷类生物碱

E. 喹啉类生物碱

13. 麻黄碱的结构属于

14. 阿托品的结构属于

15. 吗啡碱属于

【答案与解析】B、D、C。生物碱：①有机胺类：如麻黄碱、秋水仙碱等。②吡啶衍生物：简单吡啶类生物碱，如烟碱；喹诺里西啶类生物碱，如苦参碱、氧化苦参碱。③莨菪烷（颠茄烷类）衍生物：如阿托品、东莨菪碱、莨菪碱。④异喹啉衍生物：如小檗碱，汉防己甲素、乙素，吗啡碱、可待因。其中汉防己乙素、吗啡碱又属于酚性生物碱。⑤其他类：吡咯类生物碱，如党参碱；吲哚生物碱，如麦角新碱、毒扁豆碱；喹啉衍生物，如喜树碱；萜类生物碱，如乌头中乌头碱；甾体类生物碱，如贝母中贝母碱。

（王春江）

第五章　药物化学

一、单项选择题

1. 化学药物的名称不包括
   A. 通用名　　　　B. 化学名
   C. 专利名　　　　D. 商品名
   E. 拉丁名
   【答案与解析】E。化学药物的名称主要有三种，即通用名、化学名和商品名（又称专利名）。无拉丁名。

2. 关于利多卡因、普鲁卡因和丁卡因的说法中，正确的是
   A. 普鲁卡因含有酯键，常用于表面麻醉
   B. 普鲁卡因可发生重氮化－偶合反应
   C. 丁卡因可采用重氮化－偶合反应鉴别
   D. 利多卡因含有酰胺键，易水解
   E. 利多卡因含有伯胺结构，具有生物碱样性质
   【答案与解析】B。①盐酸普鲁卡因：分子中含有酯键，易被水解。水解后生成对氨基苯甲酸和二乙氨基乙醇，局麻作用消失。结构中有芳伯氨基，可用重氮化－偶合反应鉴别。因其穿透力较差，一般不用于表面麻醉。②盐酸丁卡因：芳伯氨基的氮原子上连有正丁基，为仲胺，不能采用重氮化－偶合反应鉴别，麻醉作用较普鲁卡因强 10～15 倍。③盐酸利多卡因：分子结构中含有酰胺键，但由于酰胺键的邻位有两个甲基产生空间位阻作用而阻碍其水解。含有叔胺结构，具有生物碱样性质。

3. 苯巴比妥为
   A. 弱酸性　　　　B. 中性
   C. 强碱性　　　　D. 两性
   E. 弱碱性
   【答案与解析】A。苯巴比妥为丙二酰脲的衍生物，可发生酮式结构与烯醇式的互变异构，形成烯醇型，而呈现弱酸性。

4. 苯巴比妥钠盐的注射剂配成粉针剂的原因是
   A. 苯巴比妥不溶于水
   B. 苯巴比妥的酰亚胺结构易于水解
   C. 苯巴比妥起效慢

D. 避免苯巴比妥钠盐与其他重金
属离子形成难溶性盐

E. 降低该药的中枢副作用

【答案与解析】B。巴比妥类（如苯巴比妥）具有酰亚胺结构，易发生水解开环反应，所以其钠盐注射剂要配成粉针剂。

5. 硫喷妥钠是超短效作用麻醉药，原因是

A. 5 位取代基小　B. 属钠盐结构

C. 引入硫原子　　D. 分子量小

E. 水溶性好

【答案与解析】C。硫喷妥钠属于巴比妥类药物，由于硫原子的引入，使药物的脂溶性增大，易通过血-脑屏障，可迅速产生麻醉作用，为超短效作用麻醉药。

6. 苯妥英钠水溶液露置空气中可析出苯妥英而显浑浊，这是因为

A. 被氧化

B. 吸收二氧化碳

C. 水解

D. 聚合

E. 脱水

【答案与解析】B。苯妥英钠属于乙内酰脲类，又名大仓丁钠。本品水溶液呈碱性，露置空气中可吸收二氧化碳而析出游离的苯妥英。因本品具有酰亚胺结构，易水解。

7. 水解产物与脱羧产物均含有吲哚环的是

A. 消心痛　　　　B. 消炎痛

C. 心得安　　　　D. 双氯灭痛

E. 杜冷丁

【答案与解析】B。吲哚美辛又名消炎痛。含有酰胺键，在 pH 2～8 时较稳定，过酸、过碱均可发生水解，水解产物可进一步脱羧；水解产物与脱羧产物均含有吲哚环。

8. 芳基丙酸类药物最主要的临床应用是

A. 解热镇痛　　　B. 降血压

C. 治疗胃溃疡　　D. 降血脂

E. 抗凝

【答案与解析】A。布洛芬和萘普生属于芳基丙酸类。芳基丙酸类药物最主要的临床应用是解热镇痛。

9. 属于非甾体类的药物是

A. 雌二醇　　　　B. 双氯芬酸

C. 氢化可的松　　D. 黄体酮

E. 泼尼松龙

【答案与解析】B。双氯芬酸属于非甾体类，其他都属于甾体激素。

10. 别嘌醇治疗痛风的机制是

A. 抑制黄嘌呤氧化酶

B. 抑制尿酸脱氢酶

C. 抑制鸟嘌呤脱氢酶

D. 抑制腺苷脱氢酶

E. 抑制核苷磷酸化酶

【答案与解析】A。嘌呤代谢异常导致尿酸过多引起痛风症。别嘌醇与次黄嘌呤结构类似，抑制黄嘌呤氧化酶，可使嘌呤核苷酸的

合成减少，尿酸生成减少。

11. 有关阿司匹林作用的描述中，错误的是

A. 抑制血小板聚集

B. 解热镇痛作用

C. 抗胃溃疡作用

D. 抗风湿作用

E. 抑制前列腺素合成

【答案与解析】C。阿司匹林的药理作用和临床应用：①解热镇痛、抗炎、抗风湿：用于感冒发热及头痛牙痛肌肉痛、关节痛、神经痛和痛经等慢性钝痛。较大剂量有较强的抗炎、抗风湿作用。目前是急性风湿热、风湿性关节炎及类风湿关节炎的首选药。②影响血栓形成：小剂量阿司匹林可抑制血小板聚集，防止血栓形成。较大剂量阿司匹林可促进血栓形成。因此，临床常采用小剂量阿司匹林用于防止血栓形成，用于缺血性心脏病、脑缺血病等。溃疡病患者禁用阿司匹林。

12. 对阿司匹林引起的出血最有效的药物是

A. 维生素 C   B. 血凝酶

C. 维生素 K   D. 氨甲苯酸

E. 酚磺乙胺

【答案与解析】C。阿司匹林的一般剂量可抑制血小板聚集，延长出血时间。大剂量（>5g/d）或长期服用还可抑制凝血酶原形成，引起凝血障碍，可用维生素 K 防治。严重肝损害、血小板减少症、低凝血酶原血症、维生素 K 缺乏、血友病患者、孕妇、产妇禁用。术前一周应停用，以防出血。

13. 没有抗炎作用的药物是

A. 布洛芬

B. 双氯芬酸钠

C. 阿司匹林

D. 对乙酰氨基酚

E. 吲哚美辛

【答案与解析】D。对乙酰氨基酚主要用于治疗发热、疼痛，而无抗炎和抗风湿作用，其余药物均具有抗炎作用。

14. 结构中不含羧基的药物是

A. 萘普生   B. 布洛芬

C. 吲哚美辛   D. 双氯芬酸钠

E. 美洛昔康

【答案与解析】E。萘普生、布洛芬、吲哚美辛和双氯芬酸钠的结构中都含有羧基。

15. 关于对乙酰氨基酚的描述中，错误的是

A. 又名扑热息痛

B. 属于乙酰苯胺类

C. 结构中含有酰胺键

D. 水解产物中含有仲胺基

E. 若过量中毒时，N-乙酰半胱氨酸可用作为解毒剂

【答案与解析】D。对乙酰氨基酚又名扑热息痛，属于乙酰苯胺类

解热镇痛药。因结构中含有酰胺键，露置在潮湿空气中易水解生成对氨基酚（含有伯胺基）。若本品过量中毒时，*N*–乙酰半胱氨酸可用作为解毒剂。

16. 结构中含有羧基和氨基酮的镇痛药是

　　A. 吗啡　　　　B. 哌替啶

　　C. 可待因　　　D. 美沙酮

　　E. 芬太尼

【答案与解析】D。盐酸美沙酮结构中含有羧基和氨基酮结构，临床主要用于吗啡、海洛因成瘾者的脱毒治疗。

17. 吗啡在制剂过程中需要加入抗氧剂的原因是

　　A. 避免吗啡在体内代谢过程中产生副作用

　　B. 吗啡具有旋光性，避免消旋化

　　C. 吗啡的酚羟基易被氧化

　　D. 易于增强吗啡在体内的镇痛效果

　　E. 避免呼吸抑制等副作用

【答案与解析】C。盐酸吗啡：结构中有5个手性碳原子，故具有旋光性。天然存在的吗啡为左旋体。结构中含有酚羟基和叔氮原子，显酸碱两性。结构中含有酚羟基，在空气中放置或遇日光可被氧化，生成伪吗啡（又称为双吗啡）和*N*–氧化吗啡而使其毒性加大。故在制剂过程中需要加入抗氧剂。与盐酸或磷酸等溶液共热，可脱水，经分子重排，生成阿扑吗啡（可用于误食毒物而不宜洗胃患者的催吐）。

18. 阿扑吗啡是

　　A. 吗啡的氧化产物

　　B. 吗啡的水解产物

　　C. 吗啡的开环产物

　　D. 吗啡的脱水重排产物

　　E. 吗啡的还原产物

【答案与解析】D。盐酸吗啡结构中有5个手性碳原子，故具有旋光性。天然存在的吗啡为左旋体。结构中含有酚羟基和叔氮原子，显酸碱两性。结构中含有酚羟基，在空气中放置或遇日光可被氧化，生成伪吗啡（又称为双吗啡）和*N*–氧化吗啡而使其毒性加大。与盐酸或磷酸等溶液共热，可脱水，经分子重排，生成阿扑吗啡（可用于催吐）。

19. 关于盐酸吗啡的说法中，错误的是

　　A. 具有旋光性

　　B. 显酸碱两性

　　C. 含有酚羟基

　　D. 与盐酸或磷酸等溶液共热，可生成伪吗啡

　　E. 17位叔胺氮原子是影响镇痛活性的关键基团

【答案与解析】D。盐酸吗啡：结构中有5个手性碳原子，故具有旋光性。天然存在的吗啡为左旋体。结构中含有酚羟基和叔氮原

子，显酸碱两性。结构中含有酚羟基，在空气中放置或遇日光可被氧化，生成伪吗啡（又称为双吗啡）和 N-氧化吗啡而使其毒性加大。与盐酸或磷酸等溶液共热，可脱水，经分子重排，生成阿扑吗啡（可用于催吐）。17 位的叔胺氮原子是影响镇痛活性的关键基团，氮原子引入不同的取代基可使激动剂转变为拮抗剂。双键被还原，羟基被氢化、酯化、氧化或去除后，活性及成瘾性均增加。酚羟基被醚化和酰化后，活性及成瘾性均降低。

20. 关于硫酸阿托品的叙述中，错误的是
A. 为外消旋体
B. 含有酯键
C. 在碱性条件下不易水解
D. 可治疗盗汗和心律失常
E. 在 pH 3.5～4.0 下最稳定

【答案与解析】C。硫酸阿托品：存在植物体内的（-）-莨菪碱，在提取过程中遇酸或碱发生消旋化反应转变为外消旋体，即为阿托品。阿托品碱性较强，在水溶液中能使酚酞呈红色。当与氯化汞反应时，先生成黄色氧化汞沉淀，加热后转变为红色氧化汞。阿托品分子中含有酯键，在碱性条件下易水解，pH 3.5～4.0 最稳定。阿托品能解痉，可用于治疗各类内脏绞痛、麻醉前给药及散瞳等；用于治疗盗汗；抗心律

失常和抗休克；可用于有机磷酸酯类农药中毒解救。

21. 颠茄生物碱类药物的中枢作用顺序正确的是
A. 东莨菪碱＞阿托品＞樟柳碱＞山莨菪碱
B. 阿托品＞东莨菪碱＞樟柳碱＞山莨菪碱
C. 东莨菪碱＞阿托品＞山莨菪碱＞樟柳碱
D. 东莨菪碱＞山莨菪碱＞樟柳碱＞阿托品
E. 东莨菪碱＞樟柳碱＞阿托品＞山莨菪碱

【答案与解析】A。颠茄生物碱化学结构之间的区别只是 6,7 位氧桥和 6 位或莨菪酸 α 位羟基的有无。东莨菪碱有氧桥，中枢作用最强，对大脑皮质明显抑制，临床作为镇静药，是中药麻醉的主要成分，并且对呼吸中枢有兴奋作用。阿托品无氧桥，无羟基，仅有兴奋呼吸中枢作用。樟柳碱虽有氧桥，但莨菪酸 α 位还有羟基，综合影响的结果是中枢作用弱于阿托品。山莨菪碱有 6 位羟基，中枢作用是最弱的。因此，几种药物的中枢作用顺序为：东莨菪碱＞阿托品＞樟柳碱＞山莨菪碱。

22. 肾上腺素易变质，原因是其分子中
A. 有叔胺结构

B. 有苯环结构

C. 有儿茶酚结构

D. 有苯甲基结构

E. 有丙醇胺结构

【答案与解析】C。盐酸肾上腺素具有邻苯二酚结构（儿茶酚结构），具有较强的还原性，易氧化变质。pH变化、久置或加热能加速消旋化反应。

23. 下列药物中，显酸碱两性的是

A. 麻黄碱　　　　B. 阿托品

C. 肾上腺素　　　D. 异戊巴比妥

E. 苯妥英钠

【答案与解析】C。盐酸肾上腺素：游离体肾上腺素显酸碱两性。具有邻苯二酚结构，水溶液室温放置或加热时易发生消旋化现象。临床上用于急性心力衰竭、支气管哮喘的治疗及心脏骤停的抢救。

24. 盐酸异丙肾上腺素化学性质很不稳定，原因是其分子中

A. 有叔胺结构，易被氧化

B. 有苯环结构，易被氧化

C. 有儿茶酚结构，易被氧化

D. 有儿茶酚结构，易被水解

E. 有丙醇胺结构，易被氧化

【答案与解析】C。盐酸异丙肾上腺素：游离体异丙肾上腺素显酸碱两性。遇光和空气渐变色，在碱性溶液中变色更快，这是由于存在酚羟基的缘故。分子结构中苯环3、4位有羟基，侧链有氢

基，此种结构称为儿茶酚胺。3、4位的酚羟基称为儿茶酚，化学性质很不稳定，极易自动氧化。

25. 分子中有两个相邻的酚羟基，易氧化变色的降压药是

A. 氯沙坦　　　　B. 甲基多巴

C. 肾上腺素　　　D. 卡托普利

E. 硝苯地平

【答案与解析】B。甲基多巴有两个相邻的酚羟基，易氧化变色，在碱性溶液中更易被氧化。肾上腺素分子中也有两个相邻的酚羟基，但不是降压药。

26. 分子中含有巯基，对血管紧张素转换酶（ACE）产生较强抑制作用的抗高血压药物是

A. 卡托普利　　　B. 依那普利

C. 福辛普利　　　D. 赖诺普利

E. 雷米普利

【答案与解析】A。卡托普利是含巯基的ACE抑制剂的唯一代表药物，分子中的巯基可有效地与酶中的锌离子结合，为关键药效团。

27. 下列说法与卡托普利不相符的是

A. 又名甲巯丙脯酸

B. 结构中的—SH有还原性

C. 在碘化钾和硫酸中易被氧化

D. 有一个手性中心

E. 可用于治疗充血性心力衰竭

【答案与解析】D。卡托普利又名甲巯丙脯酸、开博通，有类似蒜的特臭，有两个手性中心。本品遇光或在水溶液中可发生自动氧

化产生二硫化合物。结构中的—SH有还原性，在碘化钾和硫酸中易被氧化，可用于含量测定。用于治疗高血压和充血性心力衰竭。

28. 下列药物中，会发生光歧化反应的是

   A. 吉非罗齐　　　B. 硝苯地平

   C. 洛伐他汀　　　D. 硝酸甘油

   E. 沙美特罗

   【答案与解析】B。硝苯地平遇光极不稳定，分子内部发生光催化的歧化反应，生成硝基吡啶衍生物和亚硝基苯吡啶衍生物。

29. 苯甲酸钠和咖啡因按 1:1 的比例配成的药物，其名称是

   A. 黄嘌呤　　　　B. 可可碱

   C. 安钠咖　　　　D. 甲氧那明

   E. 酚麻美敏

   【答案与解析】C。安钠咖学名苯甲酸钠咖啡因，其中咖啡因可兴奋神经，苯甲酸钠可助溶。

30. 可改善轻度及中度老年痴呆患者的认知能力的是

   A. 甲氯芬酯　　　B. 吡拉西坦

   C. 尼可刹米　　　D. 咖啡因

   E. 茶碱

   【答案与解析】B。吡拉西坦又名脑复康，具有五元杂环内酰胺类结构，为 GABA 的衍生物。可改善轻度及中度老年痴呆患者的认知能力，但对重度痴呆患者无效。

31. 下列利尿药中，代谢物为坎利酮

的是

   A. 螺内酯　　　　B. 氢氯噻嗪

   C. 乙酰唑胺　　　D. 阿米洛利

   E. 氨苯蝶啶

   【答案与解析】A。螺内酯又名安体舒通。代谢产物为坎利酮酸和坎利酮。坎利酮为活性代谢物，也是醛固酮受体阻断剂。主要用于治疗与醛固酮升高有关的顽固性水肿。

32. 水解后可发生重氮化－偶合反应的药物是

   A. 盐酸布比卡因

   B. 氢氯噻嗪

   C. 盐酸普鲁卡因

   D. 磺胺嘧啶

   E. 盐酸利多卡因

   【答案与解析】B。氢氯噻嗪又名双氢克尿噻，不溶于水，含磺酰基显弱酸性，在氢氧化钠溶液中溶解。本品在氢氧化钠溶液中加热迅速水解，水解产物具有游离的芳伯氨基，可产生重氮化－偶合反应。

33. 奥美拉唑的结构中含有

   A. 苯并咪唑　　　B. 杂环并咪唑

   C. 呋喃环　　　　D. 咪唑环

   E. 哌啶环

   【答案与解析】A。质子泵抑制剂按结构分为：①苯并咪唑类：奥美拉唑；②杂环并咪唑类。

34. 下列药物哪个是前体药物

   A. 西咪替丁　　　B. 法莫替丁

C. 雷尼替丁　　D. 奥美拉唑

E. 氯雷他定

【答案与解析】D。奥美拉唑又名洛赛克，本身是无活性的前药，与 H^+, K^+ – ATP 酶的巯基结合，抑制酶的活性，阻断胃酸分泌的最后环节。

35. 马来酸氯苯那敏属于哪类 H_1 受体阻断剂

A. 乙二胺类　　B. 氨基醚类

C. 哌嗪类　　D. 三环类

E. 丙胺类

【答案与解析】E。经典的 H_1 受体阻断剂：存在一定的中枢镇静副作用，按化学结构分为乙二胺类、氨基醚类（苯海拉明）、丙胺类（马来酸氯苯那敏）、哌嗪类（西替利嗪）和三环类（赛庚啶）。

36. 法莫替丁的结构类型属于

A. 咪唑类　　B. 呋喃类

C. 噻唑类　　D. 吡啶类

E. 哌啶类

【答案与解析】C。咪唑类的代表药是西咪替丁，呋喃类的代表药是雷尼替丁，噻唑类的代表药是法莫替丁，吡啶类的代表药是依可替丁，哌啶类的代表药是罗沙替丁。

37. 关于奥美拉唑的叙述中，错误的是

A. 具有弱碱性

B. 具有弱酸性

C. 为前药

D. 为质子泵抑制剂

E. 结构中含有苯并噻唑环

【答案与解析】E。奥美拉唑结构中含有苯并咪唑环和吡啶环。

38. 某患者，患胰岛素依赖型糖尿病（1型糖尿病），应选用的治疗药物是

A. 阿卡波糖　　B. 吡格列酮

C. 甲苯磺丁脲　　D. 二甲双胍

E. 胰岛素

【答案与解析】E。胰岛素为治疗胰岛素依赖型糖尿病的首选药，本组其他药均为治疗2型糖尿病的药物。

39. 关于二甲双胍的叙述，错误的是

A. 结构属于双胍类

B. 为促胰岛素分泌药

C. 促进脂肪组织摄取葡萄糖

D. 可使肌肉组织无氧酸解增加

E. 可减少葡萄糖经消化道的吸收

【答案与解析】B。二甲双胍不能促进胰岛素分泌，主要促进脂肪组织摄取葡萄糖，使肌肉组织无氧酵解增加，增加葡萄糖的利用，减少葡萄糖经消化道的吸收，使血糖降低。

40. 甾体具有

A. 环戊烷并多氢菲母核

B. 苯骈 α – 吡喃酮环

C. 2 – 苯基色原酮

D. 吩噻嗪母核

E. 硫氮杂蒽母核

【答案与解析】A。甾体具有环戊烷并多氢菲母核，由四个环稠合而成。

41. 属于孕甾烷结构的甾体激素是
    A. 雌激素
    B. 雄激素
    C. 蛋白同化激素
    D. 盐皮质激素
    E. 甲睾酮

【答案与解析】D。孕激素、糖皮质激素和盐皮质激素结构中均有孕甾烷。

42. 将糖皮质激素 C_{21} 位羟基酯化的目的是
    A. 增加抗炎活性
    B. 增加稳定性
    C. 降低水钠潴留副作用
    D. 增加水溶性
    E. 增加脂溶性

【答案与解析】B。糖皮质激素经酯化后可使稳定性明显增加。

43. 在睾酮的 17α 位引入甲基而得到甲睾酮，主要目的是
    A. 增加稳定性
    B. 降低雄激素的作用
    C. 增加雄激素的作用
    D. 延长作用时间
    E. 增加蛋白同化作用

【答案与解析】A。雄激素睾酮不稳定，作用时间短，口服无效。为增加其稳定性和延长作用时间，可以进行如下结构修饰：①17β-OH 成丙酸酯和庚酸酯可

使作用时间延长；②$17\alpha$ 位引入甲基，稳定性增加，称甲睾酮。

44. 黄体酮属于
    A. 雄激素
    B. 雌激素
    C. 孕激素
    D. 糖皮质激素
    E. 盐皮质激素

【答案与解析】C。天然的孕激素主要有黄体酮，也称孕酮，口服无效。

45. 雌二醇结构改造的主要目的是
    A. 增加雌激素活性
    B. 增加稳定性，可口服
    C. 改善吸收
    D. 增加孕激素活性
    E. 减少副作用

【答案与解析】B。改造雌二醇结构是为了增加稳定性，可口服和延长作用时间。

46. 巯嘌呤属于哪类抗肿瘤药
    A. 烷化剂
    B. 抗代谢物
    C. 抗生素
    D. 金属螯合物
    E. 生物碱

【答案与解析】B。巯嘌呤属于嘌呤类抗代谢药，是前体药物，进入肿瘤细胞后分裂释放出 6-巯基嘌呤而发挥作用。

47. 某药物水溶液不稳定，能逐渐水解和转化为反式，生成水合物，进一步水解生成无抗肿瘤活性却有剧毒的低聚物，则这药物是
    A. 巯嘌呤
    B. 博来霉素
    C. 顺铂
    D. 环磷酰胺
    E. 卡莫司汀

【答案与解析】C。顺铂加热至270℃可分解成金属铂。本品水溶液不稳定，能逐渐水解和转化为反式，生成水合物，进一步水解生成无抗肿瘤活性却有剧毒的低聚物，但低聚物在0.9%氯化钠中不稳定，可迅速完全转化为顺铂。

48. 甲氨蝶呤中毒时可使用亚叶酸钙进行解救，其目的是提供
   A. 二氢叶酸　　　B. 叶酸
   C. 四氢叶酸　　　D. 谷氨酸
   E. 蝶呤酸

【答案与解析】C。由于甲氨蝶呤是二氢叶酸还原酶的抑制剂，可阻断二氢叶酸转变为四氢叶酸，当使用甲氨蝶呤剂量过大引起中毒时，可用亚叶酸钙解救。

49. 在肿瘤细胞中可分解成有细胞毒的磷酰氮芥的是
   A. 卡莫司汀　　　B. 塞替派
   C. 环磷酰胺　　　D. 卡莫氟
   E. 巯嘌呤

【答案与解析】C。环磷酰胺属前体药物，体外几乎无抗肿瘤活性。对正常组织一般无影响。在肿瘤细胞中因缺乏正常组织所具有的酶，故不能进行相应的代谢，而分解成有细胞毒性的磷酰氮芥。

50. 环磷酰胺毒性较小的原因是
   A. 抗菌谱广
   B. 烷化作用强，使用剂量小

   C. 在体内的代谢速度很快
   D. 在正常组织中，经酶代谢生成无毒的代谢物
   E. 在肿瘤组织中的代谢速度快

【答案与解析】D。环磷酰胺属前体药物，体外几乎无抗肿瘤活性。对正常组织一般无影响。在肿瘤细胞中因缺乏正常组织所具有的酶，故不能进行相应的代谢，而分解成有细胞毒的磷酰氮芥。

51. 水解可释放出氟尿嘧啶的药物是
   A. 塞替派
   B. 氟尿嘧啶
   C. 盐酸阿糖胞苷
   D. 卡莫氟
   E. 长春新碱

【答案与解析】D。卡莫氟侧链的酰胺键在体内水解，释放出氟尿嘧啶，被认为是5－氟尿嘧啶的前药。

52. 下列抗肿瘤药中，哪个药物含有体积较大的硫代磷酰基，是治疗膀胱癌的首选药物
   A. 环磷酰胺　　　B. 卡莫司汀
   C. 塞替派　　　　D. 氟尿嘧啶
   E. 顺铂

【答案与解析】C。塞替派由于含有体积较大的硫代磷酰基，脂溶性大，对酸不稳定，不能口服，须通过静脉注射给药，是治疗膀胱癌的首选药物。

53. 在酸性或碱性溶液中，可分解放

出氮气和二氧化碳的是

A. 塞替派　　　B. 卡莫司汀

C. 氟尿嘧啶　　D. 环磷酰胺

E. 顺铂

【答案与解析】B。卡莫司汀属于亚硝基脲类，在酸性或碱性溶液中，可分解放出氮气和二氧化碳。结构中的 β-氯乙基具亲脂性较强，易通过血-脑屏障，故用于治疗脑瘤等。

54. 不属于抗代谢药的抗肿瘤药物是

A. 氟尿嘧啶　　B. 环磷酰胺

C. 卡莫氟　　　D. 阿糖胞苷

E. 巯嘌呤

【答案与解析】B。抗代谢药：①嘧啶类抗代谢药：如氟尿嘧啶、卡莫氟和阿糖胞苷。②嘌呤类抗代谢药：如巯嘌呤。

55. 在喹诺酮类抗菌药物的构效关系中，产生药效的必需基团是

A. 5 位氨基

B. 1 位氮原子无取代

C. 3 位羧基和 4 位羰基

D. 7 位无取代基

E. 8 位氟原子取代

【答案与解析】C。喹诺酮类抗菌药物：吡啶酸酮的 A 环是抗菌作用必需的基本药效基团，变化较小。其中 3 位—COOH 和 4 位—C＝O 与 DNA 促旋酶和拓扑异构酶结合，为抗菌活性不可缺少的部分。

56. 阿奇霉素属于哪类抗生素

A. β-内酰胺类

B. 氨基糖苷类

C. 大环内酯类

D. 喹诺酮类

E. 磺胺类

【答案与解析】C。阿奇霉素是第一个环内含氮的 15 元大环内酯类，半衰期长。

57. 属于单环 β-内酰胺类抗生素的药物是

A. 西司他丁　　B. 氨曲南

C. 克拉维酸　　D. 亚胺培南

E. 林可霉素

【答案与解析】B。氨曲南属于单环 β-内酰胺类抗生素，对包括铜绿假单胞菌在内的需氧革兰阴性菌有很强的抗菌活性，对各种 β-内酰胺酶稳定，能透过血-脑屏障。

58. 可耐酸耐酶的半合成青霉素是

A. 青霉素 G　　B. 哌拉西林

C. 青霉素 V　　D. 苯唑西林

E. 氨苄西林

【答案与解析】D。半合成青霉素的类型：①耐酸青霉素：天然青霉素 V 具有耐酸性质，不易被胃酸破坏，可以口服。②耐酶青霉素：苯唑西林是第一个耐酸耐酶青霉素，口服、注射均可。③广谱青霉素：如在酰胺侧链 α 位上引入极性亲水性基团—NH_2、—COOH、—SO_3H 等，可扩大抗菌谱。如氨苄西林是临床上第一个使用的广谱口服

抗生素。

59. 含有十五元环的大环内酯类抗菌药物是

　　A. 红霉素　　　B. 罗红霉素

　　C. 克拉霉素　　D. 阿奇霉素

　　E. 柔红霉素

【答案与解析】D。红霉素、罗红霉素、克拉霉素均属于<u>十四元环大环内酯类抗生素</u>，而柔红霉素为抗肿瘤药物，阿奇霉素为<u>十五元环的大环内酯类抗生素</u>。

60. 防治流脑的首选药物是

　　A. 克林霉素　　B. 磺胺嘧啶

　　C. 罗红霉素　　D. 四环素

　　E. 氯霉素

【答案与解析】B。磺胺嘧啶：本品钠盐水溶液能吸收空气中二氧化碳，<u>析出磺胺嘧啶沉淀</u>。本品与硝酸银溶液反应则生成磺胺嘧啶银，可抑制铜绿假单胞菌，用于治疗烧伤和烫伤创面的感染。磺胺嘧啶易于渗入脑脊液，<u>为治疗和预防流脑的首选药物</u>。

61. 代谢物具有色素基团，可使尿液、粪便、唾液、泪液、痰液及汗液常呈橘红色的药物是

　　A. 利福平　　　B. 异烟肼

　　C. 乙胺丁醇　　D. 吡嗪酰胺

　　E. 链霉素

【答案与解析】A。利福平口服吸收迅速、完全，但食物对其吸收产生干扰，故须空腹服用。服药后 1.5~4 小时血药浓度达峰值。

代谢物具有色素基团，因而尿液、粪便、唾液、泪液、痰液及汗液常呈橘红色。

62. 碳青霉烯类与青霉素类结构的差别是

　　A. 噻唑环改成噻嗪环

　　B. 噻唑环改为哌嗪环

　　C. 噻唑环上无羧基，在 2 位和 3 位之间有一不饱和键

　　D. 噻唑环上以 S 原子取代了 C 原子，在 2 位和 3 位之间有一不饱和键

　　E. 噻唑环上以 C 原子取代了 S 原子，在 2 位和 3 位之间有一不饱和键

【答案与解析】E。碳青霉烯类与青霉素类结构的差别是<u>在噻唑环上以 C 原子取代了 S 原子，并在 2 位和 3 位之间有一不饱和键</u>。具有广谱抗菌活性，对革兰阳性菌、阴性菌、需氧菌和厌氧菌都有很强的抗菌活性。主要缺点是化学性质不稳定，水溶液的稳定性差，并且<u>在体内易受肾脱氢肽酶的降解</u>。

63. 可与钙离子发生络合反应的抗菌药物是

　　A. 青霉素类　　B. 头孢菌素类

　　C. 大环内酯类　D. 喹诺酮类

　　E. 硝基咪唑类

【答案与解析】D。含二价或三价金属离子（Ca^{2+}、Fe^{3+} 等）的药物与四环素类或喹诺酮类发生络

合反应而影响其吸收。

64. 第三代喹诺酮类抗菌药物的抗菌谱更广，是因为在其分了中引入了

A. 氯原子　　　B. 氧原子

C. 氟原子　　　D. 硫原子

E. 碘原子

【答案与解析】C。第三代喹诺酮类抗菌药 6 位引入氟原子可使抗菌活性增大，增加对 DNA 促旋酶的亲和性，改善对细胞的通透性。

65. 属于丙烯胺类的抗真菌药物是

A. 氟康唑　　　B. 伊曲康唑

C. 特比萘芬　　D. 两性霉素 B

E. 卡泊芬净

【答案与解析】C。特比萘芬是丙烯胺类药物，通过抑制真菌细胞膜上的角鲨烯环氧化酶来发挥作用。

66. 四环素类分子可与金属离子螯合，形成有色络合物，是因为存在

A. 芳烃基

B. 羧基

C. 哌嗪基

D. 酚羟基和乙炔基

E. 酚羟基和烯醇基

【答案与解析】E。四环素类具有菲烷基本结构骨架，由 A、B、C 和 D 四个环组成，在 5、6、7 位上有不同的取代基。四环素类分子存在 C_{10} 酚羟基和 C_{12} 烯醇基，可与金属离子螯合，形成有色络合物。服用四环素类后可与牙上的钙形成黄色钙络合物，引起牙齿持久着色，被称为 "四环素牙"，因此儿童不宜服用。

67. 在临床上用于治疗妊娠呕吐的药物是

A. 维生素 C　　B. 维生素 B_6

C. 维生素 B_1　　D. 维生素 E

E. 维生素 K

【答案与解析】B。维生素 B_6 又名吡哆辛、吡哆醇。水溶液可被空气氧化变色，颜色变黄而失效。临床上用于治疗妊娠呕吐、脂溢性皮炎和糙皮病等。

68. 既具有酸性又具有还原性的药物是

A. 苯巴比妥　　B. 维生素 A

C. 维生素 B　　D. 维生素 C

E. 咖啡因

【答案与解析】D。维生素 C 又名抗坏血酸（具有酸性）。分子中有两个手性碳原子，故有 4 个光学异构体，其中仅 $L-(+)-$ 维生素 C 效力最强。由于水溶液主要以烯醇式存在，C_2 位上羟基与邻位羰基形成氢键，C_3 位羟基酸性比 C_2 位羟基强。水溶液久置色渐变微黄，是由于易被空气中的氧所氧化所致（具有还原性）。

69. 属于脂溶性维生素的是

A. 维生素 C　　B. 叶酸

C. 维生素 A　　D. 烟酰胺

E. 维生素 B_6

【答案与解析】C。①水溶性维生素包括：维生素 B 类、维生素 C、烟酸、烟酰胺、肌醇、叶酸及生物素（维生素 H）等。②脂溶性维生素包括：维生素 A、D、E、K 等。

70. 维生素 B_1 具有下列哪个结构

　　A. 异咯嗪环　　B. 噻唑环

　　C. 苯环　　　　D. 环己烷

　　E. 咪唑环

【答案与解析】B。维生素 B_1 又名盐酸硫胺。由一个含硫的噻唑环和一个含氨基的嘧啶环组成，其水溶液在碱性条件下很快分解，发生噻唑环开环，生成硫醇型化合物；与空气长时间接触或遇氧化剂，可被氧化成具有荧光的硫色素而失效。临床上用于治疗脚气病和促进消化功能。

71. 既具有酸性又具有还原性的药物是

　　A. 苯巴比妥　　B. 维生素 A

　　C. 维生素 B　　D. 维生素 C

　　E. 咖啡因

【答案与解析】D。维生素 C 又名抗坏血酸（具有酸性）。分子中有两个手性碳原子，故有 4 个光学异构体，其中仅 L-（+）-维生素 C 效力最强。由于水溶液主要以烯醇式存在，C_2 位上羟基与邻位羧基形成氢键，C_3 位羟基酸性比 C_2 位羟基强。水溶液久置色渐变微黄，是由于易被空气中的氧所氧化所致（具有还原性）。临床上用于防治维生素 C 缺乏症，预防冠心病，大量静脉注射用于治疗克山病。

72. 本身不具有生物活性，须经过体内代谢活化的维生素是

　　A. 维生素 A　　B. 维生素 C

　　C. 维生素 D_3　　D. 维生素 K_3

　　E. 维生素 E

【答案与解析】C。维生素 D_3 又名骨化醇，对光敏感，储存时暴露于日光下易被氧化。本身不具有生物活性，进入体内后，首先被肝脏内 D25 - 羟化酶催化形成 25 -（OH）维生素 D_3，再经肾脏的 1α - 羟化酶催化形成 1α,25 -（OH）$_2$ 维生素 D_3，即活性维生素 D，才能发挥作用。临床上主要用于治疗佝偻病、骨软化病和老年性骨质疏松症。

二、配伍选择题

（1～2 题共用备选答案）

　　A. 盐酸利多卡因

　　B. 盐酸丁卡因

　　C. 盐酸普鲁卡因

　　D. 盐酸氯胺酮

　　E. 异氟烷

1. 具有生物碱类性质，与三硝基苯酚试液生成白色沉淀的是

2. 易被氧化变色，当 pH 增大和温度升高均可加速氧化的是

【答案与解析】A、C。盐酸利多卡因含有叔胺结构，具有生物碱

样性质，与三硝基苯酚试液生成白色沉淀。盐酸普鲁卡因有芳伯氨基，易被氧化变色，当 pH 增大和温度升高均可加速氧化，紫外线、氧、重金属离子和氧化剂可加速氧化变色。

（3～4 题共用备选答案）

　　A. 贝诺酯
　　B. 对乙酰氨基酚
　　C. 安乃近
　　D. 双氯芬酸钠
　　E. 布洛芬

3. 在体内经水解代谢后产生作用的是

4. 在体内经代谢，*R* - 对映体可转化为 *S* - 对映体的是

【答案与解析】A、E。贝诺酯为可在体内水解成原药，具有解热、镇痛及抗炎作用。布洛芬在体内会发生手性异构体间转化，无效的 *R* - 异构体可转化为有效的 *S* - 异构体。

（5～6 题共用备选答案）

　　A. 右美沙芬
　　B. 磷酸可待因
　　C. 羧甲司坦
　　D. 盐酸氨溴索
　　E. 乙酰半胱氨酸

5. 镇咳作用强，在体内可部分代谢生成吗啡的药物是

6. 分子中含有巯基，临床上可用于对乙酰氨基酚中毒解救的药物是

【答案与解析】B、E。可待因对延脑的咳嗽中枢有直接抑制作用，其镇咳作用强而迅速，约有 8% 代谢后生成吗啡。祛痰药乙酰半胱氨酸可作为谷胱甘肽的类似物，用于对乙酰氨基酚中毒的解毒。

（7～8 题共用备选答案）

　　A. 盐酸肾上腺素
　　B. 盐酸异丙肾上腺素
　　C. 重酒石酸去甲肾上腺素
　　D. 盐酸多巴胺
　　E. 盐酸麻黄碱

7. 有两个手性碳原子，四个光学异构体的是

8. 游离体显酸、碱两性，分子含有邻二酚羟基结构的是

【答案与解析】E、D。盐酸麻黄碱结构中有两个手性碳原子，四个光学异构体，只有（ - ）- 麻黄碱（1*R*, 2*S*）有显著活性。盐酸多巴胺易溶于水，游离体多巴胺显酸、碱两性，分子含有邻二酚羟基结构，在空气中易氧化变色，其稳定性与异丙肾上腺素相似。

（9～11 题共用备选答案）

　　A. 甘露醇　　　B. 呋塞米
　　C. 氢氯噻嗪　　D. 螺内酯
　　E. 尼可刹米

9. 在氢氧化钠溶液中，加热迅速水解，水解产物可产生重氮化 - 偶合反应的是

10. 其氢氧化钠溶液与硫酸铜反应生成绿色沉淀的是

11. 为单糖，在体内不被代谢，起到

渗透利尿的是

【答案与解析】 C、B、A。氢氯噻嗪在氢氧化钠溶液中，加热迅速水解，水解产物具有游离的芳伯氨基，可产生重氮化－偶合反应。呋塞米的氢氧化钠溶液，与硫酸铜反应，生成绿色沉淀。甘露醇为单糖，在体内不被代谢，经肾小球滤过后在肾小管内甚少被重吸收，起到渗透利尿的作用。

（12～13题共用备选答案）

　　A. 喜树碱　　　B. 硫酸长春碱

　　C. 多柔比星　　D. 紫杉醇

　　E. 盐酸阿糖胞苷

12. 直接抑制 DNA 合成的蒽醌类药物为

13. 作用于 DNA 拓扑异构酶 I 的药物为

【答案与解析】 C、A。多柔比星，又名阿霉素，结构中有共轭蒽醌结构，能直接作用于 DNA 或嵌入 DNA 的双链中，形成稳定复合物，阻止 DNA 复制和 RNA 转录；喜树碱为 DNA 拓扑异构酶 I 抑制剂。

（14～15题共用备选答案）

　　A. 依托红霉素　B. 罗红霉素

　　C. 琥乙红霉素　D. 克拉霉素

　　E. 阿奇霉素

14. 将红霉素 6 位羟基甲基化可得到的是

15. 到体内水解后释放出红霉素的是

【答案与解析】 D、C。①琥乙红

霉素：到体内水解后释放出红霉素。②罗红霉素：是红霉素 9 位的衍生物。③克拉霉素：将红霉素 6 位羟基甲基化得到。④阿奇霉素：是第一个环内含氮的 15 元大环内酯类。

（16～17题共用备选答案）

　　A. 普鲁卡因胺　B. 苯巴比妥

　　C. 普罗帕酮　　D. 胺碘酮

　　E. 奎尼丁

16. 有芳伯氨基，可发生重氮化－偶合反应的抗心律失常药是

17. 对钾、钠、钙通道及 α、β 受体均有阻断作用的抗心律失常药是

【答案与解析】 A、D。①普鲁卡因胺：可被水解，可制成片剂口服，但在强酸性溶液中或长期放置后仍会水解。结构中的芳伯氨基可发生重氮化－偶合反应。②胺碘酮：抗心律失常谱广。对钾、钠、钙通道均有一定的阻滞作用，而且对 α、β 受体也有非竞争性阻断作用。

（18～19题共用备选答案）

　　A. 巴比妥类

　　B. 苯二氮䓬类

　　C. 乙内酰脲类

　　D. 二苯并氮杂䓬类

　　E. 脂肪羧酸类

18. 苯妥英钠属于

19. 卡马西平属于

【答案与解析】 C、D。①苯妥英钠：属于乙内酰脲类，又名大仑

丁钠。本品水溶液呈碱性，露置空气中可吸收二氧化碳而析出游离的苯妥英。因本品具有酰亚胺结构，易水解。②卡马西平：属于二苯并氮杂草类。其片剂在潮湿环境中可生成二水合物，使片剂硬化，导致溶解和吸收差。长时间光照固体表面可变成橙黄色，形成二聚体和氧化成 10,11 - 环氧化物。

（20~21 题共用备选答案）

A. 奥沙西泮 B. 罗格列酮

C. 氨曲南 D. 卡莫司汀

E. 苯妥英钠

20. 具有噻唑烷二酮结构的是

21. 具有亚硝基脲结构的是

【答案与解析】B、D。奥沙西泮具有苯二氮草结构。罗格列酮具有噻唑烷二酮结构。氨曲南属于单环 β - 内酰胺抗生素。卡莫司汀具有亚硝基脲结构。贝诺酯属于解热镇痛药。苯妥英钠具有酰亚胺结构。

（王春江）

第六章 药物分析

一、单项选择题

1. 称取"2.00g"系指称取重量可为

A. 0.6 ~ 1.4g

B. 1.5 ~ 2.5g

C. 1.95 ~ 2.05g

D. 1.995 ~ 2.005g

E. 1.9995 ~ 2.0005g

【答案与解析】D。①称取"0.1g"系指称取重量可为 0.06 ~ 0.14g。②称取"2g"系指称取重量可为 1.5 ~ 2.5g。③称取"2.0g"系指称取重量可为 1.95 ~ 2.05g。④称取"2.00g"系指称取重量可为 1.995 ~ 2.005g。

2. 恒重指供试品连续两次干燥或炽灼后的重量差异

A. ≤0.1mg B. ≤0.2mg

C. ≤0.3mg D. ≤0.03mg

E. ≤0.33mg

【答案与解析】C。"恒重"除另有规定外，系指供试品连续两次干燥或炽灼后的重量差异在 0.3mg 以下的重量；干燥至恒重的第二次及以后各次称重均应在规定条件下继续干燥 1 小时后进行；炽灼至恒重的第二次称重应再继续炽灼 30min 后进行。

3. 未规定上限时，原料药的含量指其上限不超过

A. 100% B. 101.0%

C. 105.0% D. 110.0%

E. 99.0%

【答案与解析】B。原料药的含量（%），如规定上限为 100% 以上时，是指用药典规定的分析方法测定时可能达到的数值，它为药

典规定的限度或允许偏差，并非真实含有量；如未规定上限时，指其上限不超过 101.0% 。

4. "精密称定" 是指称取重量应准确至所取重量的

    A. 十分之一　　　B. 百分之一

    C. 千分之一　　　D. 万分之一

    E. 十万分之一

【答案与解析】 C。①"精密称定"系指称取重量应准确至所取重量的 1/1000。②"称定"系指称取重量应准确至所取重量的 1/100。③取用量为"约"若干时，系指取用量不得超过规定量的 ±10%。

5. 制剂的含量测定应首选色谱法，使用频率最高的是

    A. HPLC 法　　　B. UV 法

    C. TLC 法　　　D. IR 法

    E. GC 法

【答案与解析】 A。在制定药物质量标准时，制剂的含量测定法应首选色谱法，使用频率最高的是高效液相色谱法（HPLC 法）。

6. 片重在 0.4g 的片剂的重量差异限度为

    A. ±7.5%　　　B. ±5.0%

    C. ±9.0%　　　D. ±7.0%

    E. ±6.5%

【答案与解析】 B。片重在 0.3g 或者 0.3g 以上的片剂的重量差异限度为 ±5.0%。片重在 0.3g 以下的片剂的重量差异限度为 ±7.5%。

7. 软膏剂的检查项目不包括

    A. 粒度　　　　B. 装量

    C. 无菌　　　　D. 微生物限度

    E. 金属性异物

【答案与解析】 E。除另有规定外，软膏剂应检查粒度、装量、无菌和微生物限度。

8. 在《中国药典》中检查药物所含的微量砷盐，常采用

    A. 古蔡法

    B. 硫代乙酰胺法

    C. 微孔滤膜法

    D. 酸碱滴定法

    E. 非水滴定法

【答案与解析】 A。砷盐检查法：《中国药典》采用古蔡法和二乙基二硫代氨基甲酸银法（Ag－DDC）。

9. 在规定条件下，同一个均匀样品，经多次取样测定所得结果之间的接近程度称为

    A. 精密度　　　B. 准确度

    C. 灵敏度　　　D. 相似度

    E. 接近度

【答案与解析】 A。精密度是指在规定的条件下，同一个均匀样品经过多次取样测定所得结果之间的接近程度。一般用偏差、标准偏差或相对标准偏差表示。精密度验证包括重复性、中间精密度和重现性。

10. 相对标准偏差可以表示方法学的

    A. 准确度　　　B. 耐用性

C. 精密度　　　D. 检测限

E. 灵敏度

【答案与解析】C。精密度是指在规定的条件下，同一个均匀样品经过多次取样测定所得结果之间的接近程度，<u>一般用偏差、标准偏差或相对标准偏差表示</u>。

11. 反映分析方法在有共存物时对被测物准确而专属的测定能力的是

A. 准确度　　　B. 精密度

C. 专属性　　　D. 定量限

E. 线性与范围

【答案与解析】C。专属性是指在其他成分（如杂质、降解产物、辅料等）可能存在的情况下，采用的方法能准确测定出被测物的特性，能反映分析方法在有共存物时对被测物准确而专属的测定能力；<u>用于复杂样品分析时相互干扰程度的度量</u>。

12. 在相同条件下，由一个分析人员测定所得结果的精密度是指

A. 重复性　　　B. 专属性

C. 重现性　　　D. 耐用性

E. 中间精密度

【答案与解析】A。精密度是指在规定的条件下，同一个均匀样品，经过多次取样测定所得结果之间的接近程度。一般用偏差、标准偏差或相对标准偏差表示。精密度验证包括：①<u>重复性</u>：在相同条件下，由一个分析人员测定所得结果的精密度。在规定的

范围内，至少用 9 个测定结果进行评价。②<u>中间精密度</u>：考察随机变动因素对精密度的影响。变动因素为不同日期、不同分析人员、不同设备。③<u>重现性</u>：在不同实验室由不同分析人员测定结果的精密度。通过协同检验得出重现性结果。

13. 中间精密度是指

A. 在同一个实验室，同一时间由不同分析人员用不同设备测定结果的精密度

B. 在同一个实验室，不同时间由不同分析人员用不同设备测定结果的精密度

C. 在同一个实验室，不同时间由一个分析人员用不同设备测定结果的精密度

D. 在不同实验室，不同时间由一个分析人员用不同设备测定结果的精密度

E. 在不同实验室，同一时间由不同分析人员用不同设备测定结果的精密度

【答案与解析】B。中间精密度：是指在同一个实验室，不同时间由不同分析人员用不同设备测定结果的精密度。考察随机变动因素对精密度的影响。变动因素为不同日期、不同分析人员、不同设备。

14. 准确度一般以下列哪项表示

A. 重现性　　　B. 中间精密度

C. 回收率　　　D. 重复性

E. 标准偏差

【答案与解析】C。准确度是指用该方法测定的结果与真实值或参考值接近的程度。一般以回收率表示。

15. 凡规定检查溶出度的制剂，不再检查

A. 重量差异　　B. 装量差异

C. 含量均匀度　D. 纯度

E. 崩解时限

【答案与解析】E。崩解时限指固体制剂在规定的介质中，以规定的方法进行检查全部崩解溶散或成碎粒并通过网所需时间的限度。凡规定检查溶出度、释放度、融变时限或分散均匀性的制剂，不再进行崩解时限检查。

16. 下列需进行干燥失重检查的制剂是

A. 眼膏剂　　　B. 颗粒剂

C. 栓剂　　　　D. 粉雾剂

E. 软膏剂

【答案与解析】B。除另有规定外，颗粒剂应检查粒度、干燥失重、溶化性、装量差异及装量。

17. 在分光光度法中，一般供试品溶液的吸光度应在

A. 0.1 ~ 0.7

B. 0.2 ~ 0.7

C. 0.3 ~ 0.7

D. 0.4 ~ 0.7

E. 0.3 ~ 0.8

【答案与解析】C。分光光度法：一般供试品溶液的吸光度应在0.3 ~ 0.7之间。仪器的狭缝波带宽度应小于供试品吸收带的半高宽度的1/10，否则测得的吸光度会偏低。

18. 现有一药物为苯巴比妥，欲进行重金属检查，应采用《中国药典》上收载的重金属检查中的哪种方法

A. 第一法　　　B. 第二法

C. 第三法　　　D. 第四法

E. 第五法

【答案与解析】C。《中国药典》检查重金属的第三法是硫化钠法，适合溶于碱的药物。苯巴比妥不溶于酸而溶于碱，故采用第三法。

19. 二乙基二硫代氨基甲酸银法（Ag - DDC法）检查砷盐时，判断结果依据

A. 砷斑颜色

B. Ag - DDC 吡啶溶液的体积

C. Ag - DDC 吡啶吸收液的吸光度大小

D. 砷化氢气体多少

E. 峰面积大小

【答案与解析】C。二乙基二硫代氨基甲酸银法（Ag - DDC法）：金属锌与酸作用产生新生态的氢，与微量的砷盐反应生成具有挥发性的砷化氢，砷化氢与Ag - DDC 吡啶溶液作用，使Ag - DDC

中的银还原为红色胶态银，用目视比色法或于510nm波长处测定吸光度进行判断。

20. 古蔡法检查砷盐时，判断结果依据

    A. 砷斑的形成
    B. 形成砷斑颜色深浅
    C. 砷化氢气体多少
    D. 溴化汞试纸的颜色
    E. 吸收度的大小

    【答案与解析】B。古蔡法：金属锌与酸作用产生新生态的氢，与药物中微量砷盐反应生成具挥发性的砷化氢，遇溴化汞试纸，产生黄色至棕色的砷斑，与一定量标准砷溶液所生成的砷斑比较，判定药物中砷盐的含量。

21. 可以和硝酸银试剂反应生成白色沉淀的杂质是

    A. 重金属　　　B. 砷盐
    C. 硫酸盐　　　D. 氯化物
    E. 水杨酸

    【答案与解析】D。利用氯化物在硝酸性溶液中与硝酸银试液作用，生成氯化银的白色混浊液，与一定量标准氯化钠溶液在相同条件下生成的氯化银混浊液比较，以判断供试品中氯化物是否超过限量。

22. 硫代乙酰胺法检查重金属时，酸度条件为

    A. pH 2.0~2.5
    B. pH 3.0~3.5

    C. pH 4.0~4.5
    D. pH 4.5~5.0
    E. pH 5.0~5.5

    【答案与解析】B。《中国药典》中收载了3种重金属的检查法。其中，硫代乙酰胺法适用于溶于水、稀酸和乙醇的药物。其原理是：硫代乙酰胺在弱酸性（酸度为pH 3.0~3.5醋酸盐缓冲液）条件下水解，产生的硫化氢与微量重金属离子生成黄色到棕黑色的硫化物均匀混悬液。

23. 原料药的含量测定首选

    A. 分光光度法
    B. 光谱鉴别法
    C. 滴定法
    D. 色谱分析法
    E. 化学鉴别法

    【答案与解析】C。药品分析方法：①常用的定性方法主要有化学鉴别法、光谱鉴别法和色谱鉴别法。②定量分析方法主要有滴定法、分光光度法和色谱分析法。其中，原料药的含量测定首选滴定法。

24. 《中国药典》测定药物中水分的方法不包括

    A. 费休法　　　B. 烘干法
    C. 恒压干燥法　D. 甲苯法
    E. 气相色谱法

    【答案与解析】C。《中国药典》收载了费休法、烘干法、减压干燥法、气相色谱法和甲苯法测定

药物中的水分，但主要采用费休法。

25. 注射剂中热原检查所用的动物是
    A. 家兔　　　　B. 小鼠
    C. 大鼠　　　　D. 猫
    E. 犬
    【答案与解析】A。①热原检查：热原是能引起体温升高的杂质，来自细菌内毒素。静脉滴注用的注射剂及易感染热原的品种需做热原检查。检查方法为家兔法。②细菌内毒素：细菌内毒素主要来自革兰阴性细菌，主要成分为脂多糖，对人有致热反应，甚至导致死亡。细菌内毒素检查采用鲎试剂法，利用鲎试剂与内毒素发生凝聚反应进行检查，判断供试品中细菌内毒素的限量是否复合规定。检查方法有凝胶法和光度测定法。

26. 鲎试剂法可检查注射剂中的
    A. 细菌　　　　B. 可见异物
    C. 不溶性微粒　D. 细菌内毒
    E. 热原
    【答案与解析】D。细菌内毒素主要来自革兰阴性细菌，主要成分为脂多糖，对人有致热反应，甚至导致死亡。细菌内毒素检查采用鲎试剂法。检查方法有凝胶法和光度测定法。

27. 片剂进行崩解时限检查时，一般取多少片
    A. 11 片　　　　B. 9 片

    C. 8 片　　　　D. 6 片
    E. 5 片
    【答案与解析】D。崩解时限是指口服固体制剂在规定的介质中，以规定的方法进行检查全部崩解、溶散或成碎粒并通过筛网所需时间的限度。一般取供试品6片。

28. 以下不属于栓剂检查项目的是
    A. 重量差异　　B. 融变时限
    C. 微生物限度　D. 崩解时限
    E. 外观检查
    【答案与解析】D。栓剂的常规检查项目包括重量差异、融变时限和微生物限度。

29. 现有一药物为苯巴比妥，欲进行重金属检查，应采用《中国药典》上收载的重金属检查的哪种方法
    A. 第一法　　　B. 第二法
    C. 第三法　　　D. 第四法
    E. 第五法
    【答案与解析】C。①重金属检查法中的第一法（硫代乙酰胺法）：适用于溶于水、稀酸和乙醇的药物。②重金属检查法中的第二法：适用于含芳环杂环以及难溶于水、稀酸及乙醇的有机药物。③重金属检查法中的第三法：检查溶于碱溶液，而不溶于酸溶液的药物，如磺胺类、巴比妥类（如苯巴比妥）等。

30. 古蔡法检查砷，所用的试纸是

A. pH 试纸　　B. 溴化汞试纸
C. 碘化汞试纸　D. 氯化汞试纸
E. 酚酞试纸

【答案与解析】B。古蔡法：金属锌与酸作用产生新生态的氢，与药物中的微量砷盐反应生成具挥发性的砷化氢，遇溴化汞试纸产生黄色至棕色的砷斑，与一定量的标准砷溶液所生成的砷斑比较，判断供试品中的砷盐是否符合限量规定。

31. 铁盐检查法中，为了氧化供试品中的 Fe^{2+} 成 Fe^{3+}，应加入
A. 浓硫酸　　B. 稀盐酸
C. 稀硝酸　　D. 过硫酸铵
E. 稀硫酸

【答案与解析】D。铁盐检查法：铁盐在稀盐酸酸性溶液中与硫氰酸盐作用生成红色可溶性的硫氰酸铁配离子与一定量的标准铁溶液用同法处理后所呈的颜色进行比较。加入氧化过硫酸铵既可氧化供试品中的 Fe^{2+} 成 Fe^{3+}，同时可防止由于光线使硫氰酸铁原分解褪色。

32. 药品检验取样时，总件数 > 300 时，则
A. 每件取样
B. 按 $\sqrt{X}+1$ 随机取样
C. 按 $\sqrt{X}+10$ 随机取样
D. 按 $\frac{\sqrt{X}}{2}+1$ 随机取样
E. 按 $\frac{\sqrt{X}}{2}+10$ 随机取样

【答案与解析】D。药品检验取样方法：设总件数为 X，当 $X \le 3$ 时，每件取样；当 $X \le 300$ 时，按 $\sqrt{X}+1$ 随机取样；当 $X > 300$ 时，按 $\frac{\sqrt{X}}{2}+1$ 随机取样。

33. 《中国药典》规定鉴别某药物的方法：取药物约 10mg，置试管中，加水 2ml 溶解后，加氨制硝酸银试液 1ml，即发生气泡与黑色浑浊，并在试管壁上形成银镜，该药物是
A. 阿托品　　B. 地西泮
C. 异烟肼　　D. 氯丙嗪
E. 奋乃静

【答案与解析】C。异烟肼分子结构中酰肼基具有还原性，可与氨制硝酸银发生还原反应，生成金属银黑色浑浊和气泡（氨气），并在玻璃试管壁上产生银镜。

34. 检查发泡量的制剂是
A. 含片
B. 口腔贴片
C. 咀嚼片
D. 阴道泡腾片
E. 肠溶片

【答案与解析】D。多数片剂应作重量差异和崩解时限检查；而含片需要检查溶化性，方法同崩解时限检查法；口腔贴片应进行溶出度或释放度及微生物限度检查；咀嚼片不进行崩解时限检查；分散片应进行溶出度和分散

均匀性检查；阴道片在阴道内应
易溶化、溶散或融化、崩解释放
药物，需检查融变时限和微生物
限度检查；阴道泡腾片检查发泡
量和微生物限度；肠溶片检查释
放度；缓释片与控释片均应检查
释放度；外用可溶片应做微生物
限度检查。

35. 氯化物检查法检查重金属含量
时，所用的试剂是
A. 硝酸银　　　B. 硫化钠
C. 醋酸　　　　D. 盐酸
E. 硫酸
【答案与解析】A。氯化物检查法
检查重金属含量：利用氯化物在
硝酸溶液中与硝酸银试液作用，
生成氯化银的白色浑浊液，与一
定量的标准氯化钠溶液在相同条
件下生成的氯化银浑浊液比较，
以判断供试品中的氯化物是否超
过限量规定。

36. 重量差异是指按规定称量方法测
得什么之间的差异程度
A. 每片的重量与平均片重
B. 平均重量与最大重量
C. 平均重量与最小重量
D. 最大重量与最小重量
E. 每片的重量与最大重量
【答案与解析】A。重量差异是指
按规定称量方法测得每片的重量
与平均片重之间的差异程度。

37. 药物的杂质检查主要是指
A. 检查杂质是否存在

B. 检查杂质的含量多少
C. 检查杂质含量是否超过限量
D. 检查杂质的种类
E. 检查杂质的结构
【答案与解析】C。药物的杂质检
查主要是指检查杂质含量是否超
过限量。

38. 凡检查含量均匀度的制剂不再
检查
A. 崩解时限
B. 重（装）量差异
C. 溶出度
D. 主药含量
E. 释放度
【答案与解析】B。含量均匀度检
查法：含量均匀度是指小剂量或
单剂量固体制剂、胶囊剂、膜剂
或注射用无菌粉末中的每片
（个）含量符合标示量的程度。
凡检查含量均匀度的制剂不再检
查重（装）量差异。

39. 下列哪种剂型需要检查金属性
异物
A. 胶囊剂　　　B. 滴眼剂
C. 眼膏剂　　　D. 软膏剂
E. 栓剂
【答案与解析】C。眼膏剂应检查
粒度、金属性异物、重量差异、
装量和无菌。混悬型眼用半固体
制剂检查粒度。眼用半固体制剂
检查金属性异物。

40. 《中国药典》直接用重氮化－偶
合反应进行鉴别的药物是

A. 维生素 E

B. 对乙酰胺基酚

C. 肾上腺素

D. 盐酸普鲁卡因

E. 阿司匹林

【答案与解析】D。芳香第一胺反应：又称重氮化-偶合反应，用于鉴别芳香第一胺（即芳伯氨）。盐酸普鲁卡因分子中具有芳伯氨基，在盐酸介质中与亚硝酸钠作用，生成重氮盐，重氮盐进一步与碱性β-萘酚发生偶合反应，生成由粉红色到猩红色沉淀。

41. 直接用亚硝酸钠溶液滴定的药物，其分子中需具有的结构是

A. 芳酰氨基　　B. 硝基

C. 芳伯氨基　　D. 酚羟基

E. 芳仲氨基

【答案与解析】C。芳香第一胺反应：又称重氮化-偶合反应，用于鉴别芳香第一胺（即芳伯氨）。盐酸普鲁卡因分子中具有芳伯氨基，在盐酸介质中与亚硝酸钠作用，生成重氮盐，重氮盐进一步与碱性β-萘酚发生偶合反应，生成由粉红色到猩红色沉淀。

42. 取某药物 0.1g，加水 10ml 使溶解，煮沸，放冷，加三氯化铁试液，即显紫堇色。该药物应为

A. 阿托品　　B. 苯巴比妥

C. 甘油　　D. 阿司匹林

E. 庆大霉素

【答案与解析】D。阿司匹林分子

中具有酯结构，加水煮沸水解后生成水杨酸，水杨酸可与三氯化铁反应生成紫堇色的配位化合物。

43.《中国药典》测定苯巴比妥含量的方法是

A. 非水溶液滴定法

B. 电位法

C. 银量法

D. HPLC 法

E. 原子吸收分光光度法

【答案与解析】C。《中国药典》采用银量法测定苯巴比妥的含量，测定原理同"银盐的反应"，以电位法指示终点。

44.《中国药典》规定鉴别某药物的方法：取药物约 10mg，置试管中，加水 2ml 溶解后，加氨制硝酸银试液 1ml，即发生气泡与黑色混浊，并在试管壁上形成银镜，该药物是

A. 奥沙西泮　　B. 地西泮

C. 异烟肼　　D. 盐酸氯丙嗪

E. 奋乃静

【答案与解析】C。异烟肼分子结构中的酰肼基具有还原性，可与氨制硝酸银发生还原反应，生成金属银黑色混浊和气泡（氨气），并在玻璃试管壁上产生银镜。

45. 结构中有烯二醇基，具有强还原性，可被 $AgNO_3$ 氧化，产生黑色银沉淀的药物是

A. 地西泮　　B. 异烟肼

C. 奋乃静　　D. 奥沙西泮

E. 维生素 C

【答案与解析】E。维生素 C 的分子中具有烯二醇基，具有强还原性，可被 $AgNO_3$ 氧化，产生黑色银沉淀。

46. 普鲁卡因的鉴别：取本品约 50mg，加稀盐酸 1ml，缓缓煮沸溶解后，放冷，加 0.1mol/L 亚硝酸钠溶液数滴，滴加碱性 β - 萘酚试液数滴，生成猩红色沉淀。该鉴定反应的名称是

A. 重氮化 - 偶合反应

B. 双缩脲反应

C. Rimini 反应

D. 茚三酮反应

E. 氧化显色反应

【答案与解析】A。盐酸普鲁卡因分子中具有芳伯氨基，在盐酸介质中与亚硝酸钠作用，生成重氮盐，重氮盐进一步与 β - 萘酚发生偶合反应，生成由粉红色到猩红色的沉淀。

47. 可用非水溶液滴定法测定含量的药品是

A. 硫酸阿托品

B. 苯巴比妥

C. 异烟肼

D. 盐酸普鲁卡因

E. 维生素 C

【答案与解析】A。硫酸阿托品分子结构中有氮原子而具有弱碱性，可在非水酸性介质中，使其碱性显著增强，以非水溶液滴定

法测定含量。

48. 下列哪个药物会发生 Vitali 反应

A. 阿司匹林　　B. 苯巴比妥

C. 异烟肼　　　D. 东莨菪碱

E. 地高辛

【答案与解析】D。托烷生物碱一般鉴别试验：托烷生物碱如硫酸阿托品、氢溴酸东莨菪碱为酯类生物碱，水解后生成莨菪酸，经发烟硝酸加热处理，转变为三硝基衍生物，再与氢氧化钾溶液和固体氢氧化钾作用，转成有色的醌型产物，呈深紫色，即 Vitali 反应。

49. 盐酸普鲁卡因分子结构中含有芳香伯胺，《中国药典》采用亚硝酸钠滴定法进行含量测定，用什么方法指示终点

A. 永停法　　　B. 碘量法

C. HPLC 法　　 D. 电位法

E. 非水溶液滴定法

【答案与解析】A。盐酸普鲁卡因分子结构中含有芳香伯胺，《中国药典》采用亚硝酸钠滴定法进行含量测定，用永停法指示终点。

50. 在检查溶于碱性溶液而不溶于酸性溶液的药物中的重金属时，所用的显色剂是

A. 硫代乙酰胺　B. 硫化氢

C. 硫化钠　　　D. 醋酸汞

E. 碘化钾

【答案与解析】C。硫化钠法可检查溶于碱溶液而不溶于酸溶液的

药物中的重金属，如磺胺类、巴比妥类药物等。在碱性条件下以硫化钠为显色剂，使 Pb^{2+} 生成 PbS 微粒的混悬液。

51. 维生素 C 鉴别的反应是
    A. 与稀硝酸的反应
    B. 与硝酸银的反应
    C. 碘量法
    D. 非水溶液滴定法
    E. 原子吸收分光光度法
    【答案与解析】B。①维生素 C 鉴别的反应：与硝酸银的反应。维生素 C 的分子中具有烯二醇基，具有强还原性，可被 $AgNO_3$ 氧化，产生黑色银沉淀。②维生素 C 中的铁离子与铜离子均采用原子吸收分光光度法检查。③维生素 C 可采用碘量法测定含量。

52. 测定维生素 C 注射液的含量时，在操作过程中要加入丙酮，这是为了
    A. 保持维生素 C 的稳定
    B. 增加维生素 C 的溶解度
    C. 使反应完全
    D. 加快反应速度
    E. 消除亚硫酸氢钠的干扰
    【答案与解析】E。碘量法测维生素 C 含量的注意事项：①操作中加入稀醋酸 10ml 使滴定在酸性溶液中进行。因在酸性介质中维生素 C 受空气中氧的氧化速度减慢，但样品溶于稀酸后仍需立即进行滴定。②加新沸过的冷水目

的是为减少水中溶解的氧对测定的影响。③采用本法测定维生素 C 注射液时，滴定前要加 2ml 丙酮，以消除注射液中抗氧剂亚硫酸氢钠对测定结果的干扰。

53. 《中国药典》规定检查游离肼的方法是
    A. 银量法　　　B. TLC 法
    C. HPLC 法　　D. 旋光法
    E. 碘量法
    【答案与解析】B。异烟肼不稳定，受光、重金属、温度、pH 等因素的影响，分解出游离肼。肼是一种诱变剂和致癌物质，各国药典均规定检查异烟肼原料药及其制剂中的游离肼。《中国药典》采用 TLC 法进行检查。

二、配伍选择题

（1~3 题共用备选答案）
    A. 具有芳伯氨基的药物
    B. 酰胺类药物
    C. 具有 α-氨基酸结构的药物
    D. 水解后产生酚羟基的药物
    E. 具有还原基团的药物

1. 可用三氯化铁呈色反应鉴别的药物是
2. 可用异羟肟酸铁反应鉴别的药物是
3. 可用茚三酮呈色反应鉴别的药物是
    【答案与解析】D、B、C。呈色反应鉴别法主要有：①三氯化铁呈色反应，适用于具有酚羟基或水解后产生酚羟基药物的鉴别；②异羟肟酸铁反应，适用于芳胺

及其酯类药物或酰胺类药物的鉴别；③茚三酮呈色反应，适用于具有脂肪氨基或α－氨基酸结构药物的鉴别；④重氮化－偶合显色反应，适用于具有芳伯氨基或水解后产生芳伯氨基药物的鉴别；⑤氧化还原显色反应，适用于具有还原基团药物的鉴别。

（4～5题共用备选答案）

    A. 3∶1   B. 4∶1

    C. 6∶1   D. 8∶1

    E. 10∶1

4. 检测限是指试样中被测物能被检测出的最低量，信噪比可以是

5. 定量限是指样品中被测物能被定量测定的最低量，信噪比可以是

【答案与解析】 A、E。①检测限：是指试样中被测物能被检测出的最低量，一般以信噪比（S/N）为3∶1或2∶1。②定量限：是指样品中被测物能被定量测定的最低量。一般以S/N为10∶1。

（6～7题共用备选答案）

    A. HPLC法

    B. 微生物检定法

    C. 非水溶液滴定法

    D. 酸碱滴定法

    E. 碘量法

6. 硫酸链霉素含量测定可采用

7. 维生素C含量测定可采用

【答案与解析】 B、E。（1）维生素C的分析：①鉴别：与硝酸银的反应。维生素C的分子中具有烯二醇

基，具有强还原性，可被 $AgNO_3$ 氧化，产生黑色银沉淀。②铁离子与铜离子的检查：原子吸收分光光度法广泛用于超微量元素的分析，在杂质检查中，主要是用于药物中金属杂质的检查，通常采用标准加入法控制金属杂质的限量，维生素C中铁离子与铜离子均采用该法检查。③含量测定：碘量法。维生素C在酸性条件下，可被碘定量氧化，根据消耗碘滴定液的体积，即可计算维生素C的含量。（2）硫酸链霉素的分析：①鉴别反应：麦芽酚反应和坂口反应。②含量测定：微生物检定法。

（8～10题共用备选答案）

    A. 限度的±20%

    B. 限度的±40%

    C. 测试浓度的80%～120%

    D. 测试浓度的70%～130%

    E. 测试浓度的80%～100%或更宽

8. 制剂含量测定，范围应为

9. 制剂含量均匀度检查，范围应为

10. 原料药含量测定，范围应为

【答案与解析】 E、D、E。原料药和制剂含量测定的范围应为测试浓度的80%～100%或更宽；制剂含量均匀度检查，范围应为测试浓度的70%～130%；杂质测定时，范围应根据初步实测结果，拟订出规定限度的±20%。

（周　颖）

第二篇 相关专业知识

第一章 药剂学

一、单项选择题

1. 在微粒体系中加入电解质可使电位降低的现象为
   A. 絮凝
   B. 反絮凝
   C. 沉降
   D. 结晶
   E. 转相

   【答案与解析】A。絮凝与反絮凝：①微粒表面具有扩散双电层，使微粒表面带有同种电荷，在一定条件下因相互排斥而稳定。如在体系中加入一定量的某种电解质，可能降低表面所带的电量，使微粒间的斥力下降，从而出现絮凝状态，即微粒呈絮状，但振摇可重新分散均匀，这种作用称为絮凝，加入的电解质称为絮凝剂。②如在微粒体系中加入某种电解质使微粒表面的ζ-电位升高，静电排斥力阻碍了电荷间的碰撞聚集，这个过程称为反絮凝，加入的电解质称为反絮凝剂。

2. 防止微粒分散体系中微粒沉降最有效的方法是
   A. 减小粒径
   B. 控制温度
   C. 增加介质黏度
   D. 提高粒径的均匀性
   E. 降低微粒与分散介质密度差

   【答案与解析】A。微粒分散体系的动力学稳定性主要表现在两个方面。一个是分子热运动产生的布朗运动，一个是重力产生的沉降。其沉降速度服从 Stokes 定律：$V = 2(\rho_1 - \rho_2)r^2g/9\eta$。由 Stokes 公式可知，沉降速度 V 与微粒半径 r^2 成正比，所以减小粒径是防止微粒沉降的最有效方法；同时，V 与黏度 η 成反比，即增加介质的黏度，可降低微粒的沉降速度；此外，降低微粒与分散介质的密度差 $(\rho_1 - \rho_2)$ 等也可阻止微粒的沉降。

3. 关于剂型的重要性，下列描述错误是
   A. 剂型可以改变药物的作用性质
   B. 剂型能改变药物的作用速度
   C. 剂型可影响疗效
   D. 改变剂型导致药物毒副作用增大
   E. 剂型可产生靶向作用

   【答案与解析】D。改变剂型可改变药物的作用性质、药物作用速度、影响疗效、降低药物毒副作用以及产生靶向作用。

4. 下列没有吸收过程的给药途径是
   A. 口服
   B. 喷雾剂
   C. 静脉注射
   D. 直肠给药
   E. 贴剂

【答案与解析】C。静脉注射是将药物直接注入静脉血管进入血液循环，不存在吸收过程。

5. 药剂学中使用辅料的目的不包括

    A. 有利于制剂形态的形成

    B. 改变有效成分的药理作用

    C. 使制备过程顺利进行

    D. 提高药物的稳定性

    E. 调节有效成分的作用时间或改善生理要求

【答案与解析】B。药剂学中使用辅料的目的：①有利于制剂形态的形成。②使制备过程顺利进行。③提高药物的稳定性。④调节有效成分的作用部位、作用时间或改善生理要求。辅料的使用不能改变有效成分的药理作用。

6. 下列关于处方药与非处方药的说法，错误的是

    A. 处方药不得在大众传播媒介发布广告宣传

    B. 处方药必须凭执业医师或执业助理医师的处方才可调配、购买

    C. 消费者可以自行判断购买和使用非处方药

    D. 处方药可以在国务院卫生行政部门和药品监督管理部门共同指定的医学专业刊物上介绍

    E. 在处方药的包装上，必须印有处方药专有标识

【答案与解析】E。处方药与非处方药：①处方药：必须凭执业医师或执业助理医师的处方才可调配、购买，并在医生指导下使用的药品。可以在国务院卫生行政部门和药品监督管理部门共同指定的医学、药学专业刊物上介绍，但不得在大众传播媒介发布广告宣传。②非处方药（OTC）：不需凭执业医师或执业助理医师的处方，消费者可以自行判断购买和使用的药品，由 CFDA 批准并公布。在非处方药的包装上，必须印有非处方药专有标识。

7. 一般当药物溶出或释放速率足够快时，此时药物吸收的限速过程是

    A. 分布   B. 崩解

    C. 跨膜转运   D. 溶出

    E. 释放

【答案与解析】C。固体制剂与药物吸收：一般当药物溶出或释放速率足够快时，跨膜转运是药物吸收的限速过程，但当药物的溶出或释放速率较慢时，溶出或释放可能成为吸收的限速过程。根据溶出速率快慢排列为：包衣片＜片剂＜胶囊剂＜散剂。

8. 具有临界胶束浓度是

    A. 溶液的特性

    B. 胶体溶液的特性

    C. 表面活性剂的一个特性

    D. 高分子溶液的特性

    E. 亲水胶体的特性

【答案与解析】C。表面活性剂的基本性质：临界胶束浓度；亲水

亲油平衡值。

9. 下列哪种剂型不属于低分子溶液剂

    A. 糖浆剂   B. 酊剂

    C. 甘油剂   D. 涂剂

    E. 溶胶剂

【答案与解析】E。低分子溶液剂包括溶液剂、糖浆剂、芳香水剂、酊剂、醑剂、甘油剂、涂剂等。溶胶剂不属于低分子溶液剂。

10. 属于热力学稳定系统的是

    A. 水包油（O/W）型乳剂

    B. 油包水（W/O）型乳剂

    C. 溶胶剂

    D. 低分子溶液剂

    E. 混悬剂

【答案与解析】D。低分子溶液剂、高分子溶液剂属于热力学稳定系统。溶胶剂、混悬剂、乳剂属热力学不稳定系统。

11. 根据 Stokes 定律，混悬微粒沉降速率与之成反比的是

    A. 混悬微粒的密度

    B. 混悬微粒的半径平方

    C. 混悬微粒的直径

    D. 混悬微粒的半径

    E. 分散介质的黏度

【答案与解析】E。混悬剂微粒的沉降速度：①其沉降速度服从 Stokes 定律：$V = 2(\rho_1 - \rho_2)r^2g/9\eta$。可得知，微粒的沉降速度与微粒半径平方 r^2、微粒与分散介质的密度差（$\rho_1 - \rho_2$）成正比，与分散

介质的黏度 η 成反比。②增加其动力稳定性的主要方法是：减小微粒半径；增加分散介质的黏度，如加入高分子助悬剂。

12. 有表面活性作用和杀菌作用的是

    A. 吐温 40

    B. 苯扎氯铵

    C. 司盘 20

    D. 单硬脂酸甘油酯

    E. 泊洛沙姆

【答案与解析】B。①苯扎氯铵和苯扎溴铵：是阳离子型表面活性剂，水溶性大，在酸性与碱性溶液中较稳定，具有良好的表面活性作用和杀菌作用。②司盘类：HLB 值为 $1.8 \sim 3.8$，是常用的 W/O 型乳化剂。③吐温类：是常用的增溶剂、乳化剂、分散剂和润湿剂。④单硬脂酸甘油酯：可用作 W/O 型辅助乳化剂。⑤泊洛沙姆：商品名为普朗尼克，如 Poloxamer 188（Pluronic F68），作为一种 O/W 型乳化剂，是目前用于静脉乳剂的极少数合成乳化剂之一。

13. 蔗糖的临界相对湿度 CRH = 84.5%，乳糖的临界相对湿度 CRH = 96.9%，蔗糖与乳糖混合物的 CRH 约等于

    A. 99.2%   B. 96.9%

    C. 84.5%   D. 81.9%

    E. 12.4%

【答案与解析】D。水溶性物质混

合物的吸湿性更强，根据 Elder 假说，水溶性药物混合物的 CRH 约等于各成分 CRH 的乘积，而与各成分的量无关，即 $CRH_{AB} = CRH_A \cdot CRH_B = 84.5\% \times 96.9\% \approx 81.9\%$。

14. 属于增溶剂的是

A. 司盘类　　　B. 乙醇

C. 碘化钾　　　D. 苯扎溴铵

E. 对羟基苯甲酸酯类

【答案与解析】A。常用的增溶剂为聚山梨酯类（吐温类）和聚氧乙烯脂肪酸酯类（司盘类）等，最适 HLB 为 15～18。

15. 可作为防腐剂的是

A. 尼泊金类　　B. 甘露醇

C. 阿司帕坦　　D. 乙基纤维素

E. 聚乙二醇

【答案与解析】A。防腐剂：①对羟基苯甲酸酯类（尼泊金类）。②苯甲酸及其盐。③山梨酸：发挥防腐作用的是未解离的分子，在 pH 4.0 水溶液中效果较好。④苯扎溴铵（新洁尔灭）。⑤醋酸氯己定（醋酸洗必泰）。⑥其他：如邻苯基苯酚、桉叶油、桂皮油、薄荷油。

16. 溶血作用最弱的是

A. 聚山梨酯 20

B. 聚氧乙烯脂肪醇醚类

C. 聚山梨酯 60

D. 聚山梨酯 40

E. 聚山梨酯 80

【答案与解析】E。溶血作用的顺序为：聚氧乙烯脂肪醇醚类 > 聚氧乙烯脂肪酸酯 > 聚山梨酯类；聚山梨酯类中溶血作用的顺序为：聚山梨酯 20 > 聚山梨酯 60 > 聚山梨酯 40 > 聚山梨酯 80。

17. 在混悬剂中加入聚山梨酯类是作为

A. 乳化剂　　　B. 助悬剂

C. 絮凝剂　　　D. 反絮凝剂

E. 润湿剂

【答案与解析】E。乳化剂是乳剂中使用的附加剂，助悬剂、絮凝剂与反絮凝剂、润湿剂是混悬剂中应用的稳定剂。表面活性剂不能作助悬剂或絮凝剂与反絮凝剂。最常用的润湿剂是 HLB 值在 7～11 的表面活性剂，如聚山梨酯类、聚氧乙烯蓖麻油类、泊洛沙姆等。

18. 商品名为卖泽的表面活性剂属于哪类

A. 聚氧乙烯脂肪酸酯

B. 聚氧乙烯脂肪醇醚

C. 脂肪酸山梨坦

D. 聚山梨酯

E. 聚氧乙烯 - 聚氧丙烯共聚物

【答案与解析】A。①聚氧乙烯脂肪酸酯：商品有卖泽（Myrij），为 O/W 型乳化剂。②聚氧乙烯脂肪醇醚：商品有苄泽（Brij），如 Brij 30；西士马哥；平平加 O。常用作增溶剂及 O/W 型乳化剂。

③聚氧乙烯－聚氧丙烯共聚物：又称泊洛沙姆（Poloxamer），商品名为普朗尼克（Pluronic）。Poloxamer 188（Pluronic F68）作为一种 O/W 型乳化剂，是目前用于静脉乳剂的极少数合成乳化剂之一。

19. 高分子溶液的性质不包括
    A. 荷电性
    B. 热力学不稳定性
    C. 聚结特性
    D. 胶凝性
    E. 高渗透压
    【答案与解析】B。高分子溶液剂属于热力学稳定系统。以水为溶剂制备的高分子溶液剂称为亲水性高分子溶液剂或称胶浆剂；以非水溶剂制备的高分子溶液剂称为非水性高分子溶液剂。高分子溶液剂的性质有荷电性、渗透压、黏度与分子量、聚结特性、胶凝性。

20. 高分子溶液剂加入大量电解质可导致
    A. 高分子化合物分解
    B. 出现凝胶
    C. 出现高分子沉淀
    D. 稳定性增加
    E. 产生触变性
    【答案与解析】C。向高分子溶液剂中加入大量的电解质，破坏高分子的水化膜，使高分子沉淀，这一过程称为盐析。

21. 离子型表面活性剂的特征值是
    A. HLB 值   B. 昙点
    C. Krafft 点   D. 浊点
    E. CMC
    【答案与解析】C。①Krafft 点是离子型表面活性剂的特征值，也是表面活性剂应用温度的下限。②表面活性剂分子缔合形成胶束的最低浓度即为临界胶束浓度（CMC）。③因加热聚氧乙烯型非离子型表面活性剂溶液而发生浑浊的现象称为起昙，此时的温度称为浊点或昙点。

22. 适合用作 O/W 型乳化剂的 HLB 值为
    A. 3～6   B. 7～9
    C. 8～18   D. 13～16
    E. 13～18
    【答案与解析】C。表面活性剂分子中亲水和亲油基团对油或水的综合亲和力称为亲水亲油平衡值（HLB）。HLB 值在 3～6 的适合用作 W/O 型乳化剂。HLB 值在 8～18 的适合用作 O/W 型乳化剂。作为增溶剂的 HLB 值在 13～18。作为润湿剂的 HLB 值在 7～9。

23. 适合作为润湿剂的表面活性剂 HLB 值应为
    A. 3～6   B. 7～9
    C. 8～18   D. 13～18
    E. 9～11
    【答案与解析】B。HLB 值在 3～6 的适合用作 W/O 型乳化剂，

HLB 值在 8~18 的适合用作 O/W 型乳化剂。作为增溶剂的 HLB 值在 13~18，作为润湿剂的 HLB 值在 7~9 等。

24. 液体制剂在制备时，加入吐温 80 来增加难溶性药物的溶解度，其作用是
A. 增溶　　　　B. 润湿
C. 助溶　　　　D. 分散
E. 乳化
【答案与解析】A。表面活性剂形成胶团后增加某些难溶性物质在溶媒中的溶解度并形成澄明溶液的过程称为增溶，具有增溶能力的表面活性剂称增溶剂，如吐温类。

25. 属于非极性溶剂的是
A. 水　　　　　B. 甘油
C. 丙二醇　　　D. 乙醇
E. 液状石蜡
【答案与解析】E。①极性溶剂：常用的有水、甘油、二甲亚砜（DMSO）等。②半极性溶剂：乙醇、丙二醇和聚乙二醇（PEG），液体制剂中常用聚乙二醇 300~600，为无色澄明液体。③非极性溶剂：常用的有脂肪油、液状石蜡、醋酸乙酯等。

26. 制备混悬液时，加入亲水高分子材料，能增加分散介质的黏度以降低微粒的沉降速度。该亲水高分子材料是作为
A. 乳化剂　　　B. 助悬剂

C. 增溶剂　　　D. 润湿剂
E. 絮凝剂
【答案与解析】B。助悬剂系指能增加分散介质的黏度以降低微粒的沉降速度或增加微粒亲水性的附加剂。

27. 可用于静脉注射用乳剂的乳化剂是
A. 泊洛沙姆
B. 司盘 60
C. 吐温 80
D. 十二烷基硫酸钠
E. 蔗糖脂肪酸酯
【答案与解析】A。根据乳剂给药途径选择：口服乳剂应选择无毒的天然乳化剂或某些亲水性高分子乳化剂等；外用乳剂应选择对局部无刺激性、长期使用无毒性的乳化剂；注射用乳剂应选择磷脂、泊洛沙姆等乳化剂。

28. 聚乙二醇与水可形成
A. 助溶剂　　　B. 增溶剂
C. 潜溶剂　　　D. 防腐剂
E. 抗氧剂
【答案与解析】C。与水形成潜溶剂的有：乙醇、丙二醇、甘油、聚乙二醇等。

29. 决定乳剂类型的主要因素是
A. 乳化剂的种类、性质及相体积比
B. 乳化时的温度
C. 内、外相的体积比
D. 乳化的方法与器械

E. 乳化的时间

【答案与解析】A。乳剂的基本组成：乳剂由水相（W）、油相（O）和乳化剂组成，三者缺一不可。根据乳化剂的种类、性质及相体积比形成水包油（O/W）或油包水（W/O）型乳剂，也可制备复乳如 W/O/W 型。

30. 由于分散相和分散介质之间的密度差造成的乳剂不稳定性现象是

A. 絮凝　　　B. 乳析

C. 转相　　　D. 破裂

E. 酸败

【答案与解析】B。乳剂的稳定性：①分层（乳析）：由于分散相和分散介质之间的密度差造成的。②絮凝：乳剂中的电解质和离子型乳化剂的存在。絮凝与乳滴合并是不同的，但絮凝状态进一步变化也会引起乳滴合并。③转相：由于乳化剂的性质改变而引起的。由 O/W 型转变为 W/O 型或由 W/O 型转变为 O/W 型。两种乳化剂的量接近相等时，更容易转相。转相时两种乳化剂的量比称为转相临界点，在转相临界点上乳剂不属于任何类型，处于不稳定状态。④合并与破裂：乳化膜破裂导致乳滴变大称为合并。合并进一步发展使乳剂分为油、水两相称为破裂。乳滴愈小乳剂就愈稳定。⑤酸败：外界因素及微生物的影响而引起变质。

31. 碘 50g、碘化钾 100g、蒸馏水适量，制成复方碘溶液 1000ml。其中，碘化钾的作用是

A. 助溶　　　B. 脱色

C. 抗氧化　　D. 增溶

E. 补钾

【答案与解析】A。复方碘溶液中，碘化钾增加碘溶解度的机制是 KI 与 I_2 形成分子间的络合物 KI_3，因此碘化钾是助溶剂。

32. 能形成 W/O 型乳剂的乳化剂是

A. 硬脂酸钠

B. 氢氧化锌

C. 聚山梨酯80

D. 十二烷基硫酸钠

E. 阿拉伯胶

【答案与解析】B。O/W 型乳化剂有：氢氧化镁、氢氧化铝、二氧化硅、皂土等。W/O 型乳化剂有：氢氧化钙、氢氧化锌等。

33. 具有起昙现象的表面活性剂是

A. 硫酸化物　　B. 磺酸化物

C. 季铵盐类　　D. 氨基酸型

E. 吐温类

【答案与解析】E。因加热聚氧乙烯型非离子型表面活性剂（即聚氧乙烯失水山梨醇脂肪酸酯，商品名为吐温）溶液而发生浑浊的现象称为起昙，此时的温度称为浊点或昙点。

34. 两性离子型表面活性剂在酸性水溶液中可

A. 起泡　　　B. 去污

C. 杀菌　　　　　D. 乳化

E. 润湿

【答案与解析】C。两性离子型表面活性剂在碱性水溶液中呈阴离子型表面活性剂的性质，可起泡、去污；在酸性中则呈阳离子型表面活性剂的性质，具有很强的杀菌能力。

35. 混悬剂的制备方法是

A. 分散法　　　　B. 单凝聚法

C. 复凝聚法　　　D. 干胶法

E. 湿胶法

【答案与解析】A。混悬剂的制备方法有分散法和凝聚法。单凝聚法、复凝聚法是制备微囊的常用方法。干胶法、湿胶法是制备乳剂常用的方法。

36. 能使液体的表面张力显著下降的物质称为

A. 潜溶剂　　　　B. 润湿剂

C. 助溶剂　　　　D. 表面活性剂

E. 消泡剂

【答案与解析】D。使液体的表面张力降低的性质即为表面活性，具有很强的表面活性、能使液体的表面张力显著下降的物质称为表面活性剂。

37. 可发生起昙现象的表面活性剂是

A. 卵磷脂　　　　B. 甘露醇

C. 吐温80　　　　D. 司盘80

E. 苯扎溴铵

【答案与解析】C。①因加热聚氧乙烯型非离子型表面活性剂（如

吐温）溶液而发生浑浊的现象称为起昙，此时的温度称为浊点或昙点。在聚氧乙烯链相同时，碳氢链越长，浊点越低；在碳氢链长相同时，聚氧乙烯链越长则浊点越高。但有些聚氧乙烯类非离子型表面活性剂在常压下观察不到浊点，如泊洛沙姆108、泊洛沙姆188等。②卵磷脂为两性离子型表面活性剂。肥皂为阴离子型表面活性剂。司盘虽是非离子型表面活性剂但不含聚氧乙烯基。

38. 乳剂发生化学稳定性变化的主要表现为

A. 分层　　　　　B. 絮凝

C. 转相　　　　　D. 合并与破坏

E. 酸败与霉变

【答案与解析】E。乳剂受外界因素及微生物的影响，使油相或乳化剂等发生变化而引起变质的现象称为酸败，属于乳剂化学稳定性的变化。

39. 胶浆剂是

A. 混悬液

B. 低分子溶液剂

C. 疏水胶体

D. 乳浊液

E. 高分子溶液剂

【答案与解析】E。高分子溶液剂系指高分子化合物溶解于溶剂中制成的均匀分散的液体制剂，溶液剂以水为溶剂，称为亲水性高分子溶液剂，或称胶浆剂。

40. 可以考虑制成混悬剂的情形不包括哪项
    A. 凡难溶性药物需制成液体制剂供临床应用时
    B. 药物的剂量超过了溶解度而不能以溶液剂形式应用时
    C. 两种溶液混合时药物的溶解度降低而析出固体药物时
    D. 为了使药物产生缓释作用时
    E. 药物是毒剧药或剂量太小时
    【答案与解析】E。制备混悬剂必须具备的条件：凡难溶性药物需制成液体制剂供临床应用时；药物的剂量超过了溶解度而不能以溶液剂形式应用时；两种溶液混合时药物的溶解度降低而析出固体药物时；为了使药物产生缓释作用等条件下，都可以考虑制成混悬剂。但为了安全起见，毒剧药或剂量小的药物不应制成混悬剂使用。

41. 属于阳离子型表面活性剂的是
    A. 十二烷基硫酸钠
    B. 苯扎溴铵
    C. 卵磷脂
    D. 聚山梨酯
    E. 泊洛沙姆
    【答案与解析】B。阳离子型表面活性剂亦称阳性皂或季铵化合物，如苯扎氯铵和苯扎溴铵。水溶性大，在酸性与碱性溶液中较稳定，具有良好的表面活性作用和杀菌作用。

42. 毒性最强的表面活性剂是
    A. 吐温80
    B. 十二烷基硫酸钠
    C. 司盘20
    D. 泊洛沙姆
    E. 苯扎氯铵
    【答案与解析】E。表面活性剂毒性：阳离子型表面活性剂 > 阴离子型表面活性剂 > 非离子型表面活性剂。题中选项A、C、D都是非离子型表面活性剂，选项B是阴离子型表面活性剂，只有选项E是阳离子型表面活性剂。

43. 有万能溶剂之称，并能促进药物透过皮肤和黏膜的吸收作用的溶剂是
    A. 水   B. 甘油
    C. 乙醇   D. 二甲基亚砜
    E. 聚乙二醇
    【答案与解析】D。二甲基亚砜（DMSO）有较强的吸湿性，能与水、乙醇、甘油、丙二醇等溶剂以任意比例混合，溶解范围广，有万能溶剂之称，并能促进药物透过皮肤和黏膜的吸收作用，但对皮肤有轻度刺激。

44. 下列哪种情况不宜制成混悬剂
    A. 剂量小的药物
    B. 毒性小的药物
    C. 难溶性药物
    D. 剂量超过溶解度而不能以溶液剂形式应用的药物
    E. 两种溶液混合时药物的溶解度

降低而析出固体药物时

【答案与解析】 A。制备混悬剂的条件：凡难溶性药物需制成液体制剂供临床应用时；药物的剂量超过了溶解度而不能以溶液剂形式应用时；两种溶液混合时药物的溶解度降低而析出固体药物时；为了使药物产生缓释作用等条件下可以考虑制成混悬剂。但为了安全起见，剧毒药或剂量小的药物不应制成混悬剂使用。

45. 复方硫黄洗剂处方：沉降硫黄30g、硫酸锌30g、樟脑醑250ml、羧甲基纤维素钠5g、甘油100ml、蒸馏水加至1000ml。其中羧甲基纤维素钠作为

   A. 润湿剂　　　B. 助悬剂
   C. 防腐剂　　　D. 矫味剂
   E. 增溶剂

   【答案与解析】 B。处方分析：硫黄、硫酸锌、樟脑醑为主药，其中硫黄为疏水性药物，甘油为润湿剂，使硫黄能在水中均匀分散。羧甲基纤维素钠为助悬剂，可增加混悬液的动力学稳定性。

46. 茶碱在水中的溶解度为1∶120，加入乙二胺后溶解度升为1∶5，乙二胺的作用是

   A. 助溶剂　　　B. 潜溶剂
   C. 增溶剂　　　D. 络合物
   E. 表面活性剂

   【答案与解析】 A。茶碱难溶与水，一般制成混悬剂。为了增大溶解度，可加入助溶剂，如乙二胺。

47. 乳剂因分散相和连续相比重不同，造成上浮或下沉的现象是

   A. 乳析　　　B. 絮凝
   C. 破裂　　　D. 酸败
   E. 转相

   【答案与解析】 A。乳剂属热力学不稳定的非均匀相分散体系，乳剂常发生下列变化：①絮凝：指乳剂中分散相的乳滴发生可逆的聚集现象。②转相：指某些条件变化而改变乳剂的类型。③合并与破裂：乳剂中乳滴周围有乳化膜存在，但乳化膜破裂导致乳滴变大，称为合并；合并进一步发展使乳剂分为油、水两相称为破裂。④酸败：指乳剂受外界因素及微生物的影响，使油相或乳化剂等发生变化而引起变质的现象。⑤分层：乳剂的分层系指乳剂放置后出现分散相粒子上浮或下沉的现象，又称乳析。

48. 乳剂中分散的乳滴发生可逆的聚集现象称为

   A. 絮凝　　　B. 乳析
   C. 转相　　　D. 合并
   E. 破裂

   【答案与解析】 A。分层：分散相粒子上浮或下沉的现象。絮凝：乳滴发生可逆的聚集。转相：条件的改变而改变乳剂的类型。合并与破裂：乳滴表面乳化膜破坏

导致乳滴变大。

49. 油酸钠是 O/W 型乳化剂，遇氯化钙后生成油酸钙，变为 W/O 型乳化剂。这种现象是
A. 乳析 　　B. 絮凝
C. 破裂 　　D. 酸败
E. 转相

【答案与解析】E。转相即由 O/W 型转变为 W/O 型或由 W/O 型转变为 O/W 型，主要是由于乳化剂的性质改变而引起的，向乳剂中加入相反类型的乳化剂可使乳剂转相，特别是两种乳化剂的量相等时，更容易发生转相。

50. 某乳剂以吐温 80 作为乳化剂，经 100℃流通蒸气灭菌 30 分钟后，很快发生破乳现象，其原因可能是
A. 吐温 80 有起昙现象
B. 药物的溶解度变小
C. 微生物污染
D. 起了氧化反应
E. 调整分散相与连续相的相容积比

【答案与解析】A。吐温：含有聚氧乙烯基的非离子型表面活性剂的溶解度开始时随温度的升高而增大，当上升到某一温度时，其溶解度急剧下降，使得澄明的溶液变得混浊甚至分层，这种现象称为起昙现象。吐温 80 的昙点是 93℃。

51. 月桂醇硫酸钠属于

A. 阴离子型表面活性剂
B. 阳离子型表面活性剂
C. 两性离子型表面活性剂
D. 非离子型表面活性剂
E. 乳化剂

【答案与解析】A。阴离子型表面活性剂：（1）高级脂肪酸盐：系肥皂类，可分为碱金属皂（一价皂）、碱土金属皂（二价皂）和有机胺皂（三乙醇胺皂）等。（2）硫酸化物：主要是硫酸化油和高级脂肪醇硫酸酯类。①硫酸化油的代表是硫酸化蓖麻油，俗称土耳其红油，可与水混合，为无刺激性的去污剂和润湿剂。②高级脂肪醇硫酸酯类常用的是十二烷基硫酸钠（SDS 又称月桂醇硫酸钠，SLS）、十六烷基硫酸钠、十八烷基硫酸钠等。（3）磺酸化物：常用的品种有十二烷基苯磺酸钠（洗涤剂）等。

52. 有关 Krafft 点，表述正确的是
A. 非离子型表面活性剂特征值
B. 离子型表面活性剂特征值
C. 表面活性剂应用温度上限
D. Krafft 点越高的表面活性剂，其临界胶束浓度越大
E. 是物质由固态转变为液态时所需最低温度

【答案与解析】B。Krafft 点系指离子型表面活性剂在溶液中随温度升高，溶解度增加，超过某一温度时，溶解度急剧增大点，这一温度称为 Krafft 点。Krafft 点越

高的表面活性剂，其临界胶束浓度越小。Krafft 点是离子型表面活性剂的特征值，也是表面活性剂应用温度的下限；熔点是物质由固态转变为液态时所需的最低温度。

53. 挥发性药物的浓乙醇溶液是

A. 糖浆剂　　　　B. 合剂

C. 酊剂　　　　　D. 醑剂

E. 甘油剂

【答案与解析】D。醑剂系指挥发性药物的浓乙醇溶液。可供内服或外用。凡用于制备芳香水剂的药物一般都可制成醑剂。醑剂中的药物浓度一般为 5% ~ 10%，乙醇浓度一般为 60% ~ 90%。可用溶解法和蒸馏法制备。

54. 混悬剂的制备方法是

A. 分散法　　　　B. 单凝聚法

C. 复凝聚法　　　D. 干胶法

E. 湿胶法

【答案与解析】A。混悬剂的制备方法有分散法和凝聚法。单凝聚法、复凝聚法是制备微囊的常用方法。干胶法、湿胶法是制备乳剂常用的方法。

55. 关于表面活性剂的毒性，下列说法错误的是

A. 阳离子型表面活性剂 > 非离子型表面活性剂

B. 吐温类 > 聚氧乙烯脂肪酸酯

C. 吐温 40 > 吐温 80

D. 吐温 20 > 吐温 60

E. 聚氧乙烯烷基醚 > 聚氧乙烯芳基醚

【答案与解析】B。表面活性剂的毒性：一般而言，阳离子型表面活性剂的毒性最大，其次是阴离子型表面活性剂，非离子型表面活性剂毒性最小。在亲水基为聚氧乙烯基的非离子型表面活性剂中，吐温类溶血作用最小，其顺序为聚氧乙烯烷基醚 > 聚氧乙烯芳基醚 > 聚氧乙烯脂肪酸酯 > 吐温类：吐温 20 > 吐温 60 > 吐温 40 > 吐温 80。

56. 单糖浆的浓度为

A. 85%（g/ml）

B. 80%（g/ml）

C. 75%（g/ml）

D. 70%（g/ml）

E. 65%（g/ml）

【答案与解析】A。糖浆剂含蔗糖量应不低于 45%（g/ml）。纯蔗糖的近饱和水溶液称为单糖浆或糖浆，浓度为 85%（g/ml）或 64.7%（g/g）。单糖浆不含任何药物，有时也用作助悬剂，如磷酸可待因糖浆。糖浆剂的制备方法有溶解法（包括热溶法、冷溶法）和混合法。

57. 60% 司盘 20（HLB = 8.6）和 40% 吐温 20（HLB = 16.7）混合后所得的表面活性剂的 HLB 值为

A. 5.16　　　　　B. 6.68

C. 11.84　　　　D. 12.65

E. 25.30

【答案与解析】C。非离子型表面活性剂 HLB 值具有加和性，如下：HLB = (HLB × W_a + HLB × W_b)/(W_a + W_b)（式中，W_a 和 W_b 为百分比），根据公式计算可得 HLB 值为 11.84。

58. 碘在水中溶解度为 1 : 2950，如加适量的碘化钾，可明显增加碘在水中溶解度，能配成含碘 5% 的水溶液。此时，碘化钾为

A. 增溶剂　　B. 助溶剂
C. 潜溶剂　　D. 防腐剂
E. 络合剂

【答案与解析】B。助溶剂多为低分子化合物，与药物形成络合物，如碘在水中溶解度为 1 : 2950，如加适量的碘化钾，可明显增加碘在水中溶解度，能配成含碘 5% 的水溶液。此时，碘化钾为助溶剂。

59. 下列关于乳化剂选择的说法中，正确的是

A. O/W 型乳剂应选择 W/O 型乳化剂
B. W/O 型乳剂应选择 O/W 型乳化剂
C. 注射用乳剂应选择阿拉伯胶、明胶等乳化剂
D. 阴、阳离子型乳化剂可混合使用
E. 外用乳剂应选择对局部无刺激性、长期使用无毒性的乳化剂

【答案与解析】E。乳化剂的选择：①根据乳剂的类型选择：O/W 型乳剂应选择 O/W 型乳化剂，W/O 型乳剂应选择 W/O 型乳化剂。②根据乳剂的给药途径选择：外用乳剂应选择对局部无刺激性、长期使用无毒性的乳化剂；注射用乳剂应选择磷脂、泊洛沙姆等乳化剂。③根据乳剂的性能选择。④混合乳化剂的选择：阴、阳离子型乳化剂不能混合使用。

60. 除另有规定外，含有毒剧药品的中药酊剂，每 100ml 应相当于原饮片

A. 25g　　B. 10g
C. 20g　　D. 20g
E. 30g

【答案与解析】B。除另有规定外，酊剂每 100ml 相当于原饮片 20g；含有毒剧药品的中药酊剂，每 100ml 应相当于原饮片 10g。制备方法有溶解法（或稀释法）、浸渍法和渗漉法 3 种。酊剂中乙醇的最低浓度为 30%（ml/ml）。

61. 下列哪种剂型是高分子溶液剂

A. 糖浆剂　　B. 酊剂
C. 甘油剂　　D. 涂剂
E. 胶浆剂

【答案与解析】E。①低分子溶液剂：包括溶液剂、糖浆剂、芳香水剂、酊剂、醑剂、甘油剂、涂剂等。②高分子溶液剂：以水为

溶剂制备的高分子溶液剂称为亲水性高分子溶液剂或称胶浆剂；以非水溶剂制备的高分子溶液剂称为非水性高分子溶液剂。

62. 关于溶胶剂的说法中，错误的是
    A. 又称疏水胶体溶液
    B. 粒子在 $0.5 \sim 10\mu m$ 之间
    C. 可产生布朗运动
    D. 可表现为聚结不稳定性和动力不稳定性
    E. 可产生布朗运动、Tyndall 效应、界面动电现象

    【答案与解析】B。溶胶剂系指固体药物微细粒子分散在水中形成的非均匀状态的液体分散体系，又称疏水胶体溶液。粒子在 $1 \sim 100nm$ 之间，属热力学不稳定系统，主要表现为聚结不稳定性和动力不稳定性。可产生布朗运动、Tyndall 效应、界面动电现象。

63. 属于常用增溶剂的是
    A. 吐温类　　　　B. 乙醇
    C. 碘化钾　　　　D. 苯扎溴铵
    E. 对羟基苯甲酸酯类

    【答案与解析】A。常用的增溶剂为聚山梨酯类（吐温类）和聚氧乙烯脂肪酸酯类（司盘类）等，最适 HLB 为 $15 \sim 18$。

64. 在某注射剂中加入焦亚硫酸钠，其作用为
    A. 抑菌剂　　　　B. 抗氧剂
    C. 止痛剂　　　　D. 络合剂

    E. 乳化剂

    【答案与解析】B。水溶性抗氧剂分为：焦亚硫酸钠、亚硫酸氢钠（弱酸性条件下使用）；亚硫酸钠（弱碱性条件下使用）；硫代硫酸钠（碱性条件下使用）。

65. 对热不稳定的药物溶液最适合的灭菌方法是
    A. 煮沸灭菌法
    B. 流通蒸气灭菌法
    C. 低温间歇灭菌法
    D. 热压灭菌法
    E. 过滤灭菌法

    【答案与解析】E。过滤灭菌法适合于对热不稳定的药物溶液、气体、水等物品的灭菌。常用的除菌过滤器有 $0.22\mu m$ 的微孔滤膜滤器和 G6（号）垂熔玻璃滤器。

66. 可以用于除菌过滤的滤器是
    A. G3（号）垂熔玻璃漏斗
    B. 布氏漏斗
    C. 板框过滤器
    D. $0.22\mu m$ 微孔滤膜器
    E. 砂滤棒

    【答案与解析】D。过滤灭菌法适合于对热不稳定的药物溶液、气体、水等物品的灭菌。常用的除菌过滤器有 $0.22\mu m$ 的微孔滤膜滤器和 G6（号）垂熔玻璃滤器。

67. 可作为注射剂中螯合剂的是
    A. 聚维酮
    B. 甲基纤维素
    C. 甘露醇

D. 乙二胺四乙酸四钠

E. 烟酰胺

【答案与解析】D。EDTA（乙二胺四乙酸四钠）可作为注射剂中的螯合剂。

68. 饮用水经蒸馏法、离子交换法、电渗析法制得的供药用水是

A. 纯净水   B. 矿泉水

C. 纯化水   D. 注射用水

E. 灭菌注射用水

【答案与解析】C。《中国药典》规定：①注射用水为纯化水经蒸馏所得的蒸馏水，故又称重蒸馏水。蒸馏法是制备注射用水最经典的方法。②灭菌注射用水为经灭菌后的注射用水。③纯化水为饮用水经蒸馏法、离子交换法、电渗析法及反渗透法或其他适宜的方法制得的供药用的水。

69. 生产注射剂最常用的溶剂是

A. 去离子水

B. 纯化水

C. 注射用水

D. 灭菌注射用水

E. 蒸馏水

【答案与解析】C。纯化水、注射用水、灭菌注射用水是常用的制药用水。纯化水可作为配制普通药物制剂的溶剂或试验用水，不得用于注射剂的配制。注射用水为配制注射剂、滴眼剂等的溶剂或稀释剂。灭菌注射用水主要用于注射用灭菌粉末的溶剂或注射剂的稀释剂。

70. 注射用青霉素粉针，临用前应加入

A. 超纯水

B. 蒸馏水

C. 注射用水

D. 灭菌注射用水

E. 消毒注射用水

【答案与解析】D。①注射用水：为纯化水经蒸馏所得的蒸馏水，故又称重蒸馏水。蒸馏法是制备注射用水最经典的方法。②灭菌注射用水：为经灭菌后的注射用水。灭菌注射用水为注射用灭菌粉末（如注射用青霉素粉针）的溶剂。③纯化水：为饮用水经蒸馏法、离子交换法、电渗析法及反渗透法或其他适宜的方法制得的供药用的水。

71. 纯化水成为注射用水须经下列哪种操作

A. 蒸馏   B. 离子交换

C. 反渗透   D. 过滤

E. 吸附

【答案与解析】A。纯化水是原水经蒸馏法、离子交换法、反渗透法或其他适宜方法值得的供药用的水，不加任何附加剂。注射用水为纯化水经蒸馏所得的水。

72. 关于热原的去除方法，说法错误的是

A. 于 120℃加热 20 分钟以上，可破坏热原

B. 用二乙氨基乙基葡聚糖凝胶可制备无热原去离子水

C. 一般用 3.0～15.0nm 超滤膜除去热原

D. 两次以上湿热灭菌法可破坏热原

E. 适当提高灭菌温度和时间可破坏热原

【答案与解析】A。热原的去除方法：①高温法：于 250℃加热 30 分钟以上，可破坏热原。②酸碱法。③吸附法。④离子交换法。⑤凝胶过滤法：用二乙氨基乙基葡聚糖凝胶（分子筛）制备无热原去离子水。⑥反渗透法：用反渗透法通过三醋酸纤维膜除去热原。⑦超滤法：一般用 3.0～15.0nm 超滤膜除去热原。⑧其他：两次以上湿热灭菌法；适当提高灭菌温度和时间；微波。

73. 注射液 pH 一般应在什么范围内
A. 4～7　　　B. 4～8
C. 4～9　　　D. 5～9
E. 6～8

【答案与解析】C。在一般情况下，注射液 pH 应在 4～9 范围内；滴眼液 pH 应为 6～8。

74. 注射剂的渗透压可用以下哪种物质调节
A. 氯化钾　　B. 氯化钠
C. 有机酸　　D. 硼酸和硼砂
E. 磷酸盐缓冲液

【答案与解析】B。注射剂常用的渗透压调节剂为：氯化钠、葡萄糖、甘油。

75. 肌酐在注射剂中可用作
A. 抑菌剂　　B. 局麻剂
C. 等渗调节剂　D. 抗氧剂
E. 稳定剂

【答案与解析】E。注射剂的部分附加剂：①抑菌剂：三氯叔丁醇、苯酚。②局麻剂：利多卡因、苯甲醇。③等渗调节剂：甘油、葡萄糖、氯化钠。④抗氧剂：亚硫酸钠、硫代硫酸钠。⑤稳定剂：肌酐、烟酰胺。

76. 能彻底破坏热原的条件是
A. 60℃加热 60 分钟
B. 100℃加热 60 分钟
C. 180℃加热 60 分钟
D. 250℃加热 10 分钟
E. 650℃加热 1 分钟

【答案与解析】E。一般说来，热原在 60℃加热 1h 不受影响，100℃也不会发生热解，在 180℃ 3～4 小时、250℃ 30～45 分钟或 650℃ 1 分钟可使热原彻底破坏。

77. 热原的性质不包括
A. 耐热性　　B. 过滤性
C. 挥发性　　D. 水溶性
E. 能被强碱破坏

【答案与解析】C。热原的性质：①耐热性。②过滤性：微孔滤膜也不能截留，但可被活性炭吸附。③水溶性。④不挥发性：热原本身不挥发，但在蒸馏时可随水蒸气中的雾滴带入蒸馏水。⑤其他：热原能被强酸、强碱破坏，也能被强氧化剂破坏。

78. 关于注射液的配制，说法错误的是
    A. 稀配法可滤除溶解度小的杂质
    B. 稀配法可用于优质原料
    C. 稀配法可用于杂质少的原料
    D. 浓配法要将全部药物加入部分溶剂中配成浓溶液
    E. 稀配法要将全部药物加入所需溶剂中，一次配成所需浓度

【答案与解析】A。注射液的配制：①浓配法：将全部药物加入部分溶剂中配成浓溶液，加热或冷藏后过滤，然后稀释至所需浓度。此法可滤除溶解度小的杂质。②稀配法：将全部药物加入所需溶剂中，一次配成所需浓度，再行过滤。可用于优质原料。

79. 油脂性基质的灭菌方法可选用
    A. 热压灭菌法
    B. 干热灭菌法
    C. 气体灭菌法
    D. 紫外线灭菌法
    E. 流通蒸汽灭菌法

【答案与解析】B。干热灭菌适用于耐高温的玻璃制品、金属制品、不允许湿气透过的油脂类（如油性软膏基质、注射用油等）以及耐高温的粉末化学药品等。

80. 除另有规定外，输液每1ml中含

10μm 和 25μm 以上的微粒分别不得超过
    A. 10 粒和 1 粒
    B. 15 粒和 1 粒
    C. 20 粒和 2 粒
    D. 25 粒和 2 粒
    E. 30 粒和 2 粒

【答案与解析】C。除另有规定外，输液每1ml中含10μm以上的微粒不得超过20粒，含25μm以上的微粒不得超过2粒。

81. 冻干粉末的制备工艺不包括的过程是
    A. 预冻   B. 减压
    C. 升华   D. 结晶
    E. 干燥

【答案与解析】D。冻干粉末的制备工艺可以分为预冻、减压、升华、干燥等几个过程。

82. 只用于表面灭菌，不用于液体灭菌的灭菌方法是
    A. 热压灭菌法
    B. 煮沸灭菌法
    C. 辐射灭菌法
    D. 微波灭菌法
    E. 紫外线灭菌法

【答案与解析】E。紫外线灭菌法灭菌力最强的波长为254nm，属于表面灭菌。该法适合于照射物表面灭菌、无菌室空气及蒸馏水的灭菌；不适合于药液的灭菌及固体物料深部的灭菌。

83. 流通蒸汽灭菌法采用的温度是

A. 100℃　　　　B. 110℃

C. 115℃　　　　D. 125℃

E. 200℃

【答案与解析】 A。流通蒸汽灭菌法系指在常压下，采用 100℃ 的流通蒸汽加热杀灭微生物的方法，灭菌时间通常为 30~60 分钟，该法适用于消毒及不耐高热制剂的灭菌，但不能保证杀灭所有的芽孢。

84. 任何溶液其冰点降低为多少时，即与血浆等渗

A. 0.32℃　　　　B. 0.52℃

C. -0.52℃　　　D. -0.62℃

E. -0.72℃

【答案与解析】 C。血浆的冰点为 -0.52℃，任何溶液其冰点降低为 -0.52℃，即与血浆等渗。

85. 氯化钠等渗当量是

A. 指与 1g 药物呈等渗的氯化钠质量

B. 指与 10g 药物呈等渗的氯化钠质量

C. 指与 1g 氯化钠呈等渗的药物质量

D. 指与 10g 氯化钠呈等渗的药物质量

E. 指与 0.1g 药物呈等渗的氯化钠质量

【答案与解析】 A。氯化钠等渗当量是指与 1g 药物呈等渗的氯化钠质量。

86. 关于维生素 C 注射液稳定性的表述中，正确的是

A. 可采用硫酸钠作抗氧剂

B. 处方中加入氢氧化钠调节 pH

C. 采用依地酸二钠避免疼痛

D. 可充惰性气体以提高产品稳定性

E. 采用 115℃ 热压灭菌 30 分钟

【答案与解析】 D。维生素 C 注射液处方及工艺分析：①维生素 C 分子中有烯二醇式结构，显强酸性，注射时刺激性大，产生疼痛，故加入碳酸氢钠（或碳酸钠）调节 pH，以避免疼痛，并增强本品的稳定性。②本品易氧化水解，原辅料的质量，特别是维生素 C 原料和碳酸氢钠，是影响维生素 C 注射液的关键。空气中的氧气、溶液 pH 和金属离子（特别是铜离子）对其稳定性影响较大。因此处方中加入抗氧化剂（亚硫酸氢钠）、金属离子络合剂（依地酸二钠）及 pH 调节剂，工艺中采用充惰性气体等措施，以提高产品稳定性。③以 100℃ 流通蒸气 15 分钟灭菌为宜。

87. 注射用的针筒或其他玻璃器皿除热原可采用

A. 高温法

B. 酸碱法

C. 吸附法

D. 微孔滤膜过滤法

E. 离子交换法

【答案与解析】 A。热原的去除方法包括高温法（凡能经受高温处

理的容器与用具，如针头、针筒或其他玻璃器皿）、酸碱法（一些耐酸的玻璃容器可用重铬酸钾硫酸清洗液或稀氢氧化钠处理）、吸附法（注射液常用优质针剂用活性炭处理）、离子交换法、凝胶过滤法、反渗透法等。

88. 使用灭菌柜时应注意的事项，不正确的描述是
   A. 必须使用饱和蒸汽
   B. 必须排尽灭菌柜内空气
   C. 灭菌时间应以全部药液温度达到所要求的温度时开始计时
   D. 灭菌完毕后必须先停止加热，再逐渐减压
   E. 灭菌柜的表头温度是指灭菌物内部温度

【答案与解析】E。使用热压灭菌柜时，为保证灭菌效率，应注意的事项是：①必须使用饱和蒸汽；②必须排尽灭菌柜内空气：若有空气存在，压力表的指示压力并非纯蒸汽压，而是蒸汽和空气两者的总压，灭菌温度难以达到规定值；③灭菌时间应以全部药液温度达到所要求的温度时开始计时：由于灭菌柜的表头温度是指灭菌柜内温度，而非灭菌物内部温度，最好设计直接测定被灭菌物内温度的装置或使用温度指示剂；④灭菌完毕后必须先停止加热，逐渐减压至压力表指针为"0"后，放出柜内蒸汽，使柜内压力与大气压相等，稍稍打

开灭菌柜，10~15分钟后全部打开，以免柜内外压力差和温度差太大，造成被灭菌物冲出或玻璃瓶炸裂而伤害操作人员，确保安全生产。

89. 下列输液剂中，属于胶体输液的是
   A. 氯化钠   B. 氧氟沙星
   C. 羟乙基淀粉   D. 氨基酸
   E. 脂肪乳

【答案与解析】C。输液的分类：①电解质输液：如氯化钠注射液、乳酸钠注射液等。②营养输液：如糖类输液、氨基酸输液、脂肪乳剂输液等。③胶体输液：如右旋糖酐、羟乙基淀粉、明胶等。④含药输液：如甲硝唑、氧氟沙星。

90. 冷冻干燥的工艺流程正确的是
   A. 预冻→升华→再干燥→测共熔点
   B. 测共熔点→预冻→升华→再干燥
   C. 预冻→测共熔点→升华→再干燥
   D. 预冻→测共熔点→再干燥→升华
   E. 测共熔点→预冻→再干燥

【答案与解析】B。冷冻干燥的工艺流程首先是测共熔点，以使预冻温度降至产品共熔点以下10℃~20℃保证预冻完全。然后升华干燥使药液中的水分基本除

尽。最后再干燥使已升华的水蒸气或残留的水分除尽。

91. 使用热压灭菌器灭菌时所用的蒸汽是

A. 过热蒸汽

B. 饱和蒸汽

C. 不饱和蒸汽

D. 湿饱和蒸汽

E. 流通蒸汽

【答案与解析】B。饱和蒸汽热含量高，热穿透力强，灭菌效率高。湿饱和蒸汽因含水所以热含量低，热穿透力差，灭菌效率低。过热蒸汽相当于干热空气，热穿透力差，灭菌效率低，且易引起药物不稳定。不饱和蒸汽及流通蒸汽热穿透力差，灭菌效率低。

92. 最适合制成胶囊剂的药物是

A. 药物水溶液

B. 药物稀乙醇溶液

C. 有异臭的药物

D. 易潮解的药物

E. 易溶性的刺激性药物

【答案与解析】C。（1）胶囊剂具有如下特点：①能掩盖药物的不良臭味，提高药物的稳定性；②一般情况下其起效快于丸剂、片剂等剂型；③液态药物固体剂型化；④可延缓药物的释放和定位释药。（2）不宜制成胶囊剂的药物是：①药物水溶液或稀乙醇溶液；②易潮解的药物；③易溶

性的刺激性药物。

93. 可作为片剂崩解剂的辅料是

A. 羧甲基淀粉钠

B. 糊精

C. 滑石粉

D. 糖粉

E. 硬脂酸镁

【答案与解析】A。常用的崩解剂有：干淀粉、羧甲基淀粉钠（CMS－Na）、低取代羟丙基纤维素（L－HPC）、交联羧甲基纤维素钠（CC－Na）、交联聚维酮（PVPP）、泡腾崩解剂等。糖粉可做黏合剂和填充剂。糊精是填充剂。滑石粉和硬脂酸镁是润滑剂。

94. 除另有规定外，为细粉的散剂是

A. 口服散剂 B. 儿科用散剂

C. 局部用散剂 D. 眼用散剂

E. 口服泡腾颗粒

【答案与解析】A。除另有规定外，口服散剂为细粉，儿科用及局部用散剂为最细粉。口服泡腾颗粒不属于散剂。

95. 下列哪个辅料不是片剂制备时常用的崩解剂

A. 交联聚维酮

B. 羧甲基纤维素钠

C. 羧甲基淀粉钠

D. 交联羧甲基纤维素钠

E. 低取代羟丙基纤维素

【答案与解析】B。①常用的黏合剂有：甲基纤维素（MC）、羟丙基甲基纤维素（HPMC）、羧甲基

纤维素钠（CMC－Na）、乙基纤维素（EC）等。②常用的崩解剂有：干淀粉、羧甲基淀粉钠（CMS－Na）、低取代羟丙基纤维素（L－HPC）、交联羧甲基纤维素钠（CC－Na）、交联聚维酮（PVPP）、泡腾崩解剂等。

96. 交联聚维酮在片剂中的作用是
    A. 稀释剂　　　B. 黏合剂
    C. 润滑剂　　　D. 崩解剂
    E. 助流剂
    【答案与解析】D。常用的崩解剂有：干淀粉、羧甲基淀粉钠（CMS－Na）、低取代羟丙基纤维素（L－HPC）、交联羧甲基纤维素钠（CC－Na）、交联聚维酮（PVPP）、泡腾崩解剂等。

97. 常作为片剂填充剂的是
    A. 淀粉
    B. 乙基纤维素
    C. 交联聚维酮
    D. 羧甲基淀粉钠
    E. 甲基纤维素钠
    【答案与解析】A。淀粉是填充剂。羧甲基淀粉钠、甲基纤维素钠、交联聚维酮都是崩解剂。乙基纤维素是黏合剂。

98. 片剂包衣的目的不包括
    A. 避光、防潮
    B. 减少或杜绝不良反应
    C. 隔离配伍禁忌的成分
    D. 增加药物的识别能力
    E. 改变药物释放的位置及速度

【答案与解析】B。片剂包衣的目的：①避光、防潮；②遮盖药物的不良气味，增加患者的顺应性；③隔离配伍禁忌的成分；④采用不同的颜色包衣，增加药物的识别能力，增加用药的安全性；⑤包衣后表面光洁，提高流动性；⑥提高美观度；⑦改变药物释放的位置及速度，如肠溶、控释等。

99. 滴丸剂的制备时，非水溶性基质可选用的冷凝液是
    A. 花生油　　　B. 甲基硅油
    C. 乙醇　　　　D. 豆油
    E. 液状石蜡
    【答案与解析】C。滴丸剂的制备：一般采用滴制法制备。常用的冷凝液有：水溶性基质可用液状石蜡、植物油、甲基硅油等；非水溶性基质可用水、不同浓度的乙醇、酸性或碱性水溶液。

100. 可作为片剂隔离层的材料是
    A. 虫胶乙醇溶液
    B. 糖浆
    C. 甘油
    D. PVA
    E. 山梨醇
    【答案与解析】A。片剂隔离层：可用于隔离层的材料有玉米朊乙醇溶液（最常用）、虫胶乙醇溶液、邻苯二甲酸醋酸纤维素（CAP）乙醇溶液、明胶浆。

101. 甘油在膜剂中是作为

A. 脱膜剂　　B. 成膜材料

C. 填充剂　　D. 增塑剂

E. 润湿剂

【答案与解析】D。甘油常用作膜剂的增塑剂，能使制得的膜柔软并具有一定的抗拉强度。

102. 剂量 0.1 ~ 0.01g 的剧毒药可配成

A. 10 倍散　　B. 100 倍散

C. 1000 倍散　　D. 10000 倍散

E. 100000 倍散

【答案与解析】A。"倍散"系指在小剂量的剧毒药中添加一定量的填充剂制成的稀释散。稀释倍数由剂量而定：剂量0.1 ~ 0.01g 可配成 10 倍散（即9份稀释剂与 1 份药物混合），0.01 ~ 0.001g 配成 100 倍散，0.001g 以下应配成1000 倍散，配制倍散时应采用逐级稀释法。

103. 制造硬胶囊剂时，添加何种成分使其不透明

A. 碳酸钙　　B. 淀粉

C. 碳酸镁　　D. 氧化锌

E. 二氧化钛

【答案与解析】E。空胶囊的组成：明胶是空胶囊的主要成囊材料（由酸水解制得的明胶称为 A 型明胶；由碱水解制得的明胶称为 B 型明胶）。一般加入增塑剂如甘油、山梨醇、CMC－Na、HPC、油酸酰胺磺酸钠等；加入增稠剂琼脂等；对光敏感

的药物可加遮光剂二氧化钛。

104. 下列不作为膜剂成膜材料的是

A. 明胶

B. 虫胶

C. 聚乙烯醇

D. 乙烯－醋酸乙烯共聚物

E. 聚维酮

【答案与解析】E。膜剂成膜材料：①天然的高分子化合物：有明胶、虫胶、阿拉伯胶、琼脂、淀粉、糊精等。②聚乙烯醇（PVA）：国内采用的 PVA 有 05 － 88 和 17 － 88 等规格，平均聚合度分别为 500 ~ 600 和 1700 ~ 1800，分别以"05"和"17"表示，两者的醇解度均为 88% ± 2%，以"88"表示。③乙烯－醋酸乙烯共聚物（EVA）：本品成膜性能良好，膜柔软、强度大。聚维酮（PVP）是黏合剂。

105. 空胶囊共有 8 种规格，常用的为 0 ~ 5 号。下列空胶囊规格中，容积最小的是

A. 0 号　　B. 1 号

C. 2 号　　D. 4 号

E. 5 号

【答案与解析】E。空胶囊的规格与质量：空胶囊共有 8 种规格，但常用的为 0 ~ 5 号，随着号数由小到大，容积由大到小。

106. 粉体流动性的改善方法不包括

A. 减小粒子大小

B. 改善粒子形态

C. 降低含湿量

D. 加入助流剂

E. 改善粒子表面粗糙度

【答案与解析】A。粉体流动性的改善方法：①增大粒子大小；②改善粒子形态及表面粗糙度；③降低含湿量；④加入助流剂：在粉体中加入 0.5% ~2% 滑石粉、微粉硅胶等，但过多的助流剂反而增加阻力。

107. 反映粉体凝聚性、松软状态的是

A. 润湿性大小

B. 休止角大小

C. 压缩度大小

D. 流出速度大小

E. 吸湿性大小

【答案与解析】C。压缩度大小反映粉体的凝聚性、松软状态，压缩度20%以下时流动性较好，压缩度增大时流动性下降。

108. 可用作膜剂的增塑剂是

A. 滑石粉　　B. 碳酸钙

C. 川蜡　　D. 二氧化硅

E. 山梨醇

【答案与解析】E。膜剂的一般组成：主药、成膜材料（PVA等）、增塑剂（甘油、山梨醇等）、表面活性剂（聚山梨酯80、十二烷基硫酸钠、大豆磷脂等）、填充剂（$CaCO_3$、SiO_2、淀粉）、着色剂（色素、TiO_2等）、脱膜剂（液状石蜡）。

109. 粉末直接压片时，既可作稀释剂又可作黏合剂，还兼有崩解作用的辅料是

A. 淀粉　　B. 糖粉

C. 糊精　　D. 氢氧化铝

E. 乙基纤维素

【答案与解析】A。粉末直接压片时，既可作稀释剂又可作黏合剂，还兼有崩解作用的辅料是淀粉。

110. 聚乙烯醇的缩写是

A. PE　　B. PP

C. PVA　　D. EVA

E. PVP

【答案与解析】C。部分共聚物的缩写：聚乙烯（PE），聚丙烯（PP），聚乙烯醇（PVA），乙烯－醋酸乙烯共聚物（EVA），聚乙烯吡咯烷酮（PVP）。

111. 密度不同的药物在制备散剂时，采用何种混合方法最佳

A. 等量递增法

B. 将轻者加在重者之下

C. 配研法

D. 多次过筛

E. 将重者加在轻者之下

【答案与解析】B。密度不同的药物在制备散剂时，若密度差异较大时，应将密度小（质轻）者先放入混合容器中，再放入密度大（质重）者。

112. 经无菌操作制作的片剂是

A. 泡腾片

B. 皮下注射用片

C. 缓释片

D. 舌下片

E. 口腔贴片

【答案与解析】B。皮下注射用片是经无菌操作制作的片剂。

113. 散剂的质量检查中，除另有规定外，干燥失重不得超过

　　A. 1.0%　　B. 2.0%

　　C. 4.0%　　D. 6.0%

　　E. 8.0%

【答案与解析】B。散剂的质量检查：主要有粒度、外观均匀度、水分、干燥失重（除另有规定外不得超过2.0%）、装量差异等。

114. 只适用于小剂量药物的剂型是

　　A. 溶液剂　　B. 颗粒剂

　　C. 散剂　　　D. 片剂

　　E. 膜剂

【答案与解析】E。膜剂的特点有：①工艺简单，生产中没有粉末飞扬；②成膜材料较其他剂型用量小；③含量准确；④稳定性好；⑤吸收快；⑥膜剂体积小，质量轻，应用、携带及运输方便。采用不同的成膜材料可制成不同释药速度的膜剂。缺点是：①载药量小，只适合于小剂量的药物；②膜剂的重量差异不易控制，收率不高。

115. 可发生低共熔现象的药物是

　　A. 氨茶碱　　B. 硫酸

C. 樟脑　　　D. 咖啡因

E. 阿托品

【答案与解析】C。有些药物按一定比例混合时，可形成低共熔混合物而在室温条件下出现润湿或液化现象。可发生低共熔现象的常见药物有水合氯醛、樟脑、麝香草酚等。

116. 以碳酸氢钠与枸橼酸为崩解剂的剂型是

　　A. 泡腾片　　B. 分散片

　　C. 缓释片　　D. 舌下片

　　E. 植入片

【答案与解析】A。泡腾片指含有泡腾崩解剂的片剂。所谓泡腾崩解剂是指碳酸氢钠与枸橼酸等有机酸成对构成的混合物，遇水时两者反应产生大量二氧化碳气体，从而使片剂迅速崩解。

117. 硬脂酸镁可以作为片剂的

　　A. 崩解剂　　B. 润滑剂

　　C. 填充剂　　D. 抗氧剂

　　E. 润湿剂

【答案与解析】B。润滑剂可分为三类，即助流剂、抗黏着（附）剂、润滑剂。常用的有：硬脂酸镁、微粉硅胶、滑石粉、氢化植物油、聚乙二醇类（PEG4000，PEG6000）、月桂醇硫酸钠（镁）等。

118. 亚硫酸氢钠常作为哪种溶液的抗氧剂

A. 碱性药液　B. 偏酸性药液

C. 偏碱性药液　D. 非水性药液

E. 油溶性药液

【答案与解析】B。水溶性抗氧剂焦亚硫酸钠、亚硫酸氢钠常用于偏酸性药液，亚硫酸钠常用于偏碱性药液，硫代硫酸钠在偏酸性溶液中可析出硫的沉淀，故只能用于碱性药液中。

119. 粉粒休止角为多少时可以满足固体制剂生产过程中流动性的要求

A. ≤10°　　B. ≤30°

C. ≤40°　　D. ≤50°

E. ≤60°

【答案与解析】C。粉粒休止角：是指静止状态的粉粒堆积体的自由斜面与水平面之间的夹角，用θ表示。休止角越小，粉粒流动性越好。一般认为θ≤30°时流动性好，θ≤40°时可以满足固体制剂生产过程中流动性的要求。

120. 检查溶化性的剂型是

A. 分散片　　B. 散剂

C. 颗粒剂　　D. 泡腾片

E. 口崩片

【答案与解析】C。颗粒剂的质量检查：主要是含量、粒度、水分、干燥失重、溶化性（不得超过2.0%）、装量差异及装量、微生物限度等检查项目。

121. 若药物剂量为50mg，压片有困

难时，常加入何种辅料来解决

A. 崩解剂　　B. 润滑剂

C. 稀释剂　　D. 黏合剂

E. 湿润剂

【答案与解析】C。稀释剂亦称为填充剂，可克服药物剂量过小（一般在100mg以下）时的压片困难。常用的有淀粉、糊精、可压性淀粉（亦称为预胶化淀粉）、乳糖、微晶纤维素、一些无机钙盐（如硫酸钙、磷酸氢钙及碳酸钙等）、糖粉、甘露醇、山梨醇等。

122. 当处方中各组分的比例量相差悬殊时，混合时宜用

A. 过筛混合

B. 湿法混合

C. 等量递加混合法

D. 直接搅拌法

E. 直接研磨法

【答案与解析】C。比例相差过大时，难以混合均匀，此时应该采用等量递加混合法（又称配研法）进行混合，即量小药物研细后，加入等体积其他细粉混匀，如此倍量增加混合至全部混匀。

123. 用来表征粉体粒子粗细的参数是

A. 比表面积　B. 休止角

C. 孔隙率　　D. 密度

E. 接触角

【答案与解析】A。粒子的比表面积是表征粉体中粒子粗细的

一种量度，也是表示固体吸附能力的重要参数，<u>可用于计算无孔粒子和高度分散粉末的平均粒径</u>。

124. 具有"微粉机"之称的是
　　A. 流能磨　　B. 胶体磨
　　C. 研钵　　　D. 球磨机
　　E. 冲击式粉碎机
　　【答案与解析】A。流能磨亦称气流粉碎机，有以下特点：①<u>具有"微粉机"之称</u>；②<u>适用于热敏性物料和低熔点物料的粉碎</u>；③设备简单、易于对机器及压缩空气进行无菌处理，可用于无菌粉末的粉碎；④费用高。

125. 可应用固体分散技术制备的剂型是
　　A. 滴丸剂　　　B. 膜剂
　　C. 散剂　　　　D. 胶囊剂
　　E. 聚合物胶束
　　【答案与解析】A。用固体分散技术制备的滴丸，<u>吸收迅速、生物利用度高</u>。

126. 有"一步制粒"之称的制粒技术是
　　A. 挤压制粒法
　　B. 转动制粒法
　　C. 高速搅拌制粒法
　　D. 流化床制粒法
　　E. 喷雾制粒法
　　【答案与解析】D。流化床制粒法，由于在一台设备内可完成混合、制粒、干燥过程等，所以有"一步制粒"之称。

127. 润滑剂用量不足，可能造成片剂制备过程中出现
　　A. 裂片
　　B. 松片
　　C. 黏冲
　　D. 片重差异超限
　　E. 药物含量不均匀
　　【答案与解析】C。片剂制备中可能发生的问题：（1）裂片：片剂发生裂开的现象叫裂片，分为顶裂或腰裂。解决裂片的主要措施是：<u>选用弹性小、塑性大的辅料，选用适宜的制粒方法，选用适宜的压片机和操作参数等提高物料的压缩成形性，降低弹性复原率</u>。（2）松片：片剂硬度不够，稍加触动即散碎的现象称为松片。主要原因是<u>黏性力差、压缩压力不足</u>等。（3）黏冲：造成黏冲或黏壁的主要原因有<u>颗粒不够干燥、物料较易吸湿、润滑剂选用不当或用量不足、冲头表面锈蚀、粗糙不光或刻字</u>等。（4）片重差异超限：主要原因是<u>颗粒的流动性不好；颗粒内的细粉太多或颗粒的大小相差悬殊；加料斗内的颗粒时多时少；冲头与模孔的吻合性不好</u>等。（5）崩解迟缓：影响片剂崩解的主要因素是：①压缩力；②可溶性成分与润湿剂；③物料的压缩

（6）溶出超限：主要原因是片剂不崩解、颗粒过硬、药物的溶解度差等。（7）药物含量不均匀：所有造成片重差异过大的因素皆可造成片剂中药物含量的不均匀。对于小剂量药物来说，除了混合不均匀以外，可溶性成分在颗粒之间的迁移也是一个重要原因。

128. 冲头表面锈蚀可导致片剂
    A. 裂片
    B. 黏冲
    C. 松片
    D. 片重差异超限
    E. 崩解迟缓
    【答案与解析】B。造成黏冲或黏壁的主要原因有颗粒不够干燥、物料较易吸湿、润滑剂选用不当或用量不足、冲头表面锈蚀、粗糙不光或刻字等。

129. 粉体接触角越小
    A. 流动性越好　B. 润湿性越好
    C. 吸湿性越好　D. 黏附性越好
    E. 凝聚性越好
    【答案与解析】B。①粉体接触角越小，润湿性越好。②休止角越小，说明摩擦力越小，流动性越好。③粉体临界相对湿度（CRH）越小，则越易吸湿。④一般情况下，粒度越小的粉体越易发生黏附与凝聚。

130. 儿科用药及局部用药的散剂应

全部通过
    A. 五号筛　　B. 六号筛
    C. 七号筛　　D. 八号筛
    E. 九号筛
    【答案与解析】B。根据散剂的用途不同，其粒径要求有所不同，口服散剂为细粉，即全部过五号筛，且≥95%过六号筛（100目）；儿科用药及局部用药为最细粉，即全部过六号筛，且≥95%过七号筛（120目）；眼用散为极细粉，即全部通过九号筛（200目）等。

131. 散剂混合时，下列说法错误的是
    A. 配研法又称等量递减混合法
    B. 0.001g以下应配成1000倍散
    C. 0.1～0.01g可配成10倍散
    D. 0.01～0.001g配成100倍散
    E. 比例相差过大时，难以混合均匀，可采用配研法
    【答案与解析】A。散剂混合时：比例相差过大时，难以混合均匀，此时应该采用等量递加混合（又称配研法）进行混合，即量小药物研细后，加入等体积其他细粉混匀，如此倍量增加混合至全部混匀，再过筛混合即成。"倍散"系指在小剂量的剧毒药中添加一定量的填充剂制成的稀释散。稀释倍数由剂量而定：剂量0.1～0.01g可配成10倍散（即9份稀释剂与1份药物混合），0.01～0.001g配成100倍散，0.001g以下应

配成1000倍散。配制倍散时应采用逐级稀释法。

132. 关于片剂的常用辅料，下列说法错误的是

A. 甘露醇可作为填充剂

B. 乙基纤维素可作为黏合剂

C. 交联羧甲基纤维素钠可作为黏合剂

D. 硬脂酸镁可作为润滑剂

E. 片剂溶出速率的顺序为：崩解剂内加法 > 崩解剂外加法

【答案与解析】C。片剂常用的辅料：①稀释剂：亦称为填充剂。常用的有淀粉、糊精、可压性淀粉（亦称为预胶化淀粉）、乳糖、微晶纤维素、一些无机钙盐（如硫酸钙、磷酸氢钙及碳酸钙等）、糖粉、甘露醇、山梨醇等。②润湿剂：常用的有蒸馏水、乙醇及水醇的混合物。③黏合剂：常用的有淀粉浆、聚维酮（PVP）的纯溶液或水溶液、糖粉与糖浆、聚乙二醇、胶浆及纤维素衍生物，如甲基纤维素（MC）、羟丙基纤维素（HPC）、羟丙基甲基纤维素（HPMC）、羧甲基纤维素钠（CMC-Na）、乙基纤维素（EC）等。④崩解剂：常用的有干淀粉、羧甲基淀粉钠（CMS-Na）、低取代羟丙基纤维素（L-HPC）、交联羧甲基纤维素钠（CC-Na）、交联聚维酮（PVPP）、泡腾崩解剂等。片剂崩解速率的顺序为：

外加法 > 内外加法 > 内加法。片剂溶出速率的顺序为：内外加法 > 内加法 > 外加法。⑤润滑剂：可分为三类，即助流剂、抗黏着（附）剂、润滑剂。常用的有：硬脂酸镁、微粉硅胶、滑石粉、氢化植物油、聚乙二醇类（PEG4000，PEG6000）、月桂醇硫酸钠（镁）等。

133. 属于片剂肠溶型薄膜包衣材料的是

A. HPMC   B. EC

C. CAP   D. 甘油

E. PEG

【答案与解析】C。常用的片剂高分子包衣材料：①普通型薄膜包衣材料：HPMC、MC、HEC、HPC等。②缓释型包衣材料：甲基丙烯酸酯共聚物、乙基纤维素（EC）。③肠溶型包衣材料：醋酸纤维素酞酸酯（CAP）、聚乙烯醇酞酸酯（PVAP）、甲基烯酸共聚物、醋酸纤维素苯三酸酯（CAT）、羟丙基甲基纤维素酞酸酯（HPMCP）、丙烯酸树脂EuS100、EuL100等。

134. 膜剂的成膜材料聚乙烯醇（PVA）规格有05-88，其中的"05"表示

A. 平均聚合度为500~600

B. 平均醇解度为500~600

C. 平均聚合度为400~500

D. 平均醇解度为400~500

E. 平均聚合度为 500～700

【答案与解析】A。膜剂的成膜材料：聚乙烯醇（PVA），国内采用的 PVA 有 05－88 和 17－88 等规格，平均聚合度分别为 500～600 和 1700～1800，分别以"05"和"17"表示，两者的醇解度均为 88%±2%，以"88"表示。

135. 混合时，易摩擦起电的粉末不易混匀，通常加入的物质是

A. MCC

B. 十二烷基硫酸钠

C. 硫酸镁

D. 羧甲基淀粉钠

E. HPMC

【答案与解析】B。散剂粉末混合时：一般应将量大或不易吸附的药粉或辅料垫底，量少或易吸附者后加入。混合时可加入硬脂酸镁、十二烷基硫酸钠等抗静电。

136. 制造硬胶囊剂时，添加何种成分使其不透明

A. 碳酸钙　　　B. 淀粉

C. 碳酸镁　　　D. 氧化锌

E. 二氧化钛

【答案与解析】E。空胶囊的组成：明胶是空胶囊的主要成囊材料（由酸水解制得的明胶称为 A 型明胶；由碱水解制得的明胶称为 B 型明胶）。一般加入增塑剂如甘油、山梨醇、CMC－

Na、HPC、油酸酰胺磺酸钠等；加入增稠剂琼脂等；对光敏感的药物可加遮光剂二氧化钛。

137. 片剂中加入以下哪种辅料过量，很可能造成片剂的崩解迟缓

A. 硬脂酸镁　　B. 聚乙二醇

C. 乳糖　　　　D. 微晶纤维素

E. 滑石粉

【答案与解析】A。硬脂酸镁是疏水性的润滑剂，有良好的附着性，易与颗粒混匀，压片后表面光滑美观。常用量为 0.3%～1%，用量不宜过大，否则会造成片剂崩解迟缓。

138. 制备空胶囊时，加入甘油的作用是

A. 延缓明胶溶解

B. 制成肠溶胶囊

C. 作为防腐剂

D. 增加可塑性

E. 矫味作用

【答案与解析】D。制备空胶囊时，为了增加韧性与可塑性，一般加入增塑剂，如甘油、山梨醇、CMC－Na、HPC、油酸酰胺磺酸钠等。

139. 可作为片剂缓释型包衣材料的是

A. 羟丙基纤维素

B. 甲基纤维素

C. 乙基纤维素

D. 醋酸纤维素酞酸酯

E. 聚乙烯醇酞酸酯

【答案与解析】C。按包衣层的

作用，片剂高分子包衣材料分为：①普通型薄膜包衣材料：甲基纤维素（MC）、羟丙基纤维素（HPC）、羟丙基甲基纤维素（HPMC）等。②缓释型包衣材料：甲基丙烯酸酯共聚物、乙基纤维素（EC）。③肠溶型包衣材料：醋酸纤维素酞酸酯（CAP），聚乙烯醇酞酸酯（PVAP），甲基烯酸共聚物，醋酸纤维素苯三酸酯（CAT），羟丙基甲基纤维素酞酸酯（HPMCP），丙烯酸树脂 EuS100、EuL100 等。

140. 可改善凡士林的吸水性与渗透性的成分是

A. 液状石蜡　　B. 羊毛脂
C. 二甲硅油　　D. 二甲亚砜
E. 蜂蜡

【答案与解析】B。羊毛脂可改善凡士林的吸水性与渗透性，最宜用于调节凡士林基质稠度。

141. 全身作用的栓剂在直肠中的最佳用药部位是

A. 接近直肠上静脉
B. 应距肛门口 2cm 处
C. 远离直肠下静脉
D. 接近直肠上、中、下静脉
E. 接近肛门括约肌

【答案与解析】B。栓剂给药后的吸收途径有两条：通过直肠上静脉进入肝，进行代谢后再由肝进入体循环；通过直肠下静脉和肛门静脉，经髂内静脉

绕过肝进入下腔大静脉，再进入体循环。为此，栓剂在应用时塞入距肛门口约2cm处为宜。

142. 将脂溶性药物制成起效迅速的栓剂应选用

A. 可可豆脂
B. 半合成山苍子油酯
C. 半合成椰子油酯
D. 聚乙二醇
E. 半合成棕榈油酯

【答案与解析】D。脂溶性药物分散于水溶性基质中能较快释放。聚乙二醇为水溶性基质，其余为油脂性基质。

143. 药物肝脏首过效应大时，可选用的剂型是

A. 肠溶片　　B. 口服剂
C. 胶囊剂　　D. 栓剂
E. 糖浆剂

【答案与解析】D。栓剂可以避免肝脏首过效应。

144. 供制栓剂用的固体药物，除另有规定外，应预先用适宜方法制成细粉，并全部通过

A. 四号筛　　B. 五号筛
C. 六号筛　　D. 七号筛
E. 八号筛

【答案与解析】C。供制栓剂用的固体药物，除另有规定外，应预先用适宜方法制成细粉，并全部通过六号筛。

145. 应检查金属性异物的是

A. 栓剂　　　B. 眼膏剂

C. 软膏剂　　D. 颗粒剂

E. 分散片

【答案与解析】B。眼膏剂应检查的项目有装量、金属性异物、颗粒细度（药物颗粒≤75μm）、微生物限度等。

146. 栓剂中主药重量与同体积基质重量之比为

A. 置换价　　B. 碘值

C. 堆密度　　D. 酸值

E. 皂化值

【答案与解析】A。药物的重量与同体积基质重量的比值称为该药物对基质的置换价。

147. 属于油脂性栓剂基质的是

A. 甘油明胶　　B. 聚乙二醇

C. Myri 52　　D. 泊洛沙姆

E. 可可豆脂

【答案与解析】E。栓剂的基质主要分为：（1）油脂性基质：①可可豆脂：四种晶型中以β型最稳定。②半合成或全合成脂肪酸甘油酯：国内已生产的有半合成椰油酯、半合成山苍子油酯、半合成棕榈油酯、硬脂酸丙二醇酯等。（2）水溶性基质：甘油明胶、聚乙二醇（PEG）、聚氧乙烯（40）单硬脂酸酯类（商品名Myri 52，商品代号为S-40）、泊洛沙姆（poloxamer 188，商品名Pluronic F68）。

148. 可作为水性凝胶剂基质的是

A. CMS-Na　　B. CMC-Na

C. EVA　　D. PVP

E. PVA

【答案与解析】B。水性凝胶剂的基质：①卡波姆，系丙烯酸与丙烯基蔗糖交联的高分子聚合物，商品名卡波普，制成的基质无油腻感，涂用润滑舒适。②纤维素衍生物，如甲基纤维素（MC）和羧甲基纤维素钠（CMC-Na）。

149. 眼膏剂常用的基质一般由下列哪几种物质混合而成

A. 凡士林8份，液状石蜡、羊毛脂各2份

B. 凡士林8份，石蜡、羊毛脂各1份

C. 凡士林8份，鲸蜡、羊毛脂各1份

D. 凡士林8份，蜂蜡、羊毛脂各1份

E. 凡士林8份，液状石蜡、羊毛脂各1份

【答案与解析】E。眼膏剂常用的基质一般用凡士林8份，液状石蜡、羊毛脂各1份混合而成。用于眼部手术或创伤的眼膏剂应灭菌或无菌操作，且不添加抑菌剂或抗氧剂。

150. 油脂性基质的栓剂的润滑剂是

A. 液状石蜡

B. 植物油

C. 甘油、乙醇

D. 肥皂

E. 软肥皂、甘油、乙醇

【答案与解析】E。栓剂模孔需涂润滑剂，以便冷凝后脱模。油脂性基质的栓剂常用软肥皂、甘油各 1 份与 90% 乙醇 5 份制成的醇溶液。水溶性或亲水性基质的栓剂则用油性润滑剂，如液状石蜡、植物油等。

151. 气雾剂组成不包括

A. 滤器　　　B. 抛射剂

C. 阀门系统　D. 耐压容器

E. 药物和附加剂

【答案与解析】A。气雾剂是由抛射剂、药物与附加剂、耐压容器和阀门系统所组成。

152. 溶液型气雾剂为

A. 单相气雾剂　B. 两相气雾剂

C. 三相气雾剂　D. 四相气雾剂

E. 吸入粉雾剂

【答案与解析】B。气雾剂按容器中存在的相数可分为两类：①两相气雾剂：一般指溶液型气雾剂，由气－液两相组成。②三相气雾剂：一般指混悬型气雾剂与乳剂型气雾剂，由气－液－固或气－液－液三相组成。

153. 气雾剂抛射剂不包括

A. 氟氯烷烃　　B. 丙烷

C. 正丁烷　　　D. 氢气

E. 二氧化碳

【答案与解析】D。气雾剂抛射剂一般可分为：①氟氯烷烃：

又称氟利昂。②碳氢化合物：主要有丙烷、正丁烷和异丁烷。③压缩气体：主要有二氧化碳、氮气和一氧化氮等。气雾剂的喷射能力的强弱决定于抛射剂的用量及自身蒸气压。

154. 下列药材浸出过程正确的是

A. 浸润、溶解、过滤

B. 浸润、溶解、解吸、过滤

C. 浸润、解吸、溶解、扩散、置换

D. 浸润、溶解、渗透、过滤、分离

E. 浸润、扩散、溶解、过滤、浓缩

【答案与解析】C。浸出过程系指溶剂进入细胞组织溶解其有效成分后变成浸出液的过程。一般药材的浸出过程包括浸润、解吸、溶解、扩散、置换。

155. 药材浸出的基本方法不包括

A. 浸渍法

B. 煎煮法

C. 渗漉法

D. 大孔树脂吸附分离技术

E. 蒸馏法

【答案与解析】D。药材常用的浸出方法包括煎煮法、浸渍法、渗漉法等。大孔树脂吸附分离技术和超临界萃取技术是进行有效成分提取分离的精制操作。

156. 有效成分含量较低或贵重药材的提取宜选用

A. 渗漉法　　B. 煎煮法

C. 回流法　　D. 浸渍法

E. 蒸馏法

【答案与解析】A。渗漉法适用于有毒药材、有效成分含量较低或贵重药材的浸出，以及高浓度浸出制剂的制备。

157. 下列哪项不属于影响浸出的因素

A. 药材粒度　　B. 药材成分

C. 浸出温度　　D. 浸出压力

E. 浸出溶剂

【答案与解析】B。影响浸出的因素有浸出溶剂、药材的粉碎粒度、浸出温度和时间、浓度梯度、浸出压力、药材与溶剂的相对运动速度以及浸出技术等。

158. 微囊的概念是

A. 将药物溶解在高分子材料中形成的微小囊状物

B. 将药物包裹在环糊精中形成的微小囊状物

C. 将药物分散在环糊精中形成的微小囊状物

D. 将药物分散在乙基纤维素中形成的微小囊状物

E. 固态或液态药物被载体辅料包封的微小胶囊

【答案与解析】E。微囊系指固态或液态药物被载体辅料包封成的微小胶囊。通常粒径在 1 ~ 250μm 之间的称微囊，而粒径在 0.1 ~ 1μm 之间的称亚微囊，

粒径在 10 ~ 100nm 之间的称纳米囊。

159. 透皮吸收制剂中加入"月桂氮䓬酮"的目的是

A. 增加塑性

B. 产生抑菌作用

C. 增加主药透皮吸收

D. 增加主药的稳定性

E. 起分散作用

【答案与解析】C。适宜的透皮吸收促进剂可有效地增加药物的透皮吸收。常用的透皮吸收促进剂有乙醇、丙二醇、聚乙二醇、甘油、尿素及衍生物、二甲基亚砜、二甲基乙酰胺、月桂氮䓬酮（Azone）、油酸、挥发油、表面活性剂等。

160. 缓、控释制剂的释药原理不包括

A. 溶出原理

B. 扩散原理

C. 溶蚀与扩散、溶出结合

D. 渗透压原理

E. 离子交换作用

【答案与解析】A。缓、控释制剂的释药原理：包括溶出原理、扩散原理、溶蚀与扩散、溶出结合、渗透压原理、离子交换作用。

161. 在脂质体表面接上某种抗体，可提高脂质体的专一靶向性，称为

A. 长循环脂质体

B. 免疫脂质体

C. 热敏脂质体

D. pH 敏感脂质体

E. 糖基修饰的脂质体

【答案与解析】B。修饰的脂质体：①表面经适当修饰后，可避免单核 – 巨噬细胞系统吞噬，延长在体循环系统的时间，称为长循环脂质体。②在脂质体表面接上某种抗体，可提高脂质体的专一靶向性，称为免疫脂质体。③不同的糖基结合在脂质体表面到体内可产生不同的分布，称为糖基修饰的脂质体。

162. 包合物最常用的包合材料是

A. 淀粉 B. 纤维素

C. 蛋白质 D. 核酸

E. 环糊精

【答案与解析】E。包合物常用的包合材料有环糊精、胆酸、淀粉、纤维素、蛋白质、核酸等。目前在制剂中常用的是环糊精及其衍生物。

163. 缓、控释制剂的优点不包括

A. 减少服药次数

B. 使血药浓度平稳

C. 有利于完全消除药物的毒副作用

D. 减少耐药性的发生

E. 可发挥药物的最佳治疗效果

【答案与解析】C。缓、控释制剂的优点：①减少服药次数，大大提高患者的顺应性；②释药徐缓，使血药浓度平稳，避免峰 – 谷现象，有利于降低药物的毒副作用，减少耐药性的发生；③缓、控释制剂可发挥药物的最佳治疗效果；④某些缓、控释制剂可以按照要求定时、定位释放药物。

164. 应检查包封率和载药量的剂型是

A. 脂质体 B. 颗粒剂

C. 气雾剂 D. 分散片

E. 缓释片

【答案与解析】A。脂质体质量评价方法包括：形态、粒径及其分布；包封率和载药量；渗漏率；药物体内分布。

165. 包合物的特点不包括

A. 药物溶出速度加快

B. 药物稳定性提高

C. 可防止挥发性药物挥发

D. 调节药物释放速率

E. 提高药物的生物利用度

【答案与解析】A。包合物的特点：药物作为客分子经包合后，溶解度增大，稳定性提高，液体药物可粉末化可防止挥发性成分挥发，掩盖药物的不良气味或味道，调节释放速率，提高药物的生物利用度，降低药物的刺激性与毒副作用等。

166. 又称分子胶囊的是

A. 微丸 B. 微球

C. 滴丸 D. 脂质体

E. 包合物

【答案与解析】E。包合物又称分子胶囊，是一种分子包嵌在另一种分子的空穴结构中而形成的包合体，一般将具有空穴结构的分子称为主分子（包合材料），被包嵌的分子称为客分子（药物）。包合过程是物理过程。

167. 用于制备固体分散体的肠溶性载体材料是
   A. 聚乙二醇
   B. 聚氧乙烯
   C. 羟丙基甲基纤维素
   D. 乙基纤维素
   E. 邻苯二甲酸醋酸纤维素

【答案与解析】E。制备固体分散体的肠溶性载体材料：①纤维素类，如邻苯二甲酸醋酸纤维素（CAP）、邻苯二甲酸羟丙基甲基纤维素（HPMCP）以及羧甲基乙基纤维素（CMEC）等。②聚丙烯酸树脂类。

168. 长循环纳米乳是指
   A. 用 PVP 修饰的纳米乳
   B. 用 PVA 修饰的纳米乳
   C. 用 PEG 修饰的纳米乳
   D. 用 PLA 修饰的纳米乳
   E. 用 PLGA 修饰的纳米乳

【答案与解析】C。用聚乙二醇（PEG）修饰的纳米乳可增加表面的亲水性，减少被巨噬，明显延长在血液循环系统中滞留的时间，称为长循环纳米乳。

169. 属于物理化学靶向给药系统的是
   A. 纳米粒
   B. 微囊
   C. 前体药物
   D. pH 敏感性靶向脂质体
   E. 微乳

【答案与解析】D。物理化学靶向制剂包括磁性靶向制剂、栓塞靶向制剂、热敏靶向制剂和pH敏感性靶向制剂。

170. 将药物包封于类脂质双分子层内形成的微型囊泡是
   A. 微丸　　B. 微球
   C. 滴丸　　D. 微囊
   E. 脂质体

【答案与解析】E。脂质体是将药物包封于类脂质双分子层形成的薄膜中间所得的超微型球状载体。

171. 属于疏水性环糊精衍生物的是
   A. 甲基环糊精
   B. 羧甲基环糊精
   C. 羟丙基 – β – 环糊精
   D. 葡糖基 – β – CD
   E. 乙基 – β – CD

【答案与解析】E。环糊精衍生物：①水溶性环糊精衍生物：常用的是葡萄糖衍生物、羟丙基衍生物及甲基衍生物等。葡糖基 – β – CD 为常用的包合材料。②疏水性环糊精衍生物：如乙基 – β – CD。

172. 不属于固体分散体制备方法的是

A. 熔融法

B. 研磨法

C. 溶剂－非溶剂法

D. 溶剂－熔融法

E. 溶剂法

【答案与解析】C。固体分散体常用制备方法有：熔融法、溶剂法、溶剂－熔融法、溶剂－喷雾（冷冻）干燥法、研磨法和双螺旋挤压法。

173. 微囊的制备方法不包括

A. 液中干燥法　B. 单凝聚法

C. 复凝聚法　　D. 逆相蒸发法

E. 界面缩聚法

【答案与解析】D。（1）微囊的制备方法：①物理化学法：又称相分离法，可分为单凝聚法、复凝聚法、溶剂－非溶剂法、改变温度法和液中干燥法。②物理机械法：包括喷雾干燥法、喷雾凝结法、空气悬浮法、多孔离心法、锅包衣法。③化学法：包括界面缩聚法、辐射交联法。（2）脂质体的制备方法：注入法；薄膜分散法；超声波分散法；逆相蒸发法；冷冻干燥法。

174. 属于控释制剂的是

A. 固体分散片

B. 混悬剂

C. 滴丸剂

D. 体内植入制剂

E. 胶囊剂

【答案与解析】D。体内植入制剂：植入给药系统是一类经手术植入皮下或经针头导入皮下的控制释药制剂，又称皮下植入控释剂型，释放的药物经皮下吸收直接进入血液循环起全身作用，避开首过效应，生物利用度高。本系统给药后作用时间较长，但需医生进行植入和取出。

175. 脂质体的膜材主要为

A. 磷脂、胆固醇

B. 磷脂、吐温80

C. 司盘80、磷脂

D. 司盘80、胆固醇

E. 吐温80、胆固醇

【答案与解析】A。脂质体的膜材主要由磷脂与胆固醇构成，这两种成分是形成脂质体双分子层的基础物质。

176. 难溶性药物在固体载体材料的分散状态不包括

A. 分子　　　B. 微晶

C. 胶态　　　D. 纳米粒

E. 无定形

【答案与解析】D。固体分散体制备技术是将难溶性药物高度分散在固体载体材料中，形成固体分散体的新技术，难溶性药物以分子、胶态、微晶或无定形状态分散在另一种水溶性、难溶性或肠溶性材料中形成固体分散体。

177. 下列关于微囊的叙述，错误的是

A. 微囊化可提高药物的稳定性

B. 微囊化可减少药物的配伍

禁忌

C. 微囊化后药物的结构发生改变

D. 药物制成微囊可具有肝或肺的靶向性

E. 通过制备微囊可使液体药物固体化

【答案与解析】C。药物微囊化的目的：掩盖药物的不良气味及嗅味；提高药物的稳定性；防止药物在胃内失活或减少对胃的刺激；使液态药物固态化便于应用与贮存；减少复方药物的配伍变化；可制备缓释或控释制剂；使药物浓集于靶区，提高疗效，降低毒副作用；可将活细胞或生物活性物质包囊。但是没有改变药物的结构。

178. 下列制备微囊的方法中，需加入凝聚剂的是

A. 单凝聚法　B. 界面缩聚法

C. 辐射交联法　D. 液中干燥法

E. 喷雾干燥法

【答案与解析】A。微囊的制备：（1）物理化学法：在液相中进行，囊心物与囊材在一定条件下形成新相析出，故又称相分离法。其微囊化步骤大体可分为囊心物的分散、囊材的加入、囊材的沉积和囊材的固化四步。相分离法分为单凝聚法、复凝聚法、溶剂非溶剂法、改变温度法和液中干燥法。①单凝聚法：是在高分子囊材溶液中加

入凝聚剂以降低高分子材料的溶解度而凝聚成囊的方法，是相分离法中较常用的一种方法。②复凝聚法：系使用带相反电荷的两种高分子材料作为复合囊材，在一定条件下交联且与囊心物凝聚成囊的方法。③溶剂－非溶剂法：是在囊材溶液中加入一种对囊材不溶的溶剂（非溶剂），引起相分离将药物包裹成囊的方法。（2）物理机械法：包括喷雾干燥法、喷雾凝结法、空气悬浮法、多孔离心法、锅包衣法。（3）化学法：包括界面缩聚法、辐射交联法。

179. 属于控释制剂的是

A. 固体分散片

B. 混悬剂

C. 滴丸剂

D. 体内植入制剂

E. 胶囊剂

【答案与解析】D。体内植入制剂：植入给药系统是一类经手术植入皮下或经针头导入皮下的控制释药制剂，又称皮下植入控释剂型，释放的药物经皮下吸收直接进入血液循环起全身作用，避开首过效应，生物利用度高。本系统给药后作用时间较长，但需医生进行植入和取出。

180. 利用溶出原理达到药物缓释的方法是

A. 制成溶解度小的盐或酯类

B. 包衣

C. 制成乳剂

D. 制成微囊

E. 制成植入剂

【答案与解析】A。①缓、控释制剂的扩散原理：如包衣、制成微囊、制成不溶性骨架片、增加黏度以减小扩散速度、制成乳剂和植入剂等。②缓、控释制剂的溶出原理：包括制成溶解度小的盐或酯类、与高分子化合物生成难溶性盐类、控制颗粒大小等。

181. 属于物理化学靶向给药系统的是

A. 纳米粒　　　B. 微囊

C. 前体药物　　D. 热敏脂质体

E. 脂质体

【答案与解析】D。物理化学靶向制剂：包括磁性靶向制剂、栓塞靶向制剂、热敏靶向制剂（如热敏脂质体）和 pH 敏感性靶向制剂。

182. 固体分散体制备技术是将难溶性药物高度分散在固体载体材料中，形成固体分散体的新技术。其中，难溶性药物在固体载体材料的分散状态不包括

A. 分子　　　　B. 微晶

C. 胶态　　　　D. 纳米粒

E. 无定形状态

【答案与解析】D。固体分散体制备技术是将难溶性药物高度分散在固体载体材料中，形成固体分散体的新技术，难溶性药物以分子、胶态、微晶或无定形状态分散在另一种水溶性、难溶性或肠溶性材料中形成固体分散体。

183. 属于主动靶向给药系统的是

A. 热敏靶向制剂

B. 修饰脂质体

C. 磁性靶向制剂

D. pH 敏感脂质体

E. 纳米粒

【答案与解析】B。①主动靶向制剂：是用修饰的药物载体作为"导弹"送到靶区浓集发挥药效。主动靶向制剂包括经过修饰的药物载体（如修饰脂质体、修饰微乳、修饰微球、修饰纳米球、免疫纳米球等）和前体药物与药物大分子复合物两大类制剂。前体药物包括抗癌药及其他前体药物、脑部和结肠部位的前体药物等。②物理化学靶向制剂：包括磁性靶向制剂、栓塞靶向制剂、热敏靶向制剂和 pH 敏感靶向制剂（利用的是 pH 比周围正常组织显著低的特点）。③被动靶向制剂：即自然靶向制剂，系利用药物载体，使药物被生理过程自然吞噬面实现靶向的制剂。脂质体、微球与微囊和纳米粒、纳米球与纳米囊、乳剂等都可以作为被动靶向制剂的载体。

184. 最适合制备缓控释制剂的生物半衰期为
    A. <1 小时
    B. 2~8 小时
    C. >12 小时
    D. 24 小时
    E. 48 小时

【答案与解析】B。生物半衰期（$t_{1/2}$）为 2~8 小时药物最适合制备缓控释制剂。$t_{1/2}$ 很短（<1h）的药物，制成缓控释制剂比较困难。$t_{1/2}$ 很长（>12h）的药物本身作用时间很长，从体内蓄积的可能性考虑，不宜制备缓控释制剂，从减少毒副作用的角度考虑，有必要制备缓控释制剂。

185. 下列透皮给药制剂常用的吸收促进剂中，属于角质保湿与软化剂的是
    A. 卵磷脂
    B. 薄荷醇
    C. 月桂氮䓬酮
    D. 尿素
    E. 二甲基甲酰胺

【答案与解析】D。透皮给药制剂常用的吸收促进剂：①表面活性剂：阳离子型、阴离子型、非离子型和卵磷脂；②有机溶剂类：乙醇、丙二醇、醋酸乙酯、二甲亚砜、二甲基甲酰胺；③月桂氮䓬酮（也称 Azone）及其同系物；④有机酸、脂肪醇：油酸、亚油酸及月桂醇；⑤角

质保湿与软化剂：尿素、水杨酸及吡咯酮类；⑥萜烯类：薄荷醇、樟脑、柠檬烯等。

186. 下列新剂型中，具有相变温度和电性等理化性质的是
    A. 纳米粒
    B. 脂质体
    C. 固体分散体
    D. 聚合物胶束
    E. 固体脂质纳米粒

【答案与解析】B。脂质体的理化性质：①相变温度：当温度升高时，脂质体双分子层中酰基侧键可从有序排列变为无序排列，从而引起一系列变化，如由"胶晶"变为液晶态时的温度称为相变温度。相变温度的高低取决于磷脂的种类。②电性：含磷脂酸（PA）和磷脂酰丝氨酸（PS）等的酸性脂质体荷负电，含碱基（胺基）如十八胺等的脂质体荷正电。

187. 影响药物制剂降解的环境因素是
    A. 表面活性剂
    B. 溶剂
    C. 金属离子
    D. 离子强度
    E. 酸碱度

【答案与解析】C。影响药物制剂稳定性的因素包括：①处方因素，是指pH、广义的酸碱催化、溶剂、离子强度、表面活性剂、赋形剂与附加剂等。

②环境因素，是指温度、光线、空气（氧）、金属离子、湿度和水分、包装材料等。

188. 酚类药物主要通过何种途径降解

A. 氧化　　　B. 聚合

C. 脱羧　　　D. 水解

E. 光学异构化

【答案与解析】A。通过氧化降解的药物常见的有酚类和烯醇类。酚类具有酚羟基，如肾上腺素、左旋多巴、吗啡、去水吗啡、水杨酸钠等易氧化变色。

189. 药物加速试验中的常规试验法，药物是在什么条件下放置6个月

A. 温度 20℃±2℃、相对湿度 75%±5%

B. 温度 25℃±2℃、相对湿度 65%±5%

C. 温度 40℃±2℃、相对湿度 75%±5%

D. 温度 50℃±2℃、相对湿度 75%±5%

E. 温度 40℃±2℃、相对湿度 90%±5%

【答案与解析】C。药物加速试验：①常规试验法：是在温度 40℃±2℃、相对湿度 75%±5%的条件下放置6个月。②经典恒温法：水溶液的药物制剂预测药物有效期经常采用经典恒温法。经典恒温法的理论依据是 Arrhenius 指数定律。

二、配伍选择题

（1~3题共用备选答案）

A. 抗氧剂　　B. 局麻剂

C. 防腐剂　　D. 等渗调节剂

E. 乳化剂

1. 甘油在注射剂中可用作

2. 利多卡因在注射剂中可用作

3. 硫代硫酸钠在注射剂中可用作

【答案与解析】D、B、A。注射剂主要附加剂：①缓冲剂：乳酸。②抑菌剂：三氯叔丁醇、苯酚。③局麻剂：利多卡因、苯甲醇。④等渗调节剂：甘油、葡萄糖、氯化钠。⑤抗氧剂：亚硫酸钠、硫代硫酸钠。⑥螯合剂：EDTA。⑦表面活性剂：聚山梨酯80、聚维酮、卵磷脂、普朗尼克 F68。⑧助悬剂：明胶、甲基纤维素。⑨填充剂：乳糖、甘露醇。⑩稳定剂：肌酐、烟酰胺。⑪保护剂：乳糖、蔗糖、人血白蛋白。

（4~6题共用备选答案）

A. 氯化钠注射液

B. 脂肪乳注射液

C. 右旋糖酐注射液

D. 甲硝唑注射液

E. 氧氟沙星注射液

4. 属于营养输液的是

5. 属于胶体输液的是

6. 属于电解质输液的是

【答案与解析】B、C、A。输液的分类：①电解质输液：如氯化钠注射液、乳酸钠注射液等。②营

养输液：如糖类输液、氨基酸输液、脂肪乳剂输液等。③**胶体输液**：用于调节体内渗透压。如右旋糖酐、淀粉衍生物、明胶等。④含药输液：如甲硝唑、氧氟沙星等输液。

（7~8题共用备选答案）

  A. 湿法   B. 串油法
  C. 水飞法   D. 串研法
  E. 低温法

7. 含糖类较多的黏性药物采用的粉碎方法是

8. 含脂肪油较多的药物采用的粉碎方法是

【答案与解析】 D、B。药材的粉碎：①极性的晶形物质均具有相当的脆性，较易粉碎。②非极性的晶形物质如樟脑等，粉碎时通常可加入少量液体。③非晶形药物如树脂、树胶等，一般可用降低温度来增加其脆性，以利粉碎。④容易吸湿的药物应避免在空气中吸潮，容易风化的药物应避免在干燥空气中失水。由于含有一定量水分的中草药具有韧性，难以粉碎，因此在粉碎前也应适当干燥。⑤贵重药物及刺激性药物应单独粉碎。⑥含糖类较多的黏性药物，必须先将处方中其他干燥药物粉碎，然后取一部分粉末与此类药物掺研，在60℃以下充分干燥后再粉碎（俗称串研法）。⑦含脂肪油较多的药物，如杏仁、桃仁、苏子、大风子等需先捣成

稠糊状，再与已粉碎的其他药物掺研粉碎（俗称串油法）。⑧药物要求有特别细度，或有刺激性、毒性较大者，则宜用湿法粉碎。

（9~11题共用备选答案）

  A. 稀释剂   B. 润湿剂
  C. 黏合剂   D. 崩解剂
  E. 润滑剂

9. 甘露醇可作为片剂

10. 甲基纤维素可作为片剂

11. 月桂醇硫酸钠可作为片剂

【答案与解析】 A、C、E。①稀释剂：亦称为填充剂。常用的有淀粉、糊精、可压性淀粉（亦称为预胶化淀粉）、乳糖、微晶纤维素、一些无机钙盐（如硫酸钙、磷酸氢钙及碳酸钙等）、糖粉、甘露醇、山梨醇等。②润湿剂：蒸馏水、乙醇及水醇的混合物。③黏合剂：淀粉浆、聚维酮（PVP）的纯溶液或水溶液、糖粉与糖浆、聚乙二醇、胶浆及纤维素衍生物，如甲基纤维素（MC）、羟丙基纤维素（HPC）、羟丙基甲基纤维素（HPMC）、羧甲基纤维素钠（CMC-Na）、乙基纤维素（EC）等。④崩解剂：干淀粉、羧甲基淀粉钠（CMS-Na）、低取代羟丙基纤维素（L-HPC）、交联羧甲基纤维素钠（CC-Na）、交联聚维酮（PVPP）、泡腾崩解剂等。⑤润滑剂：可分为三类，即助流剂、抗黏着（附）剂、润滑剂。常用的

有：硬脂酸镁、微粉硅胶、滑石粉、氢化植物油、聚乙二醇类（PEG4000，PEG6000）、月桂醇硫酸钠（镁）等。

（12~14题共用备选答案）

A. 松片

B. 黏冲

C. 片重差异超限

D. 崩解迟缓

E. 溶出超限

12. 颗粒的流动性不好可导致片剂

13. 颗粒过硬可导致片剂

14. 润滑剂选用不当可导致片剂

【答案与解析】C、E、B。片剂制备中可能发生的问题及原因分析：（1）裂片：片剂发生裂开的现象叫裂片，分为顶裂或腰裂。解决裂片的主要措施是：选用弹性小、塑性大的辅料，选用适宜的制粒方法，选用适宜的压片机和操作参数等提高物料的压缩成形性，降低弹性复原率。（2）松片：片剂硬度不够，稍加触动即散碎的现象称为松片。主要原因是黏性力差，压缩压力不足等。（3）黏冲：造成黏冲或黏壁的主要原因有颗粒不够干燥、物料较易吸湿、润滑剂选用不当或用量不足、冲头表面锈蚀、粗糙不光或刻字等。（4）片重差异超限：主要原因是颗粒的流动性不好；颗粒内的细粉太多或颗粒的大小相差悬殊；加料斗内的颗粒时多时少；冲头与模孔的吻合性不好

等。（5）崩解迟缓：影响片剂崩解的主要因素是：①压缩力；②可溶性成分与润湿剂；③物料的压缩成形性与黏合剂；④崩解剂。（6）溶出超限：主要原因是片剂不崩解、颗粒过硬、药物的溶解度差等。（7）药物含量不均匀：所有造成片重差异过大的因素皆可造成片剂中药物含量的不均匀。对于小剂量药物来说，除了混合不均匀以外，可溶性成分在颗粒之间的迁移也是一个重要原因。

（15~17题共用备选答案）

A. 溶出原理

B. 扩散原理

C. 溶蚀与扩散、溶出结合

D. 渗透压原理

E. 离子交换作用

15. 不溶性骨架片释药机制是

16. 亲水凝胶骨架片释药机制是

17. 微囊释药机制是

【答案与解析】B、C、B。缓、控释制剂的释药原理：①溶出原理：包括制成溶解度小的盐或酯、与高分子化合物生成难溶性盐类、控制颗粒大小等。②扩散原理：如包衣、制成微囊、制成不溶性骨架片、增加黏度以减小扩散速度、制成乳剂和植入剂等。③溶蚀与扩散、溶出结合：亲水凝胶骨架片释药机制即溶蚀与扩散、溶出结合，即药物扩散

和凝胶骨架溶蚀的综合效应。对水溶性药物主要以药物的扩散和凝胶层的不断溶蚀为主，对难溶性药物则以骨架溶蚀为主。④渗透压原理：口服渗透泵片一般由片芯和包衣膜两部分组成，按照结构特点，可分为单室渗透泵片和多室渗透泵制剂。⑤离子交换作用：通过树脂进行交换进行。

（18～20题共用备选答案）

A. 新生皂法
B. 湿胶法
C. 干胶法
D. 两相交替加入法
E. 机械法

18. 又称油中乳化剂法的乳剂制备方法是
19. 又称水中乳化剂法的乳剂制备方法是
20. 将油、水两相混合，两相界面上生成乳化剂产生乳化的乳剂制备方法是

【答案与解析】C、B、A。乳剂的制备方法：①油中乳化剂法：又称干胶法。先将乳化剂（胶）分散于油相中研匀后加水相制备

成初乳，再稀释至全量。在初乳中油、水、胶的比例为植物油为4:2:1，挥发油为2:2:1，液状石蜡为3:2:1。②水中乳化剂法：又称湿胶法。本法先将乳化剂分散于水中研匀，再将油加入，用力搅拌使成初乳，加水将初乳稀释至全量，混匀，即得。初乳中油、水、胶的比例与上法相同。③新生皂法：将油、水两相混合时，两相界面上生成新生皂类产生乳化的方法。植物油中含有硬脂酸、油酸等有机酸，加入氢氧化钠、氢氧化钙、三乙醇胺等，在高温下（70℃以上）生成的新生皂为乳化剂，经搅拌即形成乳剂。本法适用于乳膏剂的制备。④两相交替加入法：向乳化剂中每次少量交替地加入水或油，边加边搅拌，即可形成乳剂。天然胶类、固体微粒乳化剂等可用本法制备乳剂。⑤机械法：将油相、水相、乳化剂混合后用乳化机械制备乳剂。可不用考虑混合顺序。

（王 鑫）

第二章 医院药事管理

一、单项选择题

1. 医院药事管理以
A. 药师为中心　　B. 医师为中心
C. 患者为中心　　D. 护士为中心
E. 患者家属为中心
【答案与解析】C。医院药事管理是指医疗机构以患者为中心，以临床药学为基础，对临床用药全

过程进行有效的组织实施与管理，促进临床科学、合理用药的药学技术服务和相关的药品管理工作。

2. 按照计划、执行、检查、处理四个阶段的顺序不断循环，进行质量管理的方法是
   A. 调查研究方法
   B. 目标管理法
   C. PDCA 循环法
   D. 线性回归法
   E. ABC 分类法
   【答案与解析】C。PDCA 循环法是一种按照计划、执行、检查、处理四个阶段的顺序不断循环，进行质量管理的方法。

3. 某大型三级甲等医院审核临床科室申请的新购入药品的是
   A. 院长   B. 常务副院长
   C. 药学部   D. 医务部
   E. 药事管理与药物治疗学委员会
   【答案与解析】E。药事管理与药物治疗学委员会负责：制订医疗机构药品处方集和基本用药供应目录；审核医疗机构临床科室申请的新购入药品、调整药品品种或者供应企业和申报医院制剂等事宜。

4. 三级医院配备的临床药师不少于
   A. 3 名   B. 5 名
   C. 6 名   D. 7 名
   E. 8 名
   【答案与解析】B。医疗机构应当根据本机构性质、任务、规模配

备适当数量临床药师，三级医院临床药师不少于5名，二级医院临床药师不少于3名。

5. 我国医院药学技术职务不包括
   A. 药士   B. 药师
   C. 临床药师   D. 主管药师
   E. 副主任药师
   【答案与解析】C。我国医院药学技术职务分为药士、药师、主管药师、副主任药师和主任药师。

6. 中药饮片处方中调剂、煎煮的特殊要求注明在药品名称
   A. 正上方   B. 正下方
   C. 之前   D. 右上方
   E. 之后
   【答案与解析】D。中药饮片处方的书写，调剂、煎煮的特殊要求注明在药品右上方，并加括号，如先煎、后下等；对饮片的产地、炮制有特殊要求的，应当在药品名称之前写明。

7. 精神药品处方至少保存
   A. 1 年   B. 2 年
   C. 3 年   D. 4 年
   E. 5 年
   【答案与解析】B。①普通、急诊、儿科处方保存年限为1年。②毒性药品、第二类精神药品及戒毒药品处方保存年限为2年。③麻醉药品和第一类精神药品处方保存年限为3年。因此，精神药品处方至少保存2年。

8. 保存 3 年的处方是

A. 儿科处方

B. 急诊处方

C. 戒毒药品处方

D. 麻醉药品处方

E. 第二类精神药品处方

【答案与解析】D。①普通、急诊、儿科处方：保存1年。②毒性药品、第二类精神药品及戒毒药品处方：保存2年。③麻醉药品和第一类精神药品处方：保存3年。

9. 第二类精神药品处方一般每次不超过

A. 3日用量　　B. 5日用量

C. 7日用量　　D. 14日用量

E. 15日用量

【答案与解析】C。第二类精神药品：处方每次不超过7日用量；对于某些特殊情况，处方用量可适当延长，但医师应当注明理由。

10. 药学专业技术人员在调剂应做到"四查十对"。其中，查配伍禁忌，对

A. 科别、姓名、年龄

B. 药名、剂型、规格、数量

C. 药品性状、用法用量

D. 药品性状、价格、适应证

E. 临床诊断

【答案与解析】C。四查十对：①查处方，对科别、姓名、年龄。②查药品，对药名、剂型、规格、数量。③查配伍禁忌，对药品性状、用法用量。④查用药合理性，对临床诊断。

11. 医疗机构配制制剂须经哪个部门批准

A. 省级药品监管理部门

B. 省级卫生行政部门

C. 国家卫生行政部门

D. 国家药品监管理部门

E. 地级市药品监管理部门

【答案与解析】A。医疗机构配制制剂须经所在地省级卫生行政部门审核同意，由省级药品监管理部门批准，发给《医疗机构制剂许可证》。

12. 关于医院制剂的特点，说法错误的是

A. 满足市场供应

B. 费用较低

C. 疗效确切、不良反应低等

D. 配制量少、剂型全、品种规格多、季节性、使用周期短

E. 医院制剂以自配、自用、市场无供应为原则

【答案与解析】A。医院制剂的特点：医院制剂以自配、自用、市场无供应为原则。其特点是：配制量少、剂型全、品种规格多、季节性、使用周期短；疗效确切、不良反应低等；满足临床需要；费用较低，更易为患者接受。

13. 医院机构药品采购管理首先应遵循的原则是

A. 合法性原则

B. 价格优先原则

C. 质量第一原则

D. 经济性原则

E. 保障性原则

【答案与解析】C。药品采购管理应遵循的基本原则包括质量第一原则（首先应遵循的原则）、合法性原则、经济性原则和保障性原则。经药事管理委员会审核批准，除核医学科可购售本专业所需的放射性药品外，其他科室不得从事药物配制或药品购售工作。禁止采购无批准文号、无注册商标、无厂牌的"三无"药品及假药、劣药和非药品。

14. 药品采购中的"三无"药品，除了指"无厂牌"外，还指

A. 无批准文号、无注册商标

B. 无生产批号、无注册商标

C. 无批准文号、无商品名

D. 无批准文号、无生产批号

E. 无通用名、无商品名

【答案与解析】A。药品采购管理应遵循的基本原则包括质量第一原则、合法性原则、经济性原则和保障性原则。经药事管理委员会审核批准，除核医学科可购售本专业所需的放射性药品外，其他科室不得从事药物配制或药品购售工作。禁止采购无批准文号、无注册商标、无厂牌的"三无"药品及假药、劣药和非药品。

15. 新药供应必须坚持的原则不包括

A. 临床治疗必需

B. 利润最大化

C. 新药充分认知

D. 逐步提高

E. 控制数量

【答案与解析】B。新药供应必须坚持临床治疗必需、新药充分认知和控制数量和逐步提高原则。新药供应的申请应由相关临床专业科室提出申请，经过评审组织评审，再由药事管理委员会审核并作出同意与否的决定。

16. 在标签上必须印有规定标志的药品不包括

A. 外用药品

B. 第二类精神药品

C. 毒性中药

D. 放射性药品

E. 处方药

【答案与解析】E。麻醉药品、精神药品、毒性药品、放射性药品、外用药品、非处方药在标签上必须印有规定标志。

17. 医疗机构药品质量验收记录保存至超过药品有效期

A. 1 年　　　　B. 3 年

C. 4 年　　　　D. 4 年

E. 5 年

【答案与解析】A。医疗机构药品质量验收记录保存至超过药品有效期1年，但不得少3年。

18. 不属于麻醉药品的是

A. 阿片　　　　B. 布桂嗪

C. γ-羟丁酸　　D. 哌替啶

E. 复方樟脑酊

【答案与解析】C。①常用麻醉药品：阿片、吗啡、哌替啶、布桂嗪、复方樟脑酊等。②第一类精神药品：三唑仑、丁丙诺啡、氯胺酮、γ-羟丁酸、司可巴比妥等。③第二类精神药品：苯巴比妥、阿普唑仑、地西泮、艾司唑仑、甲丙氨酯、曲马多等。

19. 医疗机构药品出库须遵循的原则准确的为

A. 先产先出、近期先出、先进先出

B. 近期先出、先进先出、按批号发药

C. 先进先出、易变先出、按批号发药

D. 先产先出、先进先出、易变先出

E. 先产先出、近期先出、先进先出、易变先出、按批号发药

【答案与解析】E。医疗机构药品出库须遵循先产先出、近期先出、先进先出、易变先出、按批号发药的原则，出库时凭出库凭证出库，在出库时按照规定对出库药品的数量和内容进行检查和复核，出库检查按照药学部门规定应双人同时进行，并做好出库检查和复核的记录。

20. 医疗机构对麻醉药品应实行

A. 专人使用、专柜加锁、专册登记、专用账册、专用处方

B. 专人开方、专柜保管、专用账册、专用处方、专册记录

C. 专人负责、专柜加锁、专用账册、专用处方、专册登记

D. 专人配方、专库保管、专册登记、专用账册、专用处方

E. 专科使用、专柜保管、专用账册、专用处方、专册登记

【答案与解析】C。医疗机构对麻醉药品要实行：专人负责、专柜加锁、专用账册、专用处方、专册登记（即五专管理），处方保存3年备查。

21. 国家基本药物一般每几年调整一次

A. 一年　　　　B. 两年

C. 三年　　　　D. 四年

E. 五年

【答案与解析】C。国家基本药物一般每3年调整1次。

22. 属于药品类易制毒化学品的是

A. 阿托品　　　B. 麻黄素

C. 砒霜　　　　D. 士的宁

E. 肾上腺素

【答案与解析】B。药品类易制毒化学品是指《易制毒化学品管理条例》中所确定的麦角酸、麻黄素等物质。

23. 国家实行特殊管理的药品不包括

A. 氯胺酮　　　B. 甲氨蝶呤

C. 哌替啶　　　D. 司可巴比妥

E. 复方樟脑酊

【答案与解析】B。①麻醉药品：

常用的有阿片、吗啡、哌替啶、布桂嗪、复方樟脑酊等。②精神药品的管理：分为第一类和第二类精神药品。第一类精神药品有三唑仑、丁丙诺啡、氯胺酮、γ－羟丁酸、司可巴比妥等；第二类精神药品有苯巴比妥、阿普唑仑、地西泮、艾司唑仑、甲丙氨酯、曲马多等。③<u>国家麻醉药品、精神药品、医疗用毒性药品及放射性药品实行特殊管理</u>。④抗肿瘤药物甲氨蝶呤不属于特殊管理的药品。

24. 可以在国务院卫生行政部门和药品监督管理部门共同指定的医学、药学专业刊物上介绍，但不得在大众传播媒介发布广告宣传的是

   A. 甲类非处方药

   B. 乙类非处方药

   C. 医院机构制剂

   D. 处方药

   E. 新药

   【答案与解析】D。处方药与非处方药：①<u>处方药</u>：必凭执业医师或执业助理医师的处方才可调配、购买，并在医生指导下使用的药品。可以在国务院卫生行政部门和药品监督管理部门共同指定的医学、药学专业刊物上介绍，但不得在大众传播媒介发布广告宣传。②非处方药（OTC）：不需凭执业医师或执业助理医师的处方，消费者可以自行判断购

买和使用的药品，由 CFDA 批准并公布。在非处方药的包装上，必须印有非处方药专有标识。

25. 中药饮片库室内温度和湿度分别不得超过

   A. 10℃、40%   B. 20℃、50%

   C. 30℃、60%   D. 40℃、70%

   E. 50℃、80%

   【答案与解析】C。中药饮片受潮后容易在细菌的作用下引起发霉变质；<u>含盐质多的中药材受潮后易泛潮，如动物药类</u>；干燥的空气易使一些中药失去原有的水分，出现碎裂、干枯，失去原来的色泽。含脂肪较多的中药饮片易出现酸败。一般，库房室内温度不超过30℃，相对湿度不超过60%。除湿最简捷的方法是用生石灰除去空气中多余的水分。

26. 中药最本质的特点是

   A. 无副作用   B. 疗效好

   C. 价格便宜   D. 历史悠久

   E. 在中医药理论指导下应用

   【答案与解析】E。传统药：主要是动、植物药和矿物药。我国的传统药主要是中药，其治病的理论、药物加工的原则和选药的依据都是受中医辨证理论的指导。<u>中药最本质的特点就是在中医药理论指导下应用</u>。

27. 关于药品名称的说法，错误的是

   A. 通用名称是药品的法定名称

   B. 商品名由生产厂商自己确定

C. 商品名具有专有性质，不得
仿用

D. 商品名须经药品监督管理部门
核准

E. 在一个通用名下，只能有一个
商品名称

【答案与解析】E。药品名称：通
用名称是由药典委员会按照《药
品通用名称命名原则》组织制
定。商品名由生产厂商自己确
定，经药品监督管理部门核准的
产品名称，具有专有性质，不得
仿用。在一个通用名下，由于生
产厂家的不同，可有多个商品
名称。

28. 毒性药品

A. 每次处方量不超过 1 日极量，
处方保存 2 年备查

B. 每次处方量不超过 2 日极量，
处方保存 2 年备查

C. 每次处方量不超过 3 日极量，
处方保存 2 年备查

D. 每次处方量不超过 2 日极量，
处方保存 1 年备查

E. 每次处方量不超过 3 日极量，
处方保存 1 年备查

【答案与解析】B。医疗用毒性药
品的管理：医师开具毒性药品处
方只允许开制剂，每次处方剂量
不得超过 2 日极量；未注明"生
用"的毒性中药，应当附炮制
品；处方应保存 2 年备查。

29. 关于医疗机构麻醉药品的管理，

下列说法错误的是

A. 阿片属于麻醉药品

B. 为癌痛患者开具的吗啡注射剂
处方不得超过 1 次用量

C. 为慢性重度非癌痛患者开具的
吗啡片处方不得超过 7 日用量

D. 为慢性重度非癌痛患者开具的
吗啡缓释片处方不得超过 15
日用量

E. 对麻醉药品实行五专管理

【答案与解析】B。医疗机构麻醉
药品的管理：常用的有阿片、吗
啡、哌替啶、布桂嗪、复方樟脑
酊等。其管理要点是：麻醉药品
只限于医疗、教学和科研使用。
具备相应条件并申请后经过批准
的医疗机构才能使用麻醉药品。
使用麻醉药品的医务人员必须具
有执业医师资格并经培训考核取
得麻醉药品处方权。麻醉药品注
射剂处方为 1 次用量，其他剂型
处方不得超过 3 日用量，缓、控
释制剂处方不得超过 7 日用量；
为癌痛及慢性中、重度非癌痛患
者开具的麻醉药品注射剂处方不
得超过 3 日用量，其他剂型处方
不得超过 7 日用量，缓、控释制
剂处方不得超过 15 日用量。对麻
醉药品要有专人负责、专柜加
锁、专用账册、专用处方、专册
登记（五专管理），处方保存 3
年备查。

30. 600 张床位的医院，医院药品检
验室需要

A. 50m²   B. 60m²

C. 80m²   D. 100m²

E. 120m²

【答案与解析】D。医院药品检验室根据医院药学部的面积、医院编制床位数及医院制剂的范围综合考虑确定，一般300张以下床位的医院需60m²，300~500张需80m²，600张以上需100m²，以确保对本院购入药品及制剂室原料、辅料、半成品、成品及包装材料进行检验。

31. 临床药师为了使患者在药物治疗中获得最大收益而提供的一系列服务称为

A. 安全用药服务

B. 合理用药管理

C. 药物治疗管理

D. 治疗药物监测

E. 药学人文关怀

【答案与解析】C。药物治疗管理（MTM）是临床药师为了使患者在药物治疗中获得最大收益而提供的一系列服务。其主要任务是帮助同时伴随多种慢性疾病的患者进行药物治疗管理；降低与药物有关的不良事件以及促进整体的患者预后状态。

32. 医院处方点评的实施中，门急诊每月点评处方绝对数不应少于

A. 10 张   B. 30 张

C. 50 张   D. 100 张

E. 200 张

【答案与解析】D。医院处方点评的实施：门急诊处方的抽样率不应少于总处方量的1‰，且每月点评处方绝对数不应少于100张；病房（区）医嘱单的抽样率（按出院病历数计）不应少于1%，且每月点评出院病历绝对数不应少于30份。

33. 药品不良反应监测是指

A. 药品不良反应发现的过程

B. 药品不良反应发现、报告、评价、控制的过程

C. 药品不良反应报告的过程

D. 药品不良反应发现和报告的过程

E. 药品不良反应发现、报告和评价的过程

【答案与解析】B。药品不良反应监测是指药品不良反应的发现、报告、评价和控制的过程。药品不良反应监测方法有自发呈报系统、重点药物监测、重点医院监测、处方事件监测、医院集中监测、药物流行病学研究等。

34. 药品不良反应按其发生的机制，可分为 A、B、C 三型不良反应。下列关于药品不良反应的说法中，错误的是

A. A 型不良反应与剂量无关

B. A 型不良反应具有可预测性

C. B 型不良反应是与正常药理作用不相关的异常反应

D. C 型不良反应与用药没有明确

的时间关系

E. A 型不良反应与药物的药理作用密切相关

【答案与解析】A。药品不良反应按其发生的机制可分为：①A 型不良反应：与药物的药理作用密切相关，药物作用过强所致，与剂量相关，具有可预测性，停药或减量后症状很快减轻或消失，发病率高但死亡率低。②B 型不良反应：与正常药理作用不相关的异常反应，与剂量无关，难预测，常规毒理学筛选难发现，发生率低但死亡率高。③C 型不良反应：背景发生率高，长期用药后出现，潜伏期较长，用药与反应没有明确的时间关系，难预测，不可重现，发生机制不清。

35. 下列属于不规范处方的是

A. 重复给药的处方

B. 有不良相互作用的处方

C. 未写临床诊断的处方

D. 无正当理由超说明书用药的处方

E. 无正当理由开具高价药的处方

【答案与解析】C。①用药不适宜处方：适应证不适宜的；遴选的药品不适宜的；药品剂型或给药途径不适宜的；无正当理由不首选国家基本药物的；用法、用量不适宜的；联合用药不适宜的；重复给药的；有配伍禁忌或者不良相互作用的；其他用药不适宜情况的。②超常处方：无适应证

用药；无正当理由开具高价药的；无正当理由超说明书用药的；无正当理由为同一患者同时开具两种以上药理作用相同的药物的。③未写临床诊断的处方：属于不规范处方。

36. 患者需要应用限制使用抗菌药物治疗时，应经

A. 具有执业医师医师同意并签名

B. 具有主治医师以上专业技术职务任职资格的医师同意并签名

C. 具有副主任以上专业技术职务任职资格的医师同意并签名

D. 具有主任医师同意并签名

E. 具有主任药师同意并签名

【答案与解析】B。患者需要应用限制使用抗菌药物治疗时，应经具有主治医师以上专业技术职务任职资格的医师同意，并签名。

二、配伍选择题

（1～2 题共用备选答案）

A. 临床必需、安全有效、价格合理、使用方便、市场能够保证供应

B. 临床必需、安全有效、价格合理、使用方便、中西药并重

C. 临床首选、安全有效、价格合理、使用方便、市场能够保证供应

D. 临床必需、安全有效、价格便宜、使用方便、中西药并重

E. 临床首选、安全有效、价格便宜、使用方便、市场能够保证供应

1. 国家《基本医疗保险药品目录》中药品的遴选原则是

2. 国家基本药物的遴选原则是

【答案与解析】 A、B。①国家基本药物的遴选原则是临床必需、安全有效、价格合理、使用方便、中西药并重。国家基本药物一般每3年调整1次。②《基本医疗保险药品目录》分为甲类和乙类目录。纳入《基本医疗保险药品目录》的药品符合"临床必需、安全有效、价格合理、使用方便、市场能够保证供应"的原则。

(3~4题共用备选答案)

A. 非限制使用级

B. 限制使用级

C. 特殊使用级

D. 非特殊使用级

E. 限制特殊使用级

抗菌药物分级管理中

3. 经临床长期应用证明安全、有效、对细菌耐药性影响较小，价格相对较低的抗菌药物属于

4. 新上市的，且其疗效和安全性两方面的临床资料尚较少的抗菌药物属于

【答案与解析】 A、C。抗菌药物分级管理：①非限制使用级：经临床长期应用证明安全、有效，对细菌耐药性影响较小，价格相对较低的抗菌药物。②限制使用级：与非限制使用抗菌药物相比较，这类药物在疗效、安全性、对细菌耐药性影响、药品价格等某方面存在局限性，不宜作为非限制药物使用。③特殊使用级：不良反应明显，不宜随意使用或临床需要倍加保护以免细菌过快产生耐药而导致严重后果的抗菌药物；新上市的抗菌药物；其疗效或安全性任何一方面的临床资料尚较少，或并不优于现用药物者；药品价格昂贵。

(罗涵煦)

第三篇 专业知识

第一章 药理学

一、单项选择题

1. 产生副作用时的药物剂量是
   A. 最大量
   B. 最小量
   C. 阈剂量
   D. 致死量
   E. 治疗剂量
   【答案与解析】E。副作用是药物治疗剂量下出现的与治疗目的无关的反应。一般都可预料且较轻微，是可逆性的功能变化。原因是药物的选择性低。治疗目的不同，副作用和治疗作用可以互相转化。是药物固有的作用，难避免但可预知。

2. 药物与受体结合的能力是指
   A. 亲和力
   B. 内在活性
   C. 效能
   D. 效价强度
   E. 质反应
   【答案与解析】A。（1）药物与受体结合引起生物效应须具备两个条件：亲和力和内在活性。①亲和力：是指药物与受体结合的能力。亲和力高则结合多，亲和力低则结合少。②内在活性：是指药物激动受体产生特异性药理效应的能力，也称效应力。药物具有内在活性时才能激动受体产生受体兴奋的效应，内在活性高则激动效应强，内在活性低则激动效应弱。（2）效价强度：产生相等效应（一般采用50%效应量）时药物的相对剂量或浓度。（3）效能：药物所能产生的最大效应。（4）质反应：药理效应的强弱不呈连续性量的变化，而表现为反应性质的变化，只能用全或无、阳性或阴性表示，如存活或死亡、清醒或睡眠、麻醉或不麻醉、惊厥或不惊厥。

3. 下列哪项符合部分激动剂的特点
   A. 与受体有一定亲和力，但内在活性较弱
   B. 与受体无亲和力，而有内在活性
   C. 与受体亲和力高，也有内在活性
   D. 与受体无亲和力，也无内在活性
   E. 与受体亲和力高，而无内在活性
   【答案与解析】A。部分激动剂的定义为：具有一定的亲和力，故能与受体结合；但内在活性低，与受体结合后，只能产生较弱的效应，即使浓度增加，也达不到完全激动剂那样的最大效应，却因占据了受体，而拮抗完全激动剂的部分生理效应。

4. 拮抗剂的特点是

A. 对受体有亲和力且有内在活性

B. 对受体有强亲和力但无内在活性

C. 对受体无亲和力但有内在活性

D. 对受体无亲和力也无内在活性

E. 直接抑制神经递质

【答案与解析】B。拮抗剂能与受体结合，但缺乏内在活性，由于占据了受体，可拮抗激动剂的效应，使其最大效应减弱，通过增加激动剂的浓度，仍然可以使激动剂达到最大效应。随着拮抗剂浓度增加，激动剂的浓度，效应曲线平行右移。而只有非竞争性拮抗剂才能与受体呈不可逆结合。

5. 可作为用药安全性的指标有

A. LD$_{50}$/ED$_{50}$ B. 极量

C. 半数有效量 D. 半数致死量

E. 最小抑菌浓度

【答案与解析】A。药物的有效剂量与中毒剂量之间距离的大小，可以反映药物的安全性，即有效剂量增加多少可以引起毒性反应。该剂量之间的距离越大，药物越安全。LD$_{50}$/ED$_{50}$、LD$_5$/ED$_{95}$ 和 (LD$_1$ − ED$_{99}$) /ED$_{99}$ 均从不同方面表示药物有效剂量或治疗剂量与中毒剂量之间的距离。

6. 下列属于特异性药物作用的是

A. 甘露醇脱水

B. 硫酸镁导泻

C. 大剂量的碘抑制甲状腺激素的释放

D. 雷尼替丁治疗胃溃疡

E. 络合剂解救重金属中毒

【答案与解析】C。特异性药物作用是指结构特异性药物与机体生物大分子（如酶和受体）功能基团结合而发挥的作用。答案C是通过影响激素分泌而起作用的，属于特异性药物作用。选项A、B、D、E是通过改变细胞周围的理化条件而发挥作用的，属于非特异性药物作用。

7. 关于弱酸性药物的肾小管重吸收，叙述正确的是

A. 弱酸性条件下，解离增多

B. 弱碱性条件下，解离减少

C. 弱酸性条件下，重吸收减少

D. 弱碱性条件下，非解离型增多

E. 弱酸性条件下，重吸收增多

【答案与解析】E。肾小管重吸收：主要通过简单扩散进行。脂溶性药物重吸收多，排泄慢。尿量增加可降低尿液中药物浓度，使药物的重吸收减少，排泄增加。尿液呈酸性时，弱酸性药物解离少，重吸收多，排泄少；弱碱性药物解离多，重吸收少，排泄多。尿液呈碱性时则相反。如弱酸性的巴比妥类中毒时，可碱化尿液以促进药物排泄。

8. 属于肝药酶抑制剂的药物是

A. 苯巴比妥 B. 苯妥英钠

C. 异烟肼 D. 利福平

E. 卡马西平

【答案与解析】C。①肝药酶诱导剂：如苯巴比妥、苯妥英钠、利福平、卡马西平等，它们可加速药物自身和其他药物的代谢，使药效减弱。②肝药酶抑制剂：如氯霉素、异烟肼、西咪替丁等，能减慢其他药物的代谢，使药效增强。

9. 以半衰期为给药间隔时间，连续恒量给药，约经几个半衰期，血药浓度基本达到稳态血药浓度
   A. 7　　　　B. 3
   C. 5　　　　D. 8
   E. 9

【答案与解析】C。以半衰期为给药间隔时间，连续恒量给药，约经5个半衰期，血药浓度基本达到稳定水平，称为稳态血药浓度（C_{ss}）。

10. 苯巴比妥过量中毒可采取的措施是
    A. 碱化尿液，降低解离，减少肾小管重吸收
    B. 碱化尿液，促进解离，增加肾小管重吸收
    C. 碱化尿液，促进解离，减少肾小管重吸收
    D. 酸化尿液，降低解离，减少肾小管重吸收
    E. 酸化尿液，促进解离，增加肾小管重吸收

【答案与解析】C。苯巴比妥是弱酸性药物，过量中毒时，应该使用碳酸氢钠制剂，从而碱化尿液，使体内苯巴比妥解离增加，利用离子障的作用，减少其在肾小管重吸收，增加药物的排泄，起到解毒的作用。

11. 血药浓度–时间曲线下面积反映
    A. 药物的分布速度
    B. 药物的排泄量
    C. 药物的吸收速度
    D. 药物的剂量
    E. 进入体内循环的药物相对量

【答案与解析】E。血药浓度–时间曲线下面积，即AUC，与吸收进入人体循环的药量成比例，它反映进入人体循环药物的相对量。

12. 为了很快达到稳态血药浓度，可采取的给药方法是
    A. 1个半衰期给药1次，首剂用1.44倍的剂量
    B. 1个半衰期给药1次，首剂加倍
    C. 药物恒速静脉滴注
    D. 每5个半衰期给药1次
    E. 每个半衰期给药5次

【答案与解析】B。一般来说，经过5个半衰期，体内的药物就几乎被清除干净了，与此对应，经过5个半衰期连续给药，就能使体内药物达到稳态血药浓度，要缩短达到稳态血药浓度的时间，只能采用1个半衰期给药1次，首剂加倍的办法。

13. 在碱性尿液中弱碱性药物

A. 解离多，重吸收少，排泄快

B. 解离少，重吸收多，排泄快

C. 解离多，重吸收多，排泄快

D. 解离少，重吸收多，排泄慢

E. 解离多，重吸收少，排泄慢

【答案与解析】D。碱性药物在碱性环境中解离减少，非离子型药物增多，容易跨膜，因此重吸收增加，排泄减慢。

14. 某药的表观分布容积为40L，如欲立即达到4mg/L的稳态血药浓度，应给的负荷剂量是

A. 13mg　　　　B. 25mg

C. 50mg　　　　D. 100mg

E. 160mg

【答案与解析】E。$V_d = D/C$，负荷剂量 $D = V_d \times C = 40L \times 4mg/L = 160mg$。

15. 按一级动力学消除的药物，按一定时间间隔连续给予一定剂量，血药浓度达到稳定状态时间的长短决定于

A. 剂量大小

B. 给药次数

C. 半衰期

D. 表观分布容积

E. 生物利用度

【答案与解析】C。达到稳态血药浓度的时间与给药次数和间隔有关，当按一定时间间隔连续给予一定剂量，仅与半衰期有关。

16. 某药半衰期为36小时，若按一级动力学消除，每天用维持剂量给

药约需多长时间基本达到有效血药浓度

A. 2天　　　　B. 3天

C. 8天　　　　D. 11天

E. 14天

【答案与解析】C。连续用药须经至少5个半衰期达到稳态血药浓度，因此约至少180小时，即约8天。

17. 口服苯妥英钠几周后又加服氯霉素，测得苯妥英钠血浆浓度明显升高，这现象是因为

A. 氯霉素使苯妥英钠吸收增加

B. 氯霉素增加苯妥英钠的生物利用度

C. 氯霉素与苯妥英钠竞争与血红蛋白结合，使游离苯妥英钠增加

D. 氯霉素抑制肝药酶使苯妥英钠代谢减少

E. 氯霉素诱导肝药酶使苯妥英钠代谢增加

【答案与解析】D。肝药酶抑制剂可使受肝药酶代谢的药物代谢减慢。

18. 机械性肠梗阻、尿路梗阻患者禁用

A. 阿托品　　　B. 山莨菪碱

C. 新斯的明　　D. 东莨菪碱

E. 后马托品

【答案与解析】C。新斯的明禁用于机械性肠梗阻、尿路梗阻、支气管哮喘患者。

19. 解救筒箭毒碱过量中毒的药物是
    A. 乙酰胆碱　　　B. 新斯的明
    C. 泮库溴铵　　　D. 碘解磷定
    E. 尼可刹米

    【答案与解析】B。新斯的明临床应用：重症肌无力、腹气胀和尿潴留、阵发性室上性心动过速、非除极化型骨骼肌松弛药（如筒箭毒碱）过量中毒的解救。

20. 新斯的明不能应用的情况是
    A. 手术后腹气胀
    B. 重症肌无力
    C. 阵发性室上性心动过速
    D. 琥珀胆碱中毒
    E. 尿潴留

    【答案与解析】D。新斯的明的临床应用：重症肌无力、手术后腹气胀及尿潴留、阵发性室上性心动过速、非除极化肌松药（如筒箭毒碱）过量中毒的解毒。

21. 毛果芸香碱主要用于治疗
    A. 青光眼
    B. 有机磷酸酯类中毒
    C. 感染性休克
    D. 消化道出血
    E. 重症肌无力

    【答案与解析】A。毛果芸香碱的临床应用：①青光眼：眼压升高是青光眼的主要特征。分为闭角型和开角型两种。毛果芸香碱对闭角型青光眼疗效较好。②虹膜炎：与扩瞳药交替应用，可防止虹膜与晶状体粘连。③阿托品等

M 受体阻断药中毒的解救。

22. 毛果芸香碱滴眼后产生的症状是
    A. 扩瞳、升眼压、调节麻痹
    B. 缩瞳、降眼压、调节痉挛
    C. 缩瞳、升眼压、调节痉挛
    D. 扩瞳、降眼压、调节痉挛
    E. 缩瞳、升眼压、调节麻痹

    【答案与解析】B。毛果芸香碱药理作用：①眼：主要表现为缩瞳、降低眼压和调节痉挛。②腺体：使腺体分泌增加，其中汗腺和唾液腺最为显著。③平滑肌：可引起气管或支气管收缩。

23. 碘解磷定解救有机磷酸酯中毒症状效果最明显的是
    A. 瞳孔扩大　　　B. 肌束颤动
    C. 流涎　　　　　D. 腹痛
    E. 呼吸困难

    【答案与解析】B。碘解磷定能迅速制止肌束震颤。对内吸磷、对硫磷、马拉硫磷中毒疗效较好，对乐果中毒几乎无效，故抢救乐果中毒主要应用阿托品。

24. 有机磷酸酯类急性中毒时，可改善瞳孔缩小、腺体分泌增多等症状的药物是
    A. 碘解磷定　　　B. 哌替啶
    C. 呋塞米　　　　D. 氨茶碱
    E. 阿托品

    【答案与解析】E。阿托品能抑制腺体分泌，其中唾液腺和汗腺对阿托品最敏感；散瞳、升高眼压、调节麻痹（视近物模糊、视

远物清楚），因此可改善有机磷酸酯类急性中毒时出现的瞳孔缩小、腺体分泌增多等症状。

25. 毒扁豆碱和新斯的明的共同机制主要是
    A. 均用于青光眼的治疗
    B. 均可激动 N_2 受体
    C. 均刺激运动神经纤维释放乙酰胆碱
    D. 可逆性抑制胆碱酯酶
    E. 均易透过血 - 脑屏障

【答案与解析】D。易逆性抗胆碱酯酶药包括：①新斯的明：能可逆性地抑制胆碱酯酶活性，减少乙酰胆碱的灭活而表现出乙酰胆碱的 M、N 样作用。对骨骼肌的兴奋作用最强。②毒扁豆碱：滴眼后，能缩小瞳孔，降低眼内压，主要局部应用治疗青光眼。

26. 术后尿潴留可首选
    A. 毒扁豆碱　　B. 新斯的明
    C. 呋塞米　　　D. 阿托品
    E. 琥珀胆碱

【答案与解析】B。新斯的明除对骨骼肌的兴奋作用最强外，对胃肠道、膀胱平滑肌也具有较强的兴奋作用，为术后尿潴留的首选。

27. 患者，女，30 岁，出现呕吐、大汗，随后昏迷入院。诊断为敌敌畏急性中毒。给予洗胃，阿托品和氯解磷定治疗。氯解磷定解救的机制是
    A. 抑制 AChE

    B. 阻断 M 受体
    C. 复活 AChE
    D. 激动阿片受体
    E. 阻断 N 受体

【答案与解析】C。有机磷农药等进入机体后与胆碱酯酶结合，形成磷酰化胆碱酯酶，使其丧失水解乙酰胆碱的作用，因而导致乙酰胆碱蓄积，发生中毒症状。氯解磷定为胆碱酯酶复活剂，能与磷酰化胆碱酯酶作用，游离出胆碱酯酶，恢复其水解乙酰胆碱的作用。

28. 有机磷酸酯类中毒，必须马上用胆碱酯酶复活药抢救的原因是
    A. 胆碱酯酶不易复活
    B. 被抑制的胆碱酯酶会很快"老化"
    C. 胆碱酯酶复活药起效慢
    D. 需要立即对抗乙酰胆碱作用
    E. 需要立即促进乙酰胆碱的释放

【答案与解析】B。有机磷酸酯类是难逆性抗胆碱酯酶药，其与胆碱酯酶结合牢固，形成难水解的磷酰化胆碱酯酶，若不及时抢救，磷酰化的胆碱酯酶几分钟或几小时内就会老化，老化以后，即使使用胆碱酯酶复活药，也不能恢复酶的活性。

29. 阿托品对眼睛的作用是
    A. 散瞳、升高眼压和调节麻痹
    B. 散瞳、降低眼压和调节麻痹
    C. 散瞳、升高眼压和调节痉挛

D. 缩瞳、降低眼压和调节痉挛

E. 缩瞳、升高眼压和调节痉挛

【答案与解析】A。阿托品对眼睛的作用是：散瞳、升高眼压、调节麻痹。

30. 可抗晕动病及帕金森病的药物是

A. 哌仑西平　　B. 东莨菪碱

C. 阿托品　　　D. 后马托品

E. 山莨菪碱

【答案与解析】B。东莨菪碱抑制腺体分泌、扩瞳和调节麻痹作用较阿托品强，对胃肠平滑肌及心血管系统的作用较阿托品弱。一般治疗量即有明显的镇静作用，较大剂量可产生催眠作用，剂量更大甚至可引起意识消失，但可兴奋呼吸中枢。临床主要用于麻醉前给药、晕动病、呕吐及帕金森病等。

31. 阿托品禁用于

A. 肠痉挛

B. 虹膜睫状体炎

C. 溃疡病

D. 青光眼

E. 胆绞痛

【答案与解析】D。青光眼及前列腺肥大患者禁用阿托品。

32. 阿托品用于眼底检查的药理机制是

A. 扩瞳　　　　B. 升高眼压

C. 调节痉挛　　D. 调节麻痹

E. 松弛眼外肌

【答案与解析】A。阿托品能扩

瞳，因而可用于虹膜睫状体炎、验光配镜和检查眼底。

33. 阿托品用于全身麻醉前给药的主要目的是

A. 解除胃肠平滑肌痉挛

B. 防止休克

C. 抑制呼吸道腺体分泌

D. 抑制排便、排尿

E. 防止心律失常

【答案与解析】C。阿托品抑制腺体分泌，可用于全身麻醉前给药（目的是抑制呼吸道腺体分泌）、严重的盗汗和流涎症。

34. 阿托品不会引起

A. 尿频　　　　B. 视力模糊

C. 口干　　　　D. 便秘

E. 心悸

【答案与解析】A。阿托品的不良反应：常见的有口干、视力模糊、心悸、皮肤干燥潮红、排尿困难、便秘等。阿托品的最低致死量，成人为80～130mg，儿童约为10mg。解救阿托品中毒，可注射拟胆碱药如新斯的明毒扁豆碱或毛果芸香碱等。

35. 琥珀胆碱适用于

A. 静脉注射用于有机磷中毒解救

B. 静脉注射用于长时间手术

C. 静脉注射用于气管插管和食管镜等短时操作

D. 静脉滴注用于抗惊厥治疗

E. 静脉滴注用于抗癫痫治疗

【答案与解析】C。琥珀胆碱静脉

注射给药适用于气管内插管、气管镜、食管镜和胃镜等需短时肌松作用的操作;静脉滴注适用于需进行较长时间肌松作用的手术。

36. 筒箭毒碱中毒宜选用的抢救药是
   A. 毛果芸香碱　　B. 东莨菪碱
   C. 新斯的明　　　D. 毒扁豆碱
   E. 阿托品
   【答案与解析】C。筒箭毒碱过量可致呼吸肌麻痹。可用人工呼吸及注射新斯的明进行抢救。<u>禁用于重症肌无力、严重休克、呼吸肌功能不全或肺部疾病患者。</u>

37. 急性有机磷酸酯类中毒时,患者出现呼吸困难,口唇青紫,呼吸道分泌物增多,应立即静脉注射
   A. 解磷定　　　　B. 哌替啶
   C. 氨茶碱　　　　D. 阿托品
   E. 呋塞米
   【答案与解析】D。急性有机磷酸酯类中毒时,患者出现呼吸困难、口唇发绀、呼吸道分泌增多等症状是由于 M 受体激动所致,<u>宜采用阿托品阻断 M 受体,缓解症状。</u>

38. 阿托品用于麻醉前给药主要是由于
   A. 抑制呼吸道腺体分泌
   B. 抑制排尿
   C. 抑制排便
   D. 防止心动过缓
   E. 镇静

【答案与解析】A。阿托品可阻断 M 受体,使呼吸道腺体分泌减少。麻醉前用可防止分泌物阻塞呼吸道及吸入性肺炎的发生。

39. 阿托品适用于
   A. 抑制胃酸分泌,提高胃液 pH,治疗消化性溃疡
   B. 抑制胃肠消化酶分泌,治疗慢性胰腺炎
   C. 抑制支气管黏液分泌,用于祛痰
   D. 抑制汗腺分泌,可治疗夜间严重盗汗
   E. 抑制胆汁分泌,治疗胆绞痛
   【答案与解析】D。阿托品阻断 M 受体,能抑制汗腺分泌,可治疗夜间严重盗汗;抑制支气管黏液分泌,使痰液黏稠,不易咳出,不能用于祛痰;大剂量时可减少胃液分泌,但对胃酸浓度影响较小,无抑制胃肠消化酶和胆汁分泌的作用。

40. 治疗量的阿托品能引起
   A. 胃肠平滑肌松弛
   B. 腺体分泌增加
   C. 瞳孔扩大,眼压降低
   D. 心率加速,血压升高
   E. 中枢抑制,出现嗜睡
   【答案与解析】A。治疗量的阿托品可使胃肠平滑肌松弛;抑制腺体分泌,瞳孔扩大,眼压升高;心率轻度短暂的减慢;对血压无影响。中毒剂量出现中枢抑制。

41. 升压效应可被酚妥拉明翻转的药物是
    A. 肾上腺素
    B. 去甲肾上腺素
    C. 异丙肾上腺素
    D. 多巴胺
    E. 去氧肾上腺素
    【答案与解析】A。α受体阻断药（酚妥拉明）能选择性地阻断α受体，使肾上腺素的升压作用翻转为降压作用。

42. 去甲肾上腺素的常用给药方法是
    A. 肌内注射　　B. 皮下注射
    C. 口服　　　　D. 静脉注射
    E. 静脉滴注
    【答案与解析】E。去甲肾上腺素：口服无效。皮下注射或肌内注射时，易造成局部组织坏死，因此不能采用皮下注射或肌内注射。临床常用静脉滴注给药。几乎无中枢作用。

43. 选择性地作用于β₁受体的药物是
    A. 多巴胺　　　B. 多巴酚丁胺
    C. 特布他林　　D. 氨茶碱
    E. 麻黄碱
    【答案与解析】B。多巴酚丁胺选择性激动β₁受体。短期用于治疗心肌梗死伴有心衰的患者。禁用于梗阻性肥厚型心肌病和房颤患者。

44. 无尿休克患者禁用
    A. 去甲肾上腺素
    B. 阿托品

C. 多巴胺
D. 间羟胺
E. 肾上腺素
【答案与解析】A。去甲肾上腺素：①临床用途：抗休克、上消化出血。②不良反应：局部组织缺血性坏死、急性肾衰竭、血压下降。③禁忌证：禁用于动脉粥样硬化、高血压、器质性心脏病及少尿、无尿、严重微循环障碍的患者。

45. 防治硬膜外麻醉所致的低血压，可选用
    A. 麻黄碱
    B. 肾上腺素
    C. 去甲肾上腺素
    D. 多巴胺
    E. 间羟胺
    【答案与解析】A。麻黄碱的临床用途：防治某些低血压（可用于防治蛛网膜下隙和硬脊膜外麻醉所引起的低血压）；鼻黏膜充血；预防支气管哮喘；缓解荨麻疹和血管神经性水肿等变态反应的皮肤黏膜症状。高血压、动脉硬化症、甲亢及冠心者均应慎用或禁用麻黄碱。

46. 多巴胺可应用于
    A. 心源性休克
    B. 鼻黏膜充血
    C. 支气管哮喘
    D. 变态反应
    E. 上消化道出血

【答案与解析】A。多巴胺的临床用途：心源性休克、感染性休克和出血性休克。尤其适用于伴有心肌收缩力减弱和尿量减少的休克患者，但必须补足血容量，同时纠正酸中毒。

47. 滴鼻给药可治疗鼻塞的药物是
A. 异丙肾上腺素
B. 去甲肾上腺素
C. 麻黄碱
D. 多巴胺
E. 多巴酚丁胺

【答案与解析】C。麻黄碱的临床应用：①防治某些低血压：用于防治蛛网膜下隙麻醉和硬膜外麻醉引起的低血压。②鼻黏膜充血：使黏膜血管收缩，减轻过敏性鼻炎或感冒的鼻塞症状。③防治支气管哮喘：用于预防发作或治疗轻度支气管哮喘，但因有明显的中枢兴奋作用，故不推荐作为长期用药。④其他：可缓解荨麻疹和血管神经性水肿等变态反应的皮肤黏膜症状。

48. 为了延长普鲁卡因的作用时间，可加用
A. 肾上腺素
B. 去甲肾上腺素
C. 异丙肾上腺素
D. 麻黄碱
E. 多巴胺

【答案与解析】A。普鲁卡因对黏膜的穿透力弱，故不用作表面麻

醉。溶液中加入少量肾上腺素能使作用时间延长。可引起过敏反应，用药前要做皮肤过敏试验。有过敏史者、皮试阳性者改用利多卡因，不宜用丁卡因。

49. 患者，女，65岁，近来出现头昏、乏力、易疲倦、活动后气促。听诊发现心音脱漏，脉搏也相应脱漏，心室率缓慢，诊断为二度房室传导阻滞。宜选用的治疗药物是
A. 氯化钙
B. 去氧肾上腺素
C. 去甲肾上腺素
D. 普萘洛尔
E. 异丙肾上腺素

【答案与解析】E。异丙肾上腺素：①药理作用：兴奋心脏、扩张血管、影响血压、扩张支气管、促进代谢。②临床应用：支气管哮喘、房室传导阻滞、心脏骤停、抗休克。③禁忌证：患冠心病、糖尿病、甲状腺功能亢进者禁用。

50. 加入哪种药物可以延长利多卡因局部注射的作用时间
A. 羧甲基纤维素钠
B. 琥珀胆碱
C. 去甲肾上腺素
D. 阿托品
E. 肾上腺素

【答案与解析】E。肾上腺素加入局麻药注射液中，可以延缓局麻

药的吸收，减少吸收中毒的可能性，同时又可延长局麻药的作用时间。

51. 常与局麻药配伍，防止吸收中毒的是
    A. 多巴胺
    B. 肾上腺素
    C. 麻黄碱
    D. 异丙肾上腺素
    E. 去甲肾上腺素

【答案与解析】B。肾上腺素临床上主要用于心脏骤停、过敏性休克（首选）、变态反应性疾病（支气管急性发作、血管神经性水肿和血清病）、局部应用（延缓局麻药吸收）。禁用于高血压、器质性心脏病、冠状动脉粥样硬化、甲亢及糖尿病等。

52. 去甲肾上腺素静脉滴注时外漏，可选用
    A. 肾上腺素   B. 东莨菪碱
    C. 酚妥拉明   D. 异丙嗪
    E. 多巴胺

【答案与解析】C。静脉滴注去甲肾上腺素发生外漏时，可局部注射酚妥拉明，防止组织缺血性坏死。

53. 可用于上消化道出血的是
    A. 去甲肾上腺素
    B. 肾上腺素
    C. 多巴胺
    D. 间羟胺
    E. 麻黄碱

【答案与解析】A。去甲肾上腺素：①临床上主要用于抗休克、上消化出血。②不良反应主要有：局部组织缺血性坏死、急性肾衰竭、停药后的血压下降。③禁用于动脉粥样硬化、高血压、器质性心脏病及少尿、无尿、严重微循环障碍的患者。

54. 急性肾衰竭时，与利尿剂配伍增加尿量的药物是
    A. 多巴胺
    B. 麻黄碱
    C. 去甲肾上腺素
    D. 异丙肾上腺素
    E. 肾上腺素

【答案与解析】A。小剂量多巴胺扩张肾血管，增加肾血流量和肾小球滤过率，排钠利尿。

55. 下列不属于β受体阻断药不良反应的是
    A. 加重支气管哮喘
    B. 外周血管痉挛
    C. 反跳现象
    D. 抑制心脏功能
    E. 心绞痛

【答案与解析】E。β受体阻断药不良反应：诱发或加重支气管哮喘、抑制心脏功能、外周血管收缩和痉挛（雷诺症状或间歇跛行）、反跳现象（血压上升、严重心律失常或心绞痛发作次数增加）、眼-皮肤黏膜综合征（干眼症、结膜炎、角膜溃疡及皮肤

病变等）。β受体阻断药禁用于严重心功能不全、窦性心动过缓、重度房室传导阻滞、低血压、支气管哮喘。心绞痛为其适应证。

56. 患者，男，55岁，慢性心功能不全，有哮喘病史。可用于治疗的药物不包括

    A. 地高辛　　　　B. 普萘洛尔
    C. 呋塞米　　　　D. 依那普利
    E. 氯沙坦

    【答案与解析】B。普萘洛尔禁用于窦性心动过缓、重度房室传导阻滞、心功能不全和支气管哮喘患者。

57. 酚妥拉明使血管扩张的机制是

    A. 直接扩张血管和阻断α受体
    B. 扩张血管和激动α受体
    C. 阻断β受体
    D. 激动β受体
    E. 松弛平滑肌

    【答案与解析】A。酚妥拉明既能阻断血管平滑肌α受体，又能直接舒张血管平滑肌使血管扩张，外周阻力下降，血压下降。

58. 属于β受体阻断药的是

    A. 哌唑嗪　　　　B. 阿托品
    C. 沙丁胺醇　　　D. 普萘洛尔
    E. 多巴胺

    【答案与解析】D。普萘洛尔属于β受体阻断药，主要治疗高血压、心绞痛和心律失常及甲亢等。

59. 可用于治疗急性心肌梗死和顽固性充血性心力衰竭的药物是

    A. 哌唑嗪　　　　B. 麻黄碱
    C. 酚妥拉明　　　D. 异丙嗪
    E. 肾上腺素

    【答案与解析】C。酚妥拉明临床应用：①治疗外周血管痉挛性疾病：如肢端动脉痉挛性疾病（雷诺病）、血栓闭塞性脉管炎。②对抗静脉滴注去甲肾上腺素外漏时所引起的血管收缩，可局部浸润注射。③抗休克：适用于感染性、心源性和神经性休克。④诊治肾上腺嗜铬细胞瘤：用于肾上腺嗜铬细胞瘤的鉴别诊断、高血压危象的治疗、手术前准备。⑤治疗急性心肌梗死和顽固性充血性心力衰竭。

60. 外周血管痉挛或血栓闭塞性疾病可选的治疗药物是

    A. 麻黄碱
    B. 山莨菪碱
    C. 酚妥拉明
    D. 异丙肾上腺素
    E. 多巴胺

    【答案与解析】C。酚妥拉明可直接舒张血管，大剂量时也阻断血管平滑肌上α受体，可使外周血管舒张，缓解外周血管痉挛。

61. 适用于治疗室性心律失常并有局麻作用的药物是

    A. 利多卡因　　　B. 胺碘酮
    C. 维拉帕米　　　D. 普鲁卡因胺
    E. 普萘洛尔

    【答案与解析】A。利多卡因起效

快，强而持久。主要用于各种局部麻醉、抗心律失常。

62. 表面麻醉作用较强的是哪种药

A. 普鲁卡因　　　B. 利多卡因

C. 布比卡因　　　D. 丁卡因

E. 苯佐卡因

【答案与解析】 D。表面麻醉需要穿透性强的局部麻醉药，丁卡因对黏膜的穿透力较其他同类药物强，常用于表面麻醉。

63. 硫喷妥钠静脉麻醉的最大缺点是

A. 麻醉深度不够

B. 升高颅内压

C. 兴奋期长

D. 易产生呼吸抑制

E. 易发生心律失常

【答案与解析】 D。硫喷妥钠系超短效巴比妥类药物。（1）优点：①脂溶性高，极易通过血－脑屏障，作用迅速，静注后数秒钟即可引起麻醉；②麻醉过程无兴奋期。（2）缺点：①作用时间短；②可诱发喉头和支气管痉挛，用药前皮下注射硫酸阿托品可预防，支气管哮喘者禁用；③抑制呼吸和循环，新生儿、婴幼儿禁用。

64. 硫喷妥钠麻醉的适应证是

A. 肝功能损害患者

B. 支气管哮喘患者

C. 喉头痉挛患者

D. 作为麻醉前给药

E. 短时小手术麻醉

【答案与解析】 E。硫喷妥钠为超短时作用的巴比妥类药物，脂溶性高，静脉注射后几秒钟即可进入脑组织，麻醉作用迅速，然后药物在体内重新分布，从脑组织转到肌肉和脂肪等组织，因而作用维持时间短，故适用于短时小手术。

65. 可用于焦虑症的药物是

A. 苯二氮䓬类　　B. 巴比妥类

C. 吩噻嗪类　　　D. 水杨酸类

E. 苯胺类

【答案与解析】 A。①苯二氮䓬类：在临床上可作为治疗焦虑症及各种原因引起的焦虑状态的首选药。②巴比妥类：随着剂量增加，依次表现为镇静、催眠、抗惊厥和麻醉作用。苯巴比妥还有抗癫痫作用；较大剂量时可明显抑制心血管系统；剂量过大可引起呼吸中枢麻痹而致死。

66. 苯二氮䓬类和苯巴比妥作用的相同点不包括

A. 均有镇静催眠作用

B. 均有成瘾性

C. 均可用于惊厥治疗

D. 作用原理均可能涉及 GABA 受体

E. 均有中枢性骨骼肌松弛作用

【答案与解析】 E。苯二氮䓬类镇静催眠药有中枢性肌肉松弛作用，而苯巴比妥没有中枢性骨骼肌松弛作用。

67. 咪达唑仑属于下列哪类药
　　A. 巴比妥类　　　B. 苯二氮䓬类
　　C. 乙内酰胺类　　D. 吩噻嗪类
　　E. 醛类
　　【答案与解析】B。苯二氮䓬类可分为：①长效类：地西泮、氟西泮；②中效类：硝西泮、氯硝西泮、氯氮䓬、劳拉西泮、艾司唑仑、阿普唑仑；③短效类：三唑仑、咪达唑仑等。

68. 与苯二氮䓬类无关的作用是
　　A. 依赖性
　　B. 锥体外系反应
　　C. 镇静催眠作用
　　D. 抗惊厥作用
　　E. 中枢性骨骼肌松弛
　　【答案与解析】B。苯二氮䓬类镇静催眠药不产生锥体外系反应。

69. 关于苯妥英钠的说法中，错误的是
　　A. 是肝药酶诱导剂
　　B. 对单纯性局限性发作有较好疗效
　　C. 对复合性局限性发作有较好疗效
　　D. 是治疗强直－阵挛性发作的首选
　　E. 对失神发作有效
　　【答案与解析】E。苯妥英钠是肝药酶诱导剂，可引起对强直－阵挛性发作和单纯性局限性发作有较好疗效，是首选药；对复合性局限性发作也有较好疗效；但对

失神性发作无效，有时甚至使病情恶化，故禁用。

70. 硫酸镁中毒可缓慢静脉注射下列哪个药物对抗
　　A. 氯化钙　　　B. 氯化钠
　　C. 氯化镁　　　D. 新斯的明
　　E. 肾上腺素
　　【答案与解析】A。硫酸镁中毒表现为呼吸抑制、血压剧降和心脏骤停。中毒时应立即停药，及时进行人工呼吸，并缓慢静脉注射氯化钙或葡萄糖酸钙对抗。

71. 可作为首选用于癫痫持续状态的药物是
　　A. 硝西泮　　　B. 地西泮
　　C. 三唑仑　　　D. 扎来普隆
　　E. 苯巴比妥
　　【答案与解析】B。苯二氮䓬类药物临床用于治疗破伤风、子痫、小儿高热惊厥以及药物中毒性惊厥。其中，地西泮静脉注射是目前治疗癫痫持续状态的首选药。

72. 下列属于广谱抗癫痫药物的是
　　A. 卡马西平　　B. 苯巴比妥
　　C. 丙戊酸钠　　D. 戊巴比妥
　　E. 乙琥胺
　　【答案与解析】C。丙戊酸钠为广谱抗癫痫药，对失神性发作的疗效优于乙琥胺，但因其肝毒性，不作首选药。是强直－阵挛性发作合并失神性发作的首选药。

73. 治疗子痫可选用
　　A. 地西泮　　　B. 卡马西平

C. 硫酸镁　　D. 苯妥英钠

E. 硫喷妥钠

【答案与解析】C。临床上注射硫酸镁主要用于治疗各种原因引起的惊厥。子痫因兼有惊厥和血压升高，可将其作为首选药。硫酸镁也常用于高血压危象。

74. 对癫痫大发作和心律失常有效的药物是

A. 苯巴比妥　　B. 地西泮

C. 卡马西平　　D. 苯妥英钠

E. 丙戊酸钠

【答案与解析】D。苯妥英钠对强直-阵挛性发作（大发作）和单纯部分性发作（局限性发作）疗效好，为首选药；其也可以用于心律失常的治疗。

75. 苯巴比妥连续用药产生耐受性的主要原因是

A. 重新分布，贮存于脂肪组织

B. 被血浆中假性胆碱酶迅速水解破坏

C. 以原型经肾脏排泄加快

D. 被血浆中单胺氧化酶迅速水解破坏

E. 诱导肝药酶加速自身代谢

【答案与解析】E。苯巴比妥连续用药产生耐受性，可能与其诱导肝药酶加速自身代谢等有关。

76. 关于卡马西平的特点，错误的是

A. 对舌咽神经痛优于苯妥英钠

B. 对三叉神经痛优于苯妥英钠

C. 对复合性局限性发作为首选药

D. 对失神性发作疗效仅次于乙琥胺

E. 对锂盐无效的躁狂症也有效

【答案与解析】D。卡马西平药理作用和临床应用：①抗癫痫：对复合性局限性发作为首选药；对强直-阵挛性发作和单纯性局限性发作也是首选药之一；对失神性发作和肌阵挛性发作疗效差或无效。②抗外周神经痛：对三叉神经痛和舌咽神经痛的疗效优于苯妥英钠。③抗躁狂、抗抑郁：对躁狂症、抑郁症治疗作用明显，对锂盐无效的躁狂抑郁症也有效。

77. 可引起牙龈增生的抗癫痫药是

A. 卡马西平　　B. 苯巴比妥

C. 丙戊酸钠　　D. 扑米酮

E. 苯妥英钠

【答案与解析】E。苯妥英钠不良反应：①局部刺激。②牙龈增生。③神经系统反应：$20\mu g/ml$左右即可引起毒性反应，表现为眩晕、头痛、复视、眼球震颤、语言不清和共济失调等；血药浓度大于$4\mu g/ml$可致精神错乱；$50\mu g/ml$以上出现昏睡、昏迷。④血液系统反应：长期服用可致叶酸吸收和代谢障碍，抑制二氢叶酸还原酶，引起巨幼细胞贫血，宜用亚叶酸钙防治。⑤骨骼系统反应：长期应用可致低钙血症、佝偻病和软骨病，必要时应用维生素D防治。苯妥英钠禁用于窦性心动过缓、二度或三度房室传导阻滞、阿－斯综合征。

78. 患儿，男，10 岁，因癫痫大发作入院，曾服用苯巴比妥10 月余，因疗效不佳两日前改服苯妥英钠，结果癫痫反而加重。原因是
    A. 苯妥英钠剂量太小
    B. 苯妥英钠对癫痫大发作无效
    C. 苯妥英钠为肝药酶诱导剂，加速自身代谢
    D. 苯妥英钠尚未达到有效血药浓度
    E. 苯妥英钠剂量过大出现中毒

【答案与解析】C。苯妥英钠为肝药酶诱导剂，可加速自身代谢，导致血药浓度下降，加重癫痫。

79. 关于硫酸镁的叙述，不正确的是
    A. 对各种原因所致惊厥有作用
    B. 尤其是对子痫有良好的抗惊厥作用
    C. 口服易吸收，也能抗惊厥
    D. 口服有致泻、利胆作用
    E. 静脉缓慢注射氯化钙可立即消除镁离子的作用

【答案与解析】C。硫酸镁用药途径不同，临床疗效不同。口服具有导泻和利胆作用，不能抗惊厥；静脉注射可以抗惊厥，且对于任何原因所致的惊厥均有作用；尤其对子痫有良好的抗惊厥作用；过量中毒时，静脉缓慢注射氯化钙可以立即消除镁离子的作用。

80. 氯丙嗪的锥体外系反应不包括

A. 帕金森综合征
B. 急性肌张力障碍
C. 静坐不能
D. 直立性低血压
E. 迟发性运动障碍

【答案与解析】D。锥体外系反应：是长期应用氯丙嗪最常见的不良反应。表现为：帕金森综合征；急性肌张力障碍；静坐不能；迟发性运动障碍。

81. 关于氯丙嗪对中枢神经系统的药理作用，说法不正确的是
    A. 抗精神病
    B. 解痉
    C. 镇吐
    D. 加强中枢抑制药作用
    E. 影响体温调节

【答案与解析】B。氯丙嗪对中枢神经系统的药理作用：①镇静、安定和抗精神病：氯丙嗪对中枢神经系统有较强的抑制作用，也称神经安定作用。②镇吐：小剂量能阻断延髓催吐化学感受区（CTZ）的 DA 受体，大剂量能直接抑制呕吐中枢，对前庭刺激引起的呕吐无效。对顽固性呃逆有一定作用。③影响体温调节：既可抑制产热过程又可抑制散热过程，故使体温随环境温度的变化而变化。在低温环境中不仅能使发热者体温降低，而且还能使正常人的体温降低；若在高温条件下，则可使体温升高。④增强中枢抑制药的作用：可增强镇静催

眠药、镇痛药、麻醉药等的作用，与上述药物合用时应适当减量。

82. 冬眠灵即
    A. 丙米嗪　　B. 氯丙嗪
    C. 哌唑嗪　　D. 桂利嗪
    E. 异丙嗪
    【答案与解析】B。氯丙嗪即冬眠灵，配合物理降温，可使体温降至正常以下，与其他中枢抑制药如异丙嗪、哌替啶等组成人工冬眠合剂，用于严重创伤、感染性休克、甲状腺危象、中枢性高热、高热惊厥等的辅助治疗。还可用于低温麻醉。

83. 下列有关氯丙嗪的叙述，不正确的是
    A. 降温作用与外周环境有关
    B. 主要影响中枢而降温
    C. 可用于高热惊厥
    D. 可使体温降至正常以下
    E. 不可使体温升高
    【答案与解析】E。氯丙嗪对体温调节中枢有很强的抑制作用，使体温调节功能降低，体温随环境温度的变化而变化：在环境温度低于正常体温的情况下，可使体温降低，不但降低发热患者的体温，也可降低正常人体温；环境温度较高时，氯丙嗪也可使体温升高。

84. 丙米嗪的常见不良反应是
    A. 阿托品样作用

    B. 锥体外系反应
    C. 胃肠道反应
    D. 造血系统损害
    E. 奎尼丁样作用
    【答案与解析】A。丙米嗪不良反应：①阿托品样副作用：引起口干、视物模糊、眼压升高、便秘、尿潴留、心动过速等副作用。青光眼、前列腺肥大患者禁用。②心血管系统反应：可见低血压或直立性低血压，大剂量可致心律失常或心肌损伤。③中枢神经系统反应：可出现乏力、震颤，大剂量可引起精神兴奋、躁狂、癫痫样发作。故只用于单相型抑郁症的治疗。④其他：与单胺氧化酶抑制药合用，可出现严重的不良反应，故使用 MAOI 患者须至少停用 10~14 天后方可使用本品。

85. 常与芬太尼联合用于"神经安定镇痛术"的药物是
    A. 氟哌啶醇　　B. 氟奋乃静
    C. 氟哌利多　　D. 氯普噻吨
    E. 五氟利多
    【答案与解析】C。氟哌利多是目前临床麻醉中应用最广的强安定药。常与强效镇痛剂芬太尼合用，产生精神恍惚、活动减少、痛觉消失但不进入睡眠状态的一种特殊麻醉状态，称为"神经安定镇痛术"。

86. 碳酸锂主要用于治疗

A. 焦虑症

B. 失眠症

C. 阿尔兹海默症

D. 躁狂症

E. 帕金森病

【答案与解析】D。碳酸锂临床应用：躁狂症（首选）、躁狂抑郁症、难治性抑郁症、精神分裂症。

87. 为选择性 5 - 羟色胺再摄取抑制剂的是

A. 丙米嗪　　　B. 地昔帕明

C. 氟西汀　　　D. 马普替林

E. 米安色林

【答案与解析】C。氟西汀为强效选择性 5 - HT（羟色胺）再摄取抑制药。常用于各型抑郁症。对强迫症、神经性贪食症、焦虑症等也有效。禁与单胺氧化酶抑制药合用，以防发生"5 - HT 综合征"。同类药物有帕罗西汀、舍曲林、氟伏沙明、西酞普兰、艾司西酞普兰等。

88. 长期应用氯丙嗪治疗精神病，最常见的不良反应是

A. 锥体外系反应

B. 过敏反应

C. 直立性低血压

D. 内分泌障碍

E. 消化道症状

【答案与解析】A。长期应用氯丙嗪时由于阻断黑质 - 纹状体通路的 DA 受体，引起锥体外系反应，表现为：静坐不能、帕金森综合征、急性肌张力障碍。

89. 关于氯丙嗪的镇吐作用，错误的是

A. 小剂量选择性阻断 CTZ 的多巴胺受体

B. 大剂量抑制呕吐中枢

C. 对顽固性呃逆有效

D. 对癌症、放射病及某些药物所致的呕吐有效

E. 对刺激前庭引起的呕吐有效

【答案与解析】E。氯丙嗪作为抗精神分裂症的首选药，小剂量时可抑制延脑催吐化学感受区的多巴胺受体；大剂量直接抑制呕吐中枢部位的 DA_2 受体，产生强大的催吐作用，能治疗除晕动病外的各种呕吐；也适用于顽固性呃逆，对刺激前庭引起的呕吐无效。

90. 患者，男，56 岁，患有帕金森病用左旋多巴治疗，最终每日用到 4g，两周后症状明显好转，为加强营养自行服用多种维生素，其中有维生素 B_6 每日 50mg，两日后病情明显加重。最可能的原因是

A. 维生素 B_6 加速左旋多巴从肾脏排出

B. 维生素 B_6 加速左旋多巴外周代谢

C. 维生素 B_6 化学上与左旋多巴拮抗

D. 维生素 B_6 生理上与左旋多巴

拮抗

E. 维生素 B$_6$ 减少左旋多巴中枢脱羧

【答案与解析】B。维生素 B$_6$ 加速左旋多巴外周代谢，导致病情明显加重。

91. 用左旋多巴治疗震颤麻痹疗效不佳时宜采用

A. 卡比多巴　　B. 苯海索

C. 金刚烷胺　　D. 苄丝肼

E. 溴隐亭

【答案与解析】B。苯海索抗帕金森病的特点为：①对早期轻症患者疗效好；②对震颤疗效好（可作为左旋多巴治疗震颤麻痹疗效不佳时的替代药物），对流涎、肌肉僵直和运动迟缓疗效较差；③对抗精神病药引起的帕金森病有效；④合用左旋多巴可增强疗效；⑤闭角型青光眼、前列腺肥大者禁用。

92. 左旋多巴可用于

A. 脑膜炎后遗症

B. 乙型肝炎

C. 肝性脑病

D. 心血管疾病

E. 失眠

【答案与解析】C。左旋多巴可用于：①抗帕金森病；②治疗肝性脑病：在脑内可转化为去甲肾上腺素而使肝昏迷患者苏醒。

93. 苯海索治疗帕金森病的作用机制是

A. 阻断中枢胆碱受体

B. 阻断多巴胺受体

C. 兴奋多巴胺受体

D. 兴奋中枢的胆碱受体

E. 抑制 5 - 羟色胺在脑中的生成和作用

【答案与解析】A。苯海索为中枢抗胆碱药，阻断中枢胆碱受体。

94. 通过选择性激动 M$_1$ 受体，用于治疗老年痴呆的药物是

A. 他克林　　B. 多奈哌齐

C. 利斯的明　　D. 占诺美林

E. 加兰他敏

【答案与解析】D。占诺美林为目前发现的选择性最高的 M$_1$ 受体激动药之一，可用于治疗老年痴呆。

95. 左旋多巴治疗帕金森病的机制是

A. 在脑内转变为 DA，补充纹状体内 DA 的不足

B. 提高纹状体中乙酰胆碱的含量

C. 提高纹状体中 5 - HT 的含量

D. 降低黑质中乙酰胆碱的含量

E. 阻断黑质中胆碱受体

【答案与解析】A。左旋多巴在脑内转变为多巴胺，补充纹状体内多巴胺的不足，这就是其治疗帕金森病的机制。

96. 属于选择性多巴胺受体激动剂的是

A. 卡比多巴　　B. 溴隐亭

C. 苯海索　　D. 左旋多巴

E. 东莨菪碱

【答案与解析】B。溴隐亭为选择

性多巴胺受体激动剂。一般剂量可激动黑质纹状体通路的多巴胺受体，产生抗帕金森病作用，主要用于不能耐受左旋多巴的帕金森病患者。小剂量可选择性激动结节漏斗通路的多巴胺受体，抑制催乳素和生长激素分泌，<u>用于治疗溢乳闭经综合征和肢端肥大症</u>。可诱发出血，出现直立性低血压等不良反应。

97. 可治疗帕金森病的抗病毒药是
  A. 碘苷　　　　B. 阿昔洛韦
  C. 齐多夫定　　D. 利巴韦林
  E. 金刚烷胺
  【答案与解析】E。金刚烷胺可通过多种方式增强多巴胺的功能：促进纹状体多巴胺释放、抑制多巴胺再摄取、直接激动多巴胺受体、较弱的中枢抗胆碱作用。还有<u>抗亚洲 A 型流感病毒作用</u>。长期用药可见下肢皮肤出现网状青斑。精神病、癫痫患者禁用。可致畸胎。

98. 患儿，男，8 个月，入院间面色潮红，口唇樱桃红色，脉快，昏迷，问诊家人答用煤炉采暖。诊断为一氧化碳中毒。以下药物首选的是
  A. 洛贝林　　　B. 贝美格
  C. 二甲弗林　　D. 尼可刹米
  E. 哌甲酯
  【答案与解析】A。<u>洛贝林通过刺激颈动脉体化学感受器，反射性</u>

引起呼吸中枢兴奋，作用时间短，安全范围大，临床多用于新生儿窒息及小儿感染引起的呼吸衰竭，一氧化碳中毒等。

99. 下列药物有利尿作用的是
  A. 洛贝林　　　B. 咖啡因
  C. 尼可刹米　　D. 匹莫林
  E. 吡拉西坦
  【答案与解析】B。咖啡因具有较弱的<u>舒张胆管</u>和支气管平滑肌、<u>刺激胃酸和胃蛋白酶分泌</u>及<u>利尿</u>等作用。

100. 常与麦角胺配伍治疗偏头痛的药物是
  A. 二甲弗林　　B. 洛贝林
  C. 咖啡因　　　D. 贝美格
  E. 尼可刹米
  【答案与解析】C。大剂量咖啡因可直接兴奋心脏、扩张血管。对脑血管有收缩作用，可减少脑血管搏动。<u>与解热镇痛药配伍治疗一般性头痛，与麦角胺配伍治疗偏头痛</u>。

101. 吗啡主要用于
  A. 慢性钝痛　　B. 胃肠绞痛
  C. 急性锐痛　　D. 胆绞痛
  E. 肾绞痛
  【答案与解析】C。吗啡一般仅用于其他镇痛药无效的急性锐痛，如严重创伤、烧伤、烫伤、战伤、手术等引起的剧痛和晚期癌症疼痛；对内脏绞痛如胆绞痛、肾绞痛应合用解痉药阿

托品；对心肌梗死引起的剧痛，若血压正常，可用吗啡镇痛，同时因吗啡的镇静和扩血管作用可减轻患者的恐惧情绪和心脏负荷。

102. 哌替啶禁用于
    A. 人工冬眠　　B. 支气管哮喘
    C. 镇痛　　　　D. 麻醉前给药
    E. 心源性哮喘
    【答案与解析】B。哌替啶禁用于分娩止痛、哺乳期妇女止痛、支气管哮喘、肺心病、颅脑损伤致颅内压增高、肝功能严重减退、新生儿和婴儿。

103. 吗啡中毒死亡的主要原因是
    A. 心源性哮喘　B. 瞳孔缩小
    C. 呼吸肌麻痹　D. 血压降低
    E. 颅内压升高
    【答案与解析】C。吗啡过量可致急性中毒，表现为昏迷、呼吸深度抑制、瞳孔极度缩小（针尖样），其致死的主要原因为呼吸麻痹。抢救措施为吸氧、人工呼吸、静脉注射阿片受体阻断药纳洛酮等。

104. 吗啡具有扩张血管、镇静和抑制呼吸等作用，故可用于治疗
    A. 心源性哮喘
    B. 支气管哮喘
    C. 肺源性心脏病
    D. 肝性脑病
    E. 分娩镇痛
    【答案与解析】A。吗啡用于心

源性哮喘的机制是：①降低呼吸中枢对 CO_2 的敏感性，减弱过度的反射性呼吸兴奋；②扩张外周血管，减轻心脏前、后负荷，有利于消除肺水肿；③镇静作用有利于消除患者焦虑、恐惧情绪，减少耗氧量。但伴有昏迷、休克、严重肺部疾患或痰液过多者禁用。

105. 吗啡不具有的药理作用是
    A. 致欣快　　　B. 止吐
    C. 镇咳　　　　D. 呼吸抑制
    E. 镇静
    【答案与解析】B。吗啡中枢神经系统的药理作用：①镇痛、镇静、致欣快：吗啡具有强大的镇痛作用，对各种疼痛均有效，其中对慢性持续性钝痛的镇痛效力强于急性间断性锐痛。②抑制呼吸：治疗量即可抑制呼吸中枢，降低呼吸中枢对 CO_2 的敏感性，使呼吸频率减慢、潮气量降低。③镇咳：可产生强大的镇咳作用，但易成瘾，常用可待因代替。④其他：吗啡中毒时瞳孔极度缩小，针尖样瞳孔为其中毒特征；吗啡可兴奋延髓催吐化学感受区而致恶心、呕吐；吗啡可降低促肾上腺皮质激素、黄体生成素、卵泡刺激素的浓度。治疗量吗啡可引起眩晕、嗜睡、恶心、呕吐、便秘、胆绞痛、呼吸抑制、排尿困难等。

106. 可用于人工冬眠的镇痛药是

    A. 吗啡   B. 布桂嗪

    C. 可待因   D. 哌替啶

    E. 喷他佐辛

    【答案与解析】D。哌替啶常与氯丙嗪、异丙嗪合用组成冬眠合剂。

107. 吗啡与哌替啶的共性不包括

    A. 激动中枢阿片受体

    B. 用于人工冬眠

    C. 提高胃肠道平滑肌及括约肌张力

    D. 引起直立性低血压

    E. 有成瘾性

    【答案与解析】B。吗啡与哌替啶都是阿片受体激动药，都能提高胃肠道平滑肌及括约肌张力，但哌替啶的作用时间短，较少引起便秘和尿潴留。两药均能扩张血管引起直立性低血压，均具有成瘾性。哌替啶与氯丙嗪、异丙嗪组成人工冬眠合剂用于人工冬眠，而吗啡不能。

108. 镇痛作用较弱且无抗炎、抗风湿作用的药物是

    A. 吲哚美辛 B. 布洛芬

    C. 双氯芬酸 D. 吡罗昔康

    E. 对乙酰氨基酚

    【答案与解析】E。对乙酰氨基酚解热作用较强而持久，镇痛作用较弱，无抗炎、抗风湿作用。临床用于解热镇痛及对阿司匹林过敏或不能耐受的患者。长期使用或过量中毒（成人 10~15g）可致严重肝、肾损害。FDA 建议成人日用量不大于 4g；对于儿童患者，2 岁以下应仅标示退热，2 岁以上可推荐用于退热和镇痛治疗。

109. 阿司匹林不适用于

    A. 缓解胃肠绞痛

    B. 缓解关节疼痛

    C. 预防术后血栓形成

    D. 治疗感冒发热

    E. 预防心肌梗死

    【答案与解析】A。阿司匹林药理作用：①解热作用：降低各种原因引起的发热者的体温，而对正常体温几乎无影响。解热作用是通过抑制下丘脑 COX 的活性，减少 PG 的合成，使上调的体温调定点恢复到正常水平，通过散热增加而降低发热者体温，不影响散热过程。②镇痛作用：具有中等程度的镇痛作用，镇痛强度不及镇痛药（如吗啡等），对各种严重创伤性剧痛及内脏平滑肌绞痛无效。③抗炎、抗风湿作用：除苯胺类外都具有抗炎、抗风湿作用，能减轻炎症的红、肿、热、痛等症状，可用于治疗风湿性关节炎和类风湿关节炎。

110. 阿司匹林的不良反应不包括

    A. 加重胃溃疡

B. 水杨酸反应

C. 阿司匹林哮喘

D. 瑞夷综合征

E. 水钠潴留

【答案与解析】E。阿司匹林不良反应：①胃肠道反应：口服可引起上腹不适、恶心、呕吐。浓度高则刺激CTZ而引起恶心、呕吐。溃疡病患者禁用。②凝血功能障碍。③过敏反应：少数患者可出现皮疹、血管神经性水肿、过敏性休克。某些患者可诱发支气管哮喘，称为"阿司匹林哮喘"。用肾上腺素治疗无效糖皮质激素治疗有效。哮喘、鼻息肉、慢性荨麻疹患者禁用。④水杨酸反应：剂量过大（>5g/d）可致头痛、眩晕、恶心、呕吐、耳鸣、视力和听力减退，称为水杨酸反应。静脉滴注碳酸氢钠以碱化血液和尿液，促进排泄。⑤瑞夷（Reye）综合征：儿童患病毒性感染性疾病如流感、水痘、麻疹、流行性腮腺炎等使用阿司匹林退热时，偶可引起急性肝脂肪变性-脑病综合征（瑞夷综合征），以肝衰竭合并脑病为突出表现，可致死。故病毒性感染患儿不宜用阿司匹林，可给予对乙酰氨基酚。

111. 为减轻非甾体抗炎药对胃的刺激反应，可采用的方法不正确的是

A. 同服碳酸氢钠

B. 选择高选择性COX-2抑制剂

C. 饭后服用

D. 小剂量多次服用

E. 服用肠溶片

【答案与解析】A。胃肠道反应为阿司匹林常见的不良反应，为减轻阿司匹林对胃的刺激反应，可饭后服用和小剂量多次服用或服用肠溶片，或选择COX-2抑制剂如塞来昔布，在严重中毒时可静注碳酸氢钠。

112. 对室上性心律失常无效的药物是

A. 奎尼丁　　B. 普罗帕酮

C. 维拉帕米　D. 利多卡因

E. 普萘洛尔

【答案与解析】D。利多卡因主要用于室性心律失常（首选）。治疗急性心肌梗死及强心苷所致的室性早搏、室性心动过速及心室颤动有效。对室上性心律失常无效。

113. 下列关于抗心律失常药不良反应的说法中，错误的是

A. 奎尼丁可导致"金鸡纳反应"

B. 奎尼丁可导致角膜黄色微粒沉着

C. 胺碘酮可导致肺纤维化

D. 胺碘酮可影响甲状腺功能

E. 普鲁卡因胺可导致红斑狼疮样综合征

【答案与解析】B。①奎尼丁不

良反应:"金鸡纳反应"、QT 间期延长、尖端扭转性室性心动过速。②胺碘酮不良反应:心动过缓、房室传导阻滞和 QT 间期延长、甲亢或甲减、角膜黄色微粒沉着、间质性肺炎、肺纤维化等。③长期使用普鲁卡因胺,有少数患者出现红斑狼疮样综合征和再生障碍性贫血。

114. 可引起红斑狼疮样综合征的抗心律失常药是

A. 奎尼丁　　B. 普鲁卡因胺
C. 胺碘酮　　D. 普萘洛尔
E. 利多卡因

【答案与解析】B。普鲁卡因胺可延长 APD、ERP。无明显的抗胆碱作用,不阻断 α 受体。常用于室性早搏、阵发性室性心动过速。长期使用有少数患者出现红斑狼疮样综合征。

115. 明显阻滞钠通道的药物是

A. 普罗帕酮　　B. 普鲁卡因胺
C. 维拉帕米　　D. 胺碘酮
E. 奎尼丁

【答案与解析】A。抗心律失常药:(1) I 类——钠通道阻滞药:①IA 类:适度阻滞钠通道,如奎尼丁;②IB 类:轻度阻滞钠通道:如利多卡因;③I C 类:明显阻滞钠通道,如普罗帕酮。(2) II 类——β 受体阻断药:如普萘洛尔等。(3) III 类——

延长动作电位时程药:如胺碘酮。(4) IV 类——钙通道阻滞药:如维拉帕米。

116. 奎尼丁的不良反应不包括

A. 金鸡纳反应 B. 奎尼丁晕厥
C. 胃肠道反应 D. 低血压
E. 高血压

【答案与解析】E。奎尼丁常见的不良反应为胃肠及中枢神经系统反应,前者包括恶心、呕吐、腹痛、腹泻及食欲不振;后者包括耳鸣、听力丧失、视觉障碍、晕厥、谵妄等,总称为金鸡纳反应。此外还可致血管神经性水肿、血小板减少等。心血管方面包括低血压、心力衰竭、室内传导阻滞、心室复极明显延迟,严重者可发生奎尼丁晕厥并可发展为心室颤动或心脏停搏等。不会发生高血压。

117. 强心苷类的药理作用是

A. 正性肌力、加快心率、加快房室传导
B. 正性肌力、减慢心率、加快房室传导
C. 正性肌力、减慢心率、抑制房室传导
D. 正性肌力、加快心率、抑制房室传导
E. 负性肌力、加快心率、加快房室传导

【答案与解析】C。强心苷类药

理作用：<u>正性肌力作用（增强心肌收缩力）、负性频率作用（减慢心率）、负性传导作用（抑制房室传导）</u>。

118. 强心苷中毒特征性的先兆症状是

A. QT 间期缩短

B. 头痛

C. 胃肠道反应

D. 房室传导阻滞

E. 视觉异常

【答案与解析】E。强心苷毒性反应的表现：①<u>胃肠道反应：是最常见的早期中毒症状</u>。剧烈呕吐可导致失钾而加重强心苷中毒。②神经系统反应：主要表现如黄视症、绿视症及视物模糊等。<u>视觉异常通常是强心苷中毒的先兆，具有特异性，可作为停药的指征</u>。③心脏毒性：是强心苷最严重、最危险的不良反应，约有一半病例发生：<u>快速型心律失常；房室传导阻滞；窦性心动过缓</u>。

119. 与强心苷作用机制有关的酶是

A. 前列腺素合成酶

B. $Na^+, K^+ - ATP$ 酶

C. 鸟苷酸环化酶

D. 磷酸二酯酶

E. 过氧化物酶

【答案与解析】B。强心苷通过增加心肌细胞内 Ca^{2+} 而增强心肌收缩。可选择性与心肌细胞膜上的强心苷受体<u>$Na^+, K^+ -$</u>

<u>ATP 酶结合，并抑制此酶的活性，最终导致细胞内 Ca^{2+} 增加</u>。

120. 强心苷中毒导致的房室阻滞，可给予患者下列哪种药物进行解救

A. 氯化钾   B. 苯妥英钠

C. 阿托品   D. 利多卡因

E. 地高辛抗体 Fab 片段

【答案与解析】C。强心苷中毒类型及解救药物：①对过速性心律失常者：<u>可用钾盐静脉滴注，轻者可口服</u>。②室性期收缩及心动过速：<u>苯妥英钠</u>。③室性心动过速和心室颤动：<u>利多卡因</u>。④心动过缓或房室传导阻滞等缓慢型心律失常：<u>阿托品（不宜用异丙肾上腺素）</u>。⑤危及生命的严重强心苷中毒：<u>静脉注射地高辛抗体的Fab 片段</u>。

121. 下列药物中，抑制磷酸二酯酶的是

A. 氨力农   B. 多巴酚丁胺

C. 地高辛   D. 肾上腺素

E. 异丙肾上腺素

【答案与解析】A。氨力农是磷酸二酯酶 - Ⅲ（PDE - Ⅲ）抑制药，增加细胞内 cAMP 的含量，能增加心输出量，减轻心脏负荷，降低心肌氧耗量，缓解 CHF 症状。

122. 强心苷对下述哪种慢性心功能不全疗效最好

A. 严重二尖瓣狭窄引起的慢性心功能不全

B. 伴有心房颤动或心室率快的慢性心功能不全

C. 缩窄性心包炎引起的慢性心功能不全

D. 继发于甲亢的慢性心功能不全

E. 继发于严重贫血的慢性心功能不全

【答案与解析】B。强心苷可用于治疗慢性心功能不全。对伴有心房颤动或心室率快的慢性心功能不全疗效最佳；对严重的二尖瓣狭窄及缩窄性心包炎所致的慢性心功能不全无效。

123. 阵发性室上性心动过速并发变异型心绞痛宜采用何种药物治疗

A. 维拉帕米　　B. 利多卡因

C. 普鲁卡因胺　D. 奎尼丁

E. 普萘洛尔

【答案与解析】A。维拉帕米治疗房室结折返导致的阵发性室上性心动过速效果较佳（为首选）。此外，维拉帕米对冠状动脉痉挛所致的变异型心绞痛最为有效。

124. 患者，男，47岁，主诉胸闷、气短反复发作3月，住院期间午休时突发胸骨后压榨性疼痛。心电图显示ST段抬高，诊断为变异型心绞痛。应首选的药物是

A. 普萘洛尔　　B. 硝酸甘油

C. 硝苯地平　　D. 吗啡

E. 阿司匹林

【答案与解析】C。钙通道阻滞药：常用的有硝苯地平、维拉帕米、地尔硫䓬等，对冠状动脉痉挛所致的变异型心绞痛最为有效，也可用于稳定型及不稳定型心绞痛，尤其伴有高血压的心绞痛特别适用。维拉帕米和地尔硫䓬特别适用于伴有心律失常的心绞痛患者，对伴有哮喘和阻塞性肺疾病患者更为适用。可用于伴有外周血管痉挛性疾病者。

125. 维拉帕米作为首选药常用于治疗

A. 心房扑动

B. 心房颤动

C. 室性心律失常

D. 室性心动过速

E. 阵发性室上性心动过速

【答案与解析】E。维拉帕米治疗房室结折返导致的阵发性室上性心动过速效果较佳（首选），治疗心房颤动或扑动则能减少室性频率，对心肌梗死、心肌缺血及强心苷中毒引起的室性早搏有效。

126. 适宜于稳定型心绞痛但不宜用于变异型心绞痛的药物是

A. 硝酸甘油　　B. 硝苯地平

C. 维拉帕米　　D. 普萘洛尔

E. 硝酸异山梨酯

【答案与解析】D。普萘洛尔：主要用于治疗稳定型和不稳定型心绞痛，尤其适用于伴有高血压或心律失常的心绞痛患者。对心肌梗死也有效，能缩小梗死区，但抑制心肌收缩力。变异型心绞痛不宜应用。久用停药应逐渐减量，否则会加剧心绞痛的发作，引起心肌梗死或猝死。长期用药可使血脂升高。

127. 硝酸甘油的不良反应不包括
    A. 颜面潮红
    B. 直立性低血压
    C. 心率加快
    D. 搏动性头痛
    E. 低蛋白血症

【答案与解析】E。硝酸甘油不良反应及耐受性：①血管扩张反应：主要是搏动性头痛、颜面潮红、颅内压升高、眼压升高、直立性低血压和晕厥等。剂量过大可使血压过度下降，并可加快心率，加强心肌收缩性而使耗氧量增加而加重心绞痛发作。②高铁血红蛋白血症：大剂量或频繁用药可引起高铁血红蛋白血症，出现呕吐、发绀等症。③耐受性：采用小剂量和间歇给药，可延缓耐药性的产生。青光眼、颅内压升高者禁用硝酸甘油。

128. 洛伐他汀的降脂作用机制是
    A. 增加脂蛋白酶活性
    B. 抑制脂肪分解
    C. 抑制 HMG-CoA 还原酶
    D. 抑制细胞对 LDL 的修饰
    E. 抑制肝脏胆固醇转化

【答案与解析】C。羟甲基戊二酰辅酶 A（HMG-CoA）还原酶抑制剂：主要有洛伐他汀、辛伐他汀、普伐他汀、氟伐他汀、阿托伐他汀和瑞舒伐他汀等。本类药抑制 HMG-CoA 还原酶的活性，阻碍内源性胆固醇的合成，降低血浆 TC 水平。还具有抑制血管平滑肌细胞的增殖、迁移和减少胶原纤维合成、抑制血小板聚集的作用。

129. 患者，女，58 岁，患有高血压心脏病多年，近期激动诱发心绞痛，最初经休息后可缓解，但昨日心绞痛加剧并伴有心律失常。此时应用合理的治疗方案为
    A. 硝酸甘油 + 硝酸异山梨酯
    B. 普萘洛尔 + 维拉帕米
    C. 地尔硫䓬 + 普萘洛尔
    D. 硝酸甘油 + 普萘洛尔
    E. 地尔硫䓬 + 维拉帕米

【答案与解析】D。硝酸甘油和普萘洛尔的作用机制不同。硝酸甘油能够扩张心脏的冠状动脉，使心脏血氧供给增加，血流加速，心绞痛的症状得到缓解。普萘洛尔属于 β 受体阻断药，可以减慢心率，降低心肌耗氧量，两药通过不同作用方

式降低心肌耗氧量，因此获得协同效应。且普萘洛尔可以消除硝酸甘油引起的反射性心率加速作用，硝酸甘油则能缩小普萘洛尔所增加的心室容积。

130. 患者，男，48 岁，白天活动正常，但夜间常胸闷、胸痛、深呼吸后可缓解，近日夜间发作加重，并难以自行缓解。临床诊断为变异型心绞痛。该患者不能使用的药物是

A. 普萘洛尔

B. 维拉帕米

C. 硝酸甘油

D. 硝酸异山梨酯

E. 奎尼丁

【答案与解析】A。β受体阻断剂由于有加重冠脉痉挛的可能，一般不宜用于治疗变异性心绞痛。

131. 下列药物中，伴有哮喘的心绞痛患者不宜选用的是

A. 硝酸异山梨醇

B. 噻吗洛尔

C. 硝酸甘油

D. 单硝酸异山梨酯

E. 硝苯地平

【答案与解析】B。支气管平滑肌上主要为 β_2 受体，该受体被阻断后，容易诱发哮喘患者哮喘发作，故凡是伴有哮喘的心绞痛患者不宜选用非选择性 β 受体阻断药，噻吗洛尔属于此

类，故不能选用。

132. 硝苯地平即

A. 灭滴灵   B. 脑复康

C. 冬眠灵   D. 非那根

E. 心痛定

【答案与解析】E。灭滴灵即甲硝唑。脑复康即吡拉西坦。冬眠灵即氯丙嗪。非那根即异丙嗪。心痛定即硝苯地平。

133. 患者，男，64 岁，高血压合并痛风，不能选用的降压药物是

A. 哌唑嗪   B. 卡托普利

C. 氨氯地平   D. 氢氯噻嗪

E. 缬沙坦

【答案与解析】D。氢氯噻嗪可导致血尿酸含量升高，诱发痛风，因此合并痛风的高血压患者不能选用氢氯噻嗪降压。

134. 血管紧张素转换酶抑制剂的不良反应不包括

A. 低血钾

B. 血管神经性水肿

C. 低血糖

D. 血锌降低

E. 低血压

【答案与解析】A。血管紧张素转换酶抑制剂（如卡托普利）的不良反应：低血压、刺激性干咳、低血锌（引起皮疹、味觉和嗅觉缺损、脱发）、血管神经性水肿、高血钾。

135. 患者，男，56 岁，因高血压危象入院，宜选用的降压药物是

A. 维拉帕米　B. 卡托普利
C. 硝苯地平　D. 吲达帕胺
E. 硝普钠

【答案与解析】E。硝普钠主要用于高血压急症，如高血压危象、高血压脑病、恶性高血压、肾上腺嗜铬细胞瘤手术前后紧急降压等。也可用于治疗心功能不全。

136. 与卡托普利相比，氯沙坦无明显
　　A. 皮疹　　B. 干咳
　　C. 眩晕　　D. 低血钾
　　E. 低血压

【答案与解析】B。氯沙坦疗效与常用的 ACE 抑制剂相似，具有良好的抗高血压、抗心力衰竭和利尿作用。无 ACE 抑制剂（如卡托普利）的干咳副作用。

137. 高血压合并消化性溃疡者禁用
　　A. 卡托普利　B. 利血平
　　C. 氯沙坦　　D. 哌唑嗪
　　E. 胍乙啶

【答案与解析】B。根据并发症选用抗高血压药：①高血压合并心功能不全或支气管哮喘者，宜用利尿药 ACEI、哌唑嗪等，不宜用 β 受体阻断药。②高血压合并肾功能不全者，宜用 ACEI、钙通道阻滞药、甲基多巴，不宜用 β 受体阻断药。③高血压合并窦性心动过速，年龄在 50 岁以下者，宜用 β 受体阻断药。④高血压合并消化

性溃疡者，宜用可乐定，禁用利血平。⑤高血压伴潜在性糖尿病或痛风者，宜用 ACEI、钙通道阻滞药和 α₁ 受体阻断药，不宜用噻嗪类利尿药。⑥高血压伴有精神抑郁者，不宜用利血平或甲基多巴。⑦老年高血压，应避免使用能引起直立性低血压的药物（大剂量利尿药、α₁ 受体阻断药）和影响认知能力的药物（中枢性抗高血压药）。⑧高血压危象和高血压脑病，宜用强效、速效降压药，静脉给药，可选用硝普钠、呋塞米等。

138. 常引起直立性低血压的药物是
　　A. 卡托普利　B. 吲哒帕胺
　　C. 哌唑嗪　　D. 胍乙啶
　　E. 利血平

【答案与解析】C。哌唑嗪不良反应主要为首剂现象，指首次用药后出现严重的直立性低血压。将首次用量减为 0.5mg，并于睡前服用，可避免发生。

139. 可通过减少血容量而降压的药物是
　　A. 哌唑嗪　　B. 硝苯地平
　　C. 依那普利　D. 氢氯噻嗪
　　E. 硝普钠

【答案与解析】D。氢氯噻嗪早期降压机制主要与排钠利尿，使细胞外液血容量减少有关。长期用药的作用机制在于排

Na$^+$ 使细胞内 Na$^+$ 减少。

140. 呋塞米的药理作用不包括

A. 利尿作迅速而强大

B. 提高血浆尿酸浓度

C. 迅速解除左心衰竭所致急性肺水肿

D. 可促进远曲小管的 Na$^+$ – K$^+$ 交换

E. 抑制近曲小管 Na$^+$、Cl$^-$ 再吸收

【答案与解析】E。呋塞米是强效能利尿药，利尿作用强大、迅速，维持时间较短，在远曲小管使 Na$^+$ – K$^+$ 交换增加而排钾；大剂量快速静脉注射本品可出现暂时性听力障碍、血尿酸及血糖增高；可用于各型水肿，如肾性水肿、脑水肿、肺水肿、充血性心力衰竭，用其他利尿药无效时应用本品常可奏效。

141. 可引起高钙血症的药物是

A. 氢氯噻嗪   B. 乙酰唑胺

C. 螺内酯   D. 氨苯蝶啶

E. 阿米洛利

【答案与解析】A。氢氯噻嗪的不良反应：水与电解质紊乱（低血钾、高尿酸、高钙血症、低镁血症）、高尿酸血症及高尿素氮血症、升高血糖、增加血浆胆固醇含量。禁用于严重肾功能不全。

142. 可用于治疗尿崩症的药物是

A. 呋塞米   B. 氢氯噻嗪

C. 螺内酯   D. 氨苯蝶啶

E. 乙酰唑胺

【答案与解析】B。氢氯噻嗪的临床应用：①水肿：是轻、中度心性水肿的首选利尿药。对肾性水肿以轻型水肿效果较好。易致血氨升高，加之低血钾有加重肝昏迷的危险。②高血压：单用治疗轻度高血压，常作为基础降压药，与其他降压药合用治疗中、重度高血压效果较好。③尿崩症：治疗轻型尿崩症，减少尿崩症患者的尿量，重症疗效差。

143. 使用氢氯噻嗪时加用螺内酯的主要目的是

A. 增强利尿作用

B. 对抗氢氯噻嗪所致的低血低血钾

C. 延长氢氯噻嗪的作用时间

D. 对抗氢氯噻嗪的升高血糖作用

E. 对抗氢氯噻嗪升高血尿酸的作用

【答案与解析】C。螺内酯主要用于伴有醛固酮升高的顽固性水肿，如充血性心力衰竭、肝硬化腹水及肾病综合征。常与排钾利尿药（如氢氯噻嗪）合用，增强利尿效果并预防排钾利尿药导致的低血钾。

144. 呋塞米不良反应不包括

A. 低血镁　　B. 低血钾

C. 低血钠　　D. 耳毒性

E. 高血钾

【答案与解析】E。呋塞米不良反应：①水与电解质紊乱：可引起低血容量、低血钾、低血钠、低氯性碱血症，长期应用还可引起低血镁。②高尿酸血症：长期用药多数患者可出现高尿酸血症，但痛风发生率较低。③耳毒性：与氨基糖苷类合用可诱发或加重耳聋，应避免合用。高氮质血症及孕妇忌用呋塞米。

145. 新生儿出血最适宜的止血药是

A. 氨甲苯酸　　B. 维生素K

C. 双香豆素　　D. 华法林

E. 链激酶

【答案与解析】B。维生素K可用于：阻塞性黄疸、胆瘘、因胆汁分泌不足导致的维生素K吸收障碍；早产儿及新生儿肝脏维生素K合成不足；广谱抗生素抑制肠道细菌合成维生素K；肝脏疾病引起凝血酶原和其他凝血因子的合成减少等引起的出血性疾病。

146. 属于溶栓药的是

A. 肝素　　B. 华法林

C. 链激酶　　D. 氯吡格雷

E. 阿司匹林

【答案与解析】C。链激酶属于纤维蛋白溶解药（溶栓药），能

与纤溶酶原结合形成复合物，促进纤溶酶原转变成纤溶酶，迅速水解纤维蛋白使血栓溶解，但对形成已久并已机化的血栓无效。

147. 可用于体内、外抗凝的药物是

A. 肝素　　B. 右旋糖酐

C. 华法林　　D. 醋硝香豆素

E. 枸橼酸钠

【答案与解析】A。肝素在体内体外均可抗凝，但对已形成的血栓无溶解作用。

148. 肝素的抗凝机制是

A. 主要是通过激活抗凝血酶Ⅲ，影响凝血因子 XII_a、XI_a、IX_a、VIII_a

B. 影响凝血因子Ⅱ、Ⅶ、Ⅸ、Ⅹ

C. 抑制纤维蛋白酶原

D. 影响造血生长因子

E. 对抗维生素K

【答案与解析】A。肝素为直接抗凝血药物，在体内外均有抗凝血作用，通过抗凝血酶Ⅲ发挥抗凝血作用，抗凝血酶Ⅲ存在于血浆中，能抑制激活的凝血因子的活性，使凝血酶（因子Ⅱ$_a$）、因子 X_a 灭活，并抑制 XII_a、XI_a、IX_a、VIII_a 的活性，肝素和抗凝血酶Ⅲ结合后能加速抗凝血酶Ⅲ对凝血因子的灭活作用。

149. 关于香豆素类的描述中，错误的是

A. 口服有效

B. 体内有效

C. 体外有效

D. 作用缓慢持久

E. 对已形成的凝血因子无作用

【答案与解析】C。香豆素类为口服抗凝血药。仅在体内有抗凝作用。结构与维生素K相似，抑制维生素K依赖性凝血因子Ⅱ、Ⅶ、Ⅸ、Ⅹ在肝的合成，对已形成的凝血因子无作用，须待体内已合成的上述凝血因子耗竭后才出现抗凝血作用，作用缓慢持久。

150. 过量中毒可用鱼精蛋白对抗的药物是

A. 链激酶　　B. 肝素

C. 双香豆素　D. 维生素K

E. 华法林

【答案与解析】B。①肝素：过量可引起自发性出血，严重者可静脉缓慢注射硫酸鱼精蛋白解救，每1mg鱼精蛋白可中和100U肝素。对肝素过敏、有出血倾向溃疡病、严重高血压、孕妇、先兆流产、产后、外伤及手术后等禁用。②香豆素类（如双香豆素、华法林等）：过量引起出血，一旦出血严重，应立即停药，用维生素K解救。可致畸胎，孕妇禁用。

151. 噻氯匹定的药理作用是

A. 溶栓　　　B. 抗凝

C. 抗血小板　D. 降脂

E. 抗疟

【答案与解析】C。噻氯匹定属于抗血小板药，能抑制纤维蛋白原与血小板膜受体结合，抑制血小板的聚集和释放，达到抗血栓作用。主要用于脑血管和冠状动脉栓塞性疾病。

152. 氨甲苯酸的作用机制是

A. 增加血小板数量

B. 释放血小板因子

C. 降低毛细血管通透性

D. 促进肝脏合成凝血酶原

E. 抑制纤溶酶原的激活

【答案与解析】E。氨甲苯酸、氨甲环酸为抗纤维蛋白溶解药。抑制纤溶酶原的激活，大剂量还可直接抑制纤溶酶的活性，使纤维蛋白溶解减慢，产生强而持久的止血作用。

153. 下列血液系统药物中，对红细胞缺乏葡萄糖－6－磷酸脱氢酶的特异质患者可诱发溶血性贫血的是

A. 维生素K　B. 肝素

C. 华法林　　D. 链激酶

E. 双嘧达莫

【答案与解析】A。维生素K是肝脏合成凝血酶原（因子Ⅱ）和凝血因子Ⅶ、Ⅸ、Ⅹ时不可缺少的物质，对红细胞缺乏葡萄糖－6－磷酸脱氢酶的特异质患者可诱发溶血性贫血，对新生儿可诱发高胆红素血症、黄

痘和溶血性贫血。

154. 羟乙基淀粉可用于
   A. 明显高血容量者
   B. 严重心功能不全者
   C. 低血容量的患者
   D. 严重肾功能障碍者
   E. 严重凝血功能异常者

【答案与解析】C。羟乙基淀粉为血容量扩充药，能够产生渗透压作用，维持并扩张血浆容量。作为合成的血浆代用品，可预防和治疗各种原因引起的血容量不足和休克。大剂量输注后能够引起凝血障碍。对本品过敏者、明显高血容量、严重心功能不全、严重肾功能障碍、严重凝血功能异常者禁用。

155. 关于甲氧氯普胺的说法中，不正确的是
   A. 长期用药可致溢乳及月经紊乱
   B. 对前庭功能紊乱所致的呕吐有效
   C. 阻断 D_2 受体
   D. 长期用药可致锥体外系反应
   E. 对药物引起的呕吐有效

【答案与解析】B。甲氧氯普胺可阻断 CTZ 的 D_2 受体，而产生强大的中枢性止吐作用。主要用于胃肠功能失调所致的呕吐，对放疗、手术后及药物引起的呕吐也有效，但对前庭功能紊乱所致的呕吐无效。长期用药

可致锥体外系反应、溢乳及月经紊乱。孕妇忌服。

156. 肿瘤化疗引起的呕吐选用
   A. 阿托品   B. 昂丹司琼
   C. 枸橼酸铋钾 D. 乳果糖
   E. 硫酸镁

【答案与解析】B。昂丹司琼选择性阻断 5 - HT 受体，产生强大止吐作用。临床主要用于化疗、放疗引起的恶心呕吐。哺乳期妇女禁用。

157. 禁用于溃疡性穿孔出血患者的药物是
   A. 垂体后叶素 B. 溴丙胺太林
   C. 维生素 K_1 D. 氨甲苯酸
   E. 西沙必利

【答案与解析】E。西沙必利为一种胃肠道动力药，可加强并协调胃肠运动，胃肠出血、阻塞或穿孔者禁用。

158. 下列哪项不是法莫替丁的作用特点
   A. 作用较西咪替丁强
   B. 阻断组胺 H_2 受体
   C. 选择性阻断 M_1 受体
   D. 不抑制肝药酶
   E. 抑制胃酸分泌，促进溃疡愈合

【答案与解析】C。法莫替丁为 H_2 受体阻断药，抑制胃酸分泌，促进溃疡愈合。抑酸作用为西咪替丁的 40~50 倍，雷尼替丁的 7~10 倍；不抑制肝药酶；对

内分泌无不良作用。

159. 下列药物中，大剂量长期服用可产生成瘾性的是

A. 哌仑西平　　B. 硫糖铝

C. 昂丹司琼　　D. 地芬诺酯

E. 西沙必利

【答案与解析】 D。地芬诺酯是哌替啶衍生物，能提高肠张力，减少肠蠕动。用于急性功能性腹泻。大剂量长期服用可产生成瘾性。

160. 属于容积性泻药的是

A. 甲氧氯普胺　B. 硫酸镁

C. 酚酞　　　　D. 液状石蜡

E. 地芬诺酯

【答案与解析】 B。容积性泻药：硫酸镁和硫酸钠，口服不吸收，在肠腔内形成高渗而减少水分吸收，肠内容积增大，刺激肠壁，导致肠蠕动加快，引起泻下。此外，镁盐还能产生利胆作用。亦用于阻塞性黄疸、慢性胆囊炎。地芬诺酯是止泻药。甲氧氯普胺是止吐药及促胃肠动力药。

161. 治疗哮喘持续状态宜选用

A. 异丙肾上腺素

B. 氨茶碱

C. 麻黄碱

D. 糖皮质激素

E. 噻托溴铵

【答案与解析】 D。顽固性哮喘或哮喘持续状态的危重患者宜

选用糖皮质激素。

162. 既可镇咳又可镇痛的药物是

A. 哌替啶　　　B. 可待因

C. 右美沙芬　　D. 苯佐那酯

E. 氨溴索

【答案与解析】 B。可待因镇咳强度约为吗啡的1/4，镇咳剂量不抑制呼吸；镇痛作用约为吗啡的1/10。主要用于剧烈干咳，对干咳伴有胸痛的胸膜炎患者尤为适宜。连续应用可产生耐受性和成瘾性。伴多痰的咳嗽患者禁用。

163. 具有局部麻醉作用和阿托品样作用的镇咳药是

A. 可待因　　　B. 氯化铵

C. 苯佐那酯　　D. 喷托维林

E. 乙酰半胱氨酸

【答案与解析】 D。喷托维林兼有中枢和外周镇咳作用，能抑制咳嗽中枢，还具有局部麻醉作用及阿托品样作用，镇咳强度约为可待因的1/3，适用于急性上呼吸道感染引起的无痰干咳和百日咳。

164. 患者，男，53岁，急性哮喘发作入院，首选药物是

A. 倍氯米松　　B. 沙丁胺醇

C. 氨茶碱　　　D. 色甘酸钠

E. 氯化铵

【答案与解析】 B。沙丁胺醇选择性地兴奋 β_2 受体，引起支气管扩张，平喘作用与异丙肾上

腺素相近，<u>为急性哮喘发作的首选药物</u>。过量致心律失常。其他选择性 β_2 受体激动药有<u>克仑特罗、特布他林</u>等。

165. 用于各种哮喘和急性心功能不全的药物是
   A. 沙丁氨醇
   B. 氨茶碱
   C. 异丙肾上腺素
   D. 色甘酸钠
   E. 倍氯米松

【答案与解析】B。氨茶碱主要用于各种哮喘及急性心功能不全。静脉滴注过快或剂量过大，可致心悸、心律失常、惊厥和血压急降等，甚至死亡。儿童对氨茶碱的敏感性较成人高，易致惊厥，<u>应监测血药浓度</u>，以便调整用量。<u>急性心肌梗死、低血压、休克等患者忌用</u>。

166. 对胸膜炎干咳伴胸痛者尤为适用的镇咳药是
   A. 可待因　　B. 右美沙芬
   C. 喷托维林　D. 苯佐那酯
   E. 氨溴索

【答案与解析】A。可待因抑制延髓咳嗽中枢，镇咳作用为吗啡的 1/4，镇咳剂量不抑制呼吸。因抑制咳嗽反射，使痰不易咳出，故本药适用于无痰剧烈干咳，对胸膜炎干咳伴胸痛者尤为适用。<u>多痰者禁用</u>，反复应用易成瘾，可抑制呼吸。

氨溴索是祛痰药。

167. 作用于黏蛋白的祛痰药是
   A. 氯化铵
   B. 氨溴索
   C. 乙酰半胱氨酸
   D. 溴己新
   E. 可待因

【答案与解析】C。乙酰半胱氨酸结构中的巯基能与黏蛋白二硫键结合，使黏蛋白分子裂解，降低痰的黏性，易于咳出。

168. 可导致嗜睡的镇咳药物是
   A. 氨溴索　　B. 右美沙芬
   C. 苯丙哌林　D. 喷托维林
   E. 苯佐那酯

【答案与解析】B。右美沙芬为非依赖性中枢性镇咳药。镇咳作用与可待因相当或略强，但无镇痛、成瘾和便秘，治疗量不抑制呼吸，适用于无痰干咳。可导致嗜睡。

169. 下列药物中，支气管痉挛禁用的是
   A. 异丙肾上腺素
   B. 普萘洛尔
   C. 氨茶碱
   D. 麻黄碱
   E. 沙丁胺醇

【答案与解析】B。普萘洛尔为非选择性 β 受体阻断剂，能降低心率与心肌收缩能力，并诱发或加重收缩功能不全性心衰与支气管痉挛，长期应用可致

血胆固醇与血糖升高。禁用于窦性心动过缓、病态窦房结综合征、房室传导阻滞、支气管痉挛等。

170. 下列药物中，属于外周性镇咳药的是

A. 可待因　　　B. 右美沙芬

C. 喷托维林　　D. 苯佐那酯

E. 乙酰半胱氨酸

【答案与解析】D。镇咳药：(1) 中枢性镇咳药：①可待因：抑制延髓咳嗽中枢，镇咳作用为吗啡的 1/4，镇咳剂量不抑制呼吸。因抑制咳嗽反射，使痰不易咳出，故本药适用于无痰剧烈干咳，对胸膜炎干咳伴胸痛者尤为适用。多痰者禁用，反复应用易成瘾，可抑制呼吸。②右美沙芬：为非依赖性中枢性镇咳药。镇咳作用与可待因相当或略强，但无镇痛、成瘾和便秘，治疗量不抑制呼吸，适用于无痰干咳。③喷托维林：能抑制咳嗽中枢，兼有局部麻醉作用，适用于急性上呼吸道感染引起的无痰干咳和百日咳，常与氯化铵合用。(2) 外周性镇咳药：苯佐那酯，有较强的局部麻醉作用，用于抑制干咳和阵咳。乙酰半胱氨酸是祛痰药。

171. 预防过敏性哮喘最好选用

A. 酮替芬　　　B. 氨茶碱

C. 色甘酸钠　　D. 沙丁胺醇

E. 肾上腺素

【答案与解析】C。色甘酸钠对正在发作的哮喘无效，但是在接触抗原前 7~10 天或运动前 15 分钟给药可预防哮喘发作。

172. 可防治晕动病呕吐的药物是

A. 西咪替丁　　B. 氯苯那敏

C. 茶苯海明　　D. 奥美拉唑

E. 西沙必利

【答案与解析】C。茶苯海明为 H_1 受体阻断药，具有中枢抗胆碱作用，可镇静、镇吐，可用于防治晕动病呕吐。

173. H_2 受体阻断剂主要用于

A. 呕吐　　　　B. 腹泻

C. 消化不良　　D. 肝硬化

E. 胃、十二指肠溃疡

【答案与解析】E。H_2 受体阻断药：常用药有西咪替丁、雷尼替丁、法莫替丁、罗沙替丁。阻断 H_2 受体，显著抑制组胺引起的胃酸分泌。主要用于消化性溃疡的治疗，也可用于卓-艾综合征、反流性食管炎，消化性溃疡及急性胃炎引起的出血。

174. 奥美拉唑可用于

A. 抗过敏　　　B. 抗溃疡

C. 兴奋中枢　　D. 抗癫痫

E. 镇咳

【答案与解析】B。奥美拉唑能选择性抑制胃壁细胞 H^+ 泵的作

用，使胃壁细胞分泌 H^+ 减少，从而减少胃酸分泌，有利于溃疡愈合。适用于胃及十二指肠溃疡。也用于反流性食管炎、上消化道出血、胃肠吻合部溃疡等。

175. 下列药物中，中枢抑制作用最强的是
A. 氯苯那敏　　B. 异丙嗪
C. 阿司咪唑　　D. 特非那定
E. 氯雷他定
【答案与解析】B。H_1 受体阻断药：①第一代药物有苯海拉明、异丙嗪、氯苯那敏、赛庚啶等。②第二代药物如阿司咪唑、特非那定、西替利嗪、氯雷他定等。镇静催眠的作用强度以异丙嗪、苯海拉明作用最强，氯苯那敏较弱。第二代 H_1 受体阻断药中枢作用较弱或几乎无中枢镇静及抗胆碱作用。

176. 应用 H_1 受体阻断剂治疗最有效的是
A. 支气管哮喘
B. 皮肤黏膜过敏症状
C. 过敏性休克
D. 高热
E. 过敏性紫癜
【答案与解析】B。H_1 受体阻断药临床应用：①变态反应性疾病：对荨麻疹、花粉病、过敏性鼻炎等以释放组胺为主的皮肤黏膜变态反应疗效好，对过

敏性休克几乎无效。②晕动病和呕吐：用于晕车、晕船、妊娠及放射反应性呕吐有良好效果，常用药物苯海拉明、异丙嗪等。③镇静催眠：中枢抑制作用较强的异丙嗪、苯海拉明可用于治疗失眠。

177. 关于奥美拉唑的说法中，正确的是
A. 为 H_2 受体阻断药
B. 为促胃肠动力药
C. 可用于肠易激综合征
D. 可作为幽门螺杆菌感染的联合用药
E. 为肝药酶诱导剂
【答案与解析】D。奥美拉唑是质子泵抑制药，不属于促胃肠动力药，也不可用于肠易激综合征，是肝药酶抑制药，可作为幽门螺杆菌感染的联合用药。

178. 患者，男，38岁，职业驾驶员，患荨麻疹。对驾驶影响较小的治疗药物是
A. 氯苯那敏　　B. 氯雷他定
C. 异丙嗪　　　D. 赛庚啶
E. 苯海拉明
【答案与解析】B。H_1 受体阻断剂可用于荨麻疹、皮肤过敏等，常见的有苯海拉明、异丙嗪、氯苯那敏、赛庚啶和氯雷他定等，其中氯雷他定不导致嗜睡，对驾驶影响较小。

179. 下列药物中，属于第二代 H_1 受

体阻断剂的是

A. 阿司咪唑　　B. 赛庚啶

C. 苯海拉明　　D. 异丙嗪

E. 氯苯那敏

【答案与解析】A。阿司咪唑为第二代 H_1 受体阻断剂，而其他选项所给药物都是第一代 H_1 受体阻断剂。

180. 对无产道障碍、胎位正常而宫缩无力的产妇，可采用

A. 大剂量缩宫素

B. 小剂量缩宫素

C. 大剂量麦角新碱

D. 小剂量麦角新碱

E. 利托君

【答案与解析】B。小剂量缩宫素用于胎位正常、无产道障碍、宫缩无力产妇的催产，促进分娩。

181. 不能用于保胎的药物是

A. 沙丁胺醇　　B. 利托君

C. 硫酸镁　　　D. 缩宫素

E. 特布他林

【答案与解析】D。缩宫素可以收缩子宫平滑肌，用于催产；而其余选项所给药物都是属于子宫平滑肌的松弛药，可用于保胎。

182. 下列关于子宫平滑肌对缩宫素的敏感性说法，正确的是

A. 孕激素对子宫平滑肌对缩宫素的敏感性无影响

B. 雌激素对子宫平滑肌对缩宫

素的敏感性无影响

C. 孕激素能提高子宫平滑肌对缩宫素的敏感性

D. 雌激素能提高子宫平滑肌对缩宫素的敏感性

E. 雌激素能降低子宫平滑肌对缩宫素的敏感性

【答案与解析】D。雌激素能提高子宫平滑肌对缩宫素的敏感性，而孕激素能降低子宫平滑肌对缩宫素的敏感性。

183. 利托君可用于

A. 导泻　　　　B. 降压

C. 降血糖　　　D. 防治早产

E. 利胆

【答案与解析】D。利托君为 β_2 受体激动剂，抑制子宫平滑肌的收缩。用于防治早产。

184. 可用于防治早产和妊娠期高血压疾病的是

A. 酚酞　　　　B. 乳果糖

C. 硫酸镁　　　D. 鞣酸蛋白

E. 液状石蜡

【答案与解析】C。硫酸镁可拮抗钙离子而使子宫肌平滑肌松弛，降低子宫对缩宫素的敏感性，从而抑制子宫收缩。主要用于防治早产和妊娠期高血压疾病。

185. 麦角生物碱不用于

A. 产后子宫复旧

B. 子宫出血

C. 偏头痛

D. 中枢抑制

E. 催产和引产

【答案与解析】E。麦角生物碱可用于：①子宫出血：麦角新碱使子宫平滑肌产生长时间地强直性收缩，主要用于产后、刮宫后，或其他原因引起的子宫出血。②产后子宫复旧：麦角制剂通过收缩子宫而促进子宫复旧。③偏头痛：麦角胺与咖啡因合用能通过收缩脑血管，治疗偏头痛。④中枢抑制：麦角毒的氢化物具有中枢抑制和血管舒张作用，与异丙嗪、哌替啶合用组成冬眠合剂。麦角生物碱剂量稍大可引起子宫强直性收缩，对子宫体和子宫颈的作用无显著差异，因此不适用于催产和引产。

186. 属于糖皮质激素的是

A. 氢化可的松 B. 醛固酮

C. 己烯雌酚 D. 黄体酮

E. 胰岛素

【答案与解析】A。糖皮质激素：短效类的有可的松、氢化可的松等。中效类的有泼尼松、泼尼松龙、甲泼尼龙、曲安西龙等。长效类的有地塞米松、倍他米松等。外用类的有氟氢可的松、氟氢松等。

187. 糖皮质激素不会引起的不良反应是

A. 诱发癫痫发作

B. 诱发感染

C. 诱发十二指肠溃疡

D. 低血糖

E. 高血压

【答案与解析】D。医源性肾上腺皮质功能亢进症：表现为肌无力与肌萎缩、皮肤变薄、向心性肥胖、满月脸、水牛背、痤疮、多毛、水肿、高血压、高血脂、低血钾、高血糖、骨质疏松等。停药后一般可自行恢复正常。必要时可对症治疗。

188. 糖皮质激素与水盐代谢有关的不良反应是

A. 消化性溃疡

B. 高血压

C. 向心性肥胖

D. 骨质疏松

E. 高血糖

【答案与解析】B。糖皮质激素的生理作用：①糖代谢：促进糖原异生，减少机体组织细胞对葡萄糖的摄取和利用，增加肝脏和肌肉的糖原含量，升高血糖，有加重和诱发糖尿病的倾向。②蛋白质代谢：抑制蛋白质的合成，引起负氮平衡。久用可致生长减慢、肌肉消瘦、皮肤变薄、骨质疏松、淋巴组织萎缩和伤口愈合迟缓等。③脂肪代谢：促进脂肪分解，抑制脂肪合成。可致满月脸和向心性肥胖。④水盐代谢：有较弱的盐皮质激素样作用，能潴钠排钾，引起高血压和水肿。还可引起低血钙，长期应用可致骨质脱钙。

189. 下列不是糖皮质激素禁忌证的是
    A. 角膜溃疡　　B. 严重糖尿病
    C. 过敏性疾病　D. 严重高血压
    E. 严重精神病

    【答案与解析】C。有严重的精神病和癫痫病史者、活动性消化性溃疡、新近胃肠吻合术、骨折、创伤修复期、角膜溃疡、肾上腺皮质功能亢进症、严重高血压、糖尿病、孕妇、抗菌药物不能的感染如水痘、麻疹、真菌感染等禁用糖皮质激素。过敏性疾病为糖皮质激素适应证。

190. 糖皮质激素对血液和造血系统的作用是
    A. 延长凝血时间
    B. 减少血液中红细胞
    C. 减少血小板
    D. 增加嗜酸性粒细胞
    E. 增加血红蛋白

    【答案与解析】E。糖皮质激素对血液和造血系统的作用：降低外周血单核细胞、淋巴细胞、嗜酸性粒细胞和嗜碱性粒细胞数。能刺激骨髓造血功能，使血液中红细胞、血小板、多核白细胞数增加；也能增加血红蛋白、纤维蛋白原含量和缩短凝血时间。

191. 糖皮质激素用于严重感染是因为
    A. 加强抗菌作用

    B. 维持血糖水平
    C. 抗炎、抗毒、抗过敏、抗休克
    D. 增加中性白细胞数量
    E. 促进蛋白质合成

    【答案与解析】C。糖皮质激素具有抗炎、抗毒素、抗过敏、抗休克等药理作用，故用于严重感染时，可以减轻炎症反应，增强机体对毒性代谢产物或细菌毒素的耐受性。

192. 属于短效肾上腺皮质激素的是
    A. 泼尼松　　　B. 氢化可的松
    C. 地塞米松　　D. 米托坦
    E. 去氧皮质酮

    【答案与解析】B。属于短效肾上腺皮质激素的是氢化可的松、可的松；泼尼松为中效肾上腺皮质激素；地塞米松为长效肾上腺皮质激素；米托坦为皮质激素抑制药；去氧皮质酮为盐皮质激素。

193. 下列疾病中禁用糖皮质激素的是
    A. 结核性脑膜炎
    B. 风湿性心肌炎
    C. 中毒性肺炎
    D. 视神经炎
    E. 严重胃炎

    【答案与解析】E。糖皮质激素可使胃酸、胃蛋白酶分泌增加，可诱发、加重溃疡。故不可用于胃酸分泌过多的严重胃炎。

194. 应用糖皮质激素时，根据激素

昼夜分泌节律采用隔日疗法的目的是
A. 防止发生类肾上腺皮质功能亢进症
B. 防止诱发或加重感染
C. 与内源性糖皮质激素产生协同作用
D. 防止肾上腺皮质功能减退症
E. 减少糖皮质激素在肝脏的破坏

【答案与解析】D。为防止停药后出现肾上腺皮质功能减退症，可根据激素昼夜分泌节律采用隔日疗法。

195. 泼尼松与泼尼松龙体内过程的区别在于
A. 消化道吸收程度不同
B. 组织分布不同
C. 肝内生物转化后的代谢产物生物活性不同
D. 消除半衰期长短不同
E. 排泄途径不同

【答案与解析】C。泼尼松在肝脏内转化为泼尼松龙而有效，泼尼松龙在肝脏内代谢而失活。

196. 结核性脑膜炎加用糖皮质激素的目的是
A. 提高抗结核药的抗菌作用
B. 增加机体免疫功能
C. 抑制结核菌素引起的过敏反应
D. 缓解炎症，防止组织粘连后遗症

E. 延缓抗药性产生

【答案与解析】D。结核性脑膜炎加用糖皮质激素的目的是防治炎症后期的粘连。

197. 预防先兆流产可选用
A. 雌二醇　　B. 黄体酮
C. 地塞米松　D. 螺内酯
E. 苯丙酸诺龙

【答案与解析】B。天然孕激素黄体酮主要用于：功能失调性子宫出血、痛经和子宫内膜异位症、先兆流产与习惯性流产、子宫内膜腺癌、前列腺肥大和前列腺癌、避孕。

198. 属于抗雌激素类药物的是
A. 炔雌醇　　B. 他莫昔芬
C. 己烯雌酚　D. 炔诺酮
E. 苯丙酸诺龙

【答案与解析】B。他莫昔芬为抗雌激素类药物，是绝经后晚期乳腺癌的首选药物。与雄激素的疗效相同，但无雄激素所具有的男性化副作用。

199. 下列药物中，可以增加蛋白合成，促进肌肉发育，增加食欲感的是
A. 炔雌醇　　B. 甲羟孕酮
C. 苯丙酸诺龙 D. 雷洛昔芬
E. 氯米芬

【答案与解析】C。同化激素：主要有苯丙酸诺龙、美雄酮、司坦唑醇和羟甲烯龙等。可以增加蛋白合成，促进肌肉发育，

增加食欲感。主要用于慢性衰弱和消耗性疾病患者，如营养不良、贫血、再障、严重烧伤、肿瘤化疗期、手术后恢复期、骨折不易愈合、老年性骨质疏松等。孕妇及前列腺癌患者禁用。

200. 甲亢患者甲状腺手术术前给予硫脲类的目的在于
    A. 防止手术后甲状腺功能减退
    B. 使甲状腺腺体缩小、变硬，减少手术中出血
    C. 甲状腺腺体变大变软，手术容易进行
    D. 甲状腺腺体血管增加，使甲状腺体积增加
    E. 使甲状腺功能恢复或接近正常，可减少麻醉和术后并发症，防止术后发生甲状腺危象

    【答案与解析】E。甲状腺功能亢进的手术前准备：术前给予硫脲类，使甲状腺功能恢复或接近正常，可减少麻醉和术后并发症，防止术后发生甲状腺危象。术前2周，同时合用大剂量碘剂，可使腺体缩小、变硬，减少手术中出血。

201. 碘剂按常规于甲状腺手术前服药10~14天的目的在于
    A. 防止手术后甲状腺功能减退
    B. 可减少腺体血供并增加腺体硬度，使其易于切除

C. 甲状腺腺体变大变软，手术容易进行
D. 甲状腺腺体血管增加，使甲状腺体积增加
E. 防止手术后甲亢症状复发

【答案与解析】B。碘剂起效迅速，对于甲状腺危象患者是较好的选择。碘剂按常规于甲状腺手术前服药10~14天，可减少腺体血供并增加腺体硬度使其易于切除。手术前碘剂可与β受体阻断药或硫脲类药物先后或联合使用。

202. 可用于治疗单纯性甲状腺肿的药物是
    A. 大剂量甲硫咪唑
    B. 大剂量硫脲类
    C. 小剂量碘化钾
    D. 大剂量碘化钠
    E. 大剂量普萘洛尔

【答案与解析】C。小剂量碘剂（如碘化钾）促进甲状腺激素合成，用于防治单纯性甲状腺肿。

203. 丙硫氧嘧啶的抗甲状腺作用主要在于
    A. 作用于甲状腺细胞核内受体
    B. 作用于甲状腺细胞膜受体
    C. 抑制甲状腺中酪氨酸的碘化及偶联过程
    D. 抑制已合成的甲状腺激素的释放
    E. 抑制促甲状腺激素（TSH）的分泌

【答案与解析】C。丙硫氧嘧啶抑制甲状腺激素合成，主要通过抑制甲状腺中酪氨酸的碘化及偶联过程。

204. 下列关于大剂量碘剂的描述，错误的是

　　A. 抑制甲状腺激素的释放

　　B. 抑制甲状腺激素的合成

　　C. 甲状腺功能亢进术前应用

　　D. 治疗单纯性甲状腺功能亢进

　　E. 甲状腺危象治疗

　　【答案与解析】D。大剂量碘剂达最大效应后，甲状腺细胞对碘的摄取降低，胞内碘浓度下降，失去抑制甲状腺合成的效应，甲状腺功能亢进症状复发。

205. 治疗甲状腺功能亢进危象、重症甲状腺功能亢进的首选药是

　　A. 普萘洛尔　　B. 丙硫氧嘧啶

　　C. 卡比马唑　　D. ^{131}I

　　E. 甲硫咪唑

　　【答案与解析】B。丙硫氧嘧啶除可抑制甲状腺激素生物合成外，还能抑制外周组织的 T_4 转化为 T_3，能迅速控制血清中生物活性较强的 T_3 水平，可作为治疗甲状腺功能亢进危象、重症甲状腺功能亢进的首选药。

206. 硫脲类药物最严重的不良反应是

　　A. 药疹

　　B. 胃肠道反应

　　C. 粒细胞减少症

　　D. 甲状腺功能减退

　　E. 转氨酶增高

　　【答案与解析】C。硫脲类药物常见的不良反应有瘙痒、药疹等过敏反应，多数情况下不需停药也可消失，最严重不良反应有粒细胞缺乏症，一般发生在治疗后的 2~3 个月内，故应定期检查血象，特别注意与甲亢本身所引起的白细胞总数偏低相区别。

207. 甲状腺激素主要不能用于治疗

　　A. 甲状腺增生　B. 呆小症

　　C. 侏儒症　　　D. 黏液性水肿

　　E. 单纯性甲状腺肿

　　【答案与解析】C。甲状腺激素主要用于甲状腺功能减退的替代补充疗法，临床上用于呆小症、黏液性水肿、单纯性甲状腺肿、甲状腺增生，不可用于侏儒症。

208. 纠正细胞内缺钾常用的激素是

　　A. 生长激素　　B. 胰岛素

　　C. 地塞米松　　D. 甲状腺素

　　E. 雄性激素

　　【答案与解析】B。临床上将葡萄糖、胰岛素、氯化钾三者合用组成极化液（GIK），可促进 K^+ 内流，纠正胞内缺钾，并提供能量，可用于防治心肌梗死时的心律失常。胰岛素可与 ATP、辅酶 A 等组成能量合剂。

209. 只能注射使用的降血糖药物是

　　A. 二甲双胍　　B. 胰岛素

C. 阿卡波糖　　D. 格列本脲

E. 瑞格列奈

【答案与解析】B。胰岛素主要用于糖尿病，另外也可用于高钾血症和纠正细胞内缺钾，只能注射使用。

210. 有降血糖及抗利尿作用的药物是

A. 甲苯磺丁脲　B. 阿卡波糖

C. 二甲双胍　　D. 二甲双胍

E. 氯磺丙脲

【答案与解析】E。氯磺丙脲除可促进胰岛素分泌外，还可促进抗利尿激素分泌。既有降血糖作用又有抗利尿作用。

211. 阿卡波糖的作用机制是

A. 抑制胰岛素酶的活化

B. 刺激胰岛 B 细胞释放胰岛素

C. 增加胰岛素受体的数目和亲和力

D. 抑制 α - 葡萄糖苷酶

E. 胰外降糖效应

【答案与解析】D。阿卡波糖为 α - 葡萄糖苷酶抑制剂，可竞争性和可逆性地抑制食物多糖的分解，使糖的吸收相应减缓，从而可以减少餐后血糖浓度的增高，由于小肠内糖吸收的减缓和大肠内糖的调节吸收，使血糖浓度平稳，平均值下降。

212. 双胍类药物的特点不包括

A. 作用时间短

B. 不与蛋白结合，不被代谢，尿中排出

C. 促进组织摄取葡萄糖

D. 抑制胰高血糖素的分泌

E. 主要用于轻症糖尿病病人

【答案与解析】D。双胍类在体内不与蛋白结合，不被代谢，从尿中排出。其作用机制可能是降低食物吸收及糖异生，促进组织摄取葡萄糖等。主要用于轻症糖尿病患者，尤其适用于肥胖者，单用饮食控制无效者。

213. 磺酰脲类治疗糖尿病的主要作用机制是

A. 减少肠道对葡萄糖的吸收

B. 抑制胰岛 A 细胞，使胰高血糖素释放减少

C. 刺激胰岛 B 细胞释放胰岛素

D. 增加外周组织对葡萄糖的吸收

E. 抑制肝脏胰岛素酶

【答案与解析】C。磺酰脲类治疗糖尿病的主要作用机制是刺激胰岛素分泌，而不是增加 B 细胞胰岛素的合成，通过与 B 细胞膜上的受体结构相结合，关闭 ATP 依赖性钾通道，引起细胞去极化使钙离子内流而刺激胰岛素分泌。

214. 胰岛素最严重的不良反应是

A. 过敏反应　　B. 低血糖反应

C. 胰岛素抵抗 D. 肝功能损害

E. 皮下脂肪萎缩

【答案与解析】B。胰岛素不良反应主要有：低血糖反应（是最常见和严重的不良反应）、变态反应、耐受性、皮下脂肪萎缩。

215. 直接刺激胰岛 B 细胞释放胰岛素的降血糖药是
A. 二甲双胍　B. 罗格列酮
C. 阿卡波糖　D. 格列齐特
E. 甲巯咪唑

【答案与解析】D。磺酰脲类：与胰岛 B 细胞表面磺酰脲受体结合，使 ATP 敏感的 K^+ 通道受阻滞，引起除极化，使 Ca^{2+} 流入，引起胰岛素释放。胰岛中至少有30%正常 B 细胞是其产生作用的必要条件。

216. 最易产生肠胀气、腹痛、腹泻等不良反应的降糖药是
A. 氯磺丙脲　B. 阿卡波糖
C. 格列齐特　D. 罗格列酮
E. 瑞格列奈

【答案与解析】B。α－葡萄糖苷酶抑制剂（如阿卡波糖）可产生肠胀气、腹痛、腹泻等不良反应。

217. 下列哪种情况的糖尿病不需要用胰岛素治疗
A. 1 型糖尿病
B. 合并高渗性昏迷的 2 型糖尿病
C. 合并重度感染的 2 型糖尿病
D. 胰岛功能未完全丧失的 2 型

糖尿病
E. 经饮食和口服降糖药物治疗无效的 2 型糖尿病

【答案与解析】D。胰岛素的临床应用：（1）糖尿病：胰岛素可用于治疗各型糖尿病，特别对 1 型糖尿病是唯一有效的药物。还用于：①经饮食控制或口服降血糖药物未能控制的 2 型糖尿病；②发生各种急性或严重并发症（如酮症酸血症、高渗性昏迷或乳酸中毒）的 2 型糖尿病；③经饮食和口服降糖药物治疗无效的 2 型糖尿病；④合并重度感染、高热、妊娠、分娩及大手术等的 2 型糖尿病。（2）高钾血症：由于胰岛素及葡萄糖进入细胞转变为糖原时，可将 K^+ 亦带入细胞，故可将胰岛素加入葡萄糖液内静脉滴注治疗高钾血症。（3）纠正细胞内缺钾：合用葡萄糖、胰岛素和氯化钾液（GIK 极化液）静脉滴注，促进 K^+ 进入细胞，用于心肌梗死早期，可防治心肌病变时的心律失常。

218. 在用药前最好先做皮试的药物是
A. 阿仑膦酸钠　B. 降钙素
C. 骨化三醇　D. 阿法骨化醇
E. 钙制剂

【答案与解析】B。降钙素不良反应主要有颜面潮红、面部、耳、手或足刺痛，腹泻、恶心、呕吐、胃痛、注射部位红肿胀

痛。对蛋白质过敏者可能对本药过敏，因此，对此类患者在用药前最好先做皮试。

219. 通过抑制骨吸收而抗骨质疏松的药物是

A. 氟制剂

B. 甲状旁腺激素

C. 生长激素

D. 降钙素

E. 同化类固醇

【答案与解析】D。防治骨质疏松的药物可分为抑制骨吸收和刺激骨形成两类。抑制骨吸收药包括雌激素、降钙素、二膦酸盐、依普黄酮；刺激骨形成有氟制剂、同化类固醇、甲状旁腺激素和生长激素等。

220. 目前唯一的 OTC 减肥药是

A. 甲巯咪唑　　B. 西布曲明

C. 奥利司他　　D. 二甲双胍

E. 甲状腺激素

【答案与解析】C。奥利司他是目前唯一的 OTC 减肥药。临床用于已进行适度饮食控制和运动锻炼的肥胖和超重者。慢性吸收不良综合征及胆汁淤积症患者禁用。

221. 下列哪种药物是停经后晚期乳腺癌的首选药

A. 奥曲肽　　B. 甲氨蝶呤

C. 他莫昔芬　　D. 环磷酰胺

E. 紫杉醇

【答案与解析】C。他莫昔芬为

雌激素受体阻断剂，抑制激素依赖性乳腺肿瘤细胞的生长，是停经后晚期乳腺癌的首选药物。

222. 有关化疗指数（CI）的描述中，不正确的是

A. CI 可反映药物的安全性

B. CI 可用 LD_{50}/ED_{50} 表示

C. CI 大的药物一定比 CI 小的药物安全

D. CI 是衡量药物安全性的有效指标

E. CI 也可用 LD_5/ED_{95} 表示

【答案与解析】C。化疗指数（CI）：化疗指数高表明药物的毒性低，疗效高，使用药物安全度大。但化疗指数高者并不是绝对安全，如青霉素几乎无毒性，但可引起过敏性休克。化疗指数以动物半数致死量（LD_{50}）和治疗感染动物的半数有效量（ED_{50}）之比，或者以 5% 致死量（LD_5）和 95% 有效量（ED_{95}）之比来衡量。

223. 下列药物中治疗指数最高的是

A. A 药 $LD_{50} = 150mg$，$ED_{50} = 50mg$

B. B 药 $LD_{50} = 100mg$，$ED_{50} = 50mg$

C. C 药 $LD_{50} = 500mg$，$ED_{50} = 250mg$

D. D 药 $LD_{50} = 50mg$，$ED_{50} = 10mg$

E. E 药 $LD_{50} = 100mg$，$ED_{50} = 25mg$

【答案与解析】D。治疗指数（TI）：半数致死量与半数有效量的比值（LD_{50}/ED_{50}），其值

越大，表示药物越安全。一般认为，比较安全的药物，其治疗指数不应小于3。

224. 可表示安全指数的是

A. LD_5/ED_{50}　　B. LD_{50}/ED_{50}

C. LD_1/ED_{99}　　D. LD_5/ED_{95}

E. （$LD_1 - ED_{99}$）/ED_{99}

【答案与解析】D。①治疗指数（TI）：用 LD_{50}/ED_{50} 表示。此数值越大表示药物越安全。②安全指数：用 LD_5/ED_{95} 表示。③安全界限：用（$LD_1 - ED_{99}$）/ED_{99} 表示。安全指数或安全界限评价药物的安全性比用治疗指数评价更为可靠。

225. 磺胺类药物的抗菌机制是

A. 抑制核酸代谢

B. 抑制细菌细胞壁的合成

C. 抑制蛋白质合成

D. 抑制核酸代谢

E. 影响叶酸代谢

【答案与解析】E。抗菌药物的作用机制：①抑制细菌细胞壁的合成，如β-内酰胺类。②影响细胞膜通透性，如多烯类（如两性霉素B）。③抑制蛋白质合成：如大环内酯类、四环素类、氨基糖苷类。④抑制核酸代谢，如喹诺酮类抑制DNA回旋酶。⑤影响叶酸代谢，如磺胺类和甲氧苄啶可分别抑制二氢叶酸合成酶与二氢叶酸还原酶。

226. PAE 代表

A. 最低抑菌浓度

B. 最低杀菌浓度

C. 抗生素后效应

D. 化疗指数

E. 抗菌谱

【答案与解析】C。抗生素后效应（PAE）：是指细菌短暂接触抗生素后，虽然抗生素血清浓度降至最低抑菌浓度以下或已消失，但对微生物的抑制作用依然持续一定时间。

227. MIC 是

A. 最低抑菌浓度

B. 最低杀菌浓度

C. 抗生素后效应

D. 治疗指数

E. 药-时曲线下面积

【答案与解析】A。①最低抑菌浓度（MIC）：能够抑制培养基内细菌生长的最低浓度。②最低杀菌浓度（MBC）：能够杀灭培养基内细菌的最低浓度。

228. 氧氟沙星不宜用于儿童是因为

A. 胃肠道反应

B. 过敏反应

C. 肾功能损害

D. 影响软骨发育

E. 肝功能损害

【答案与解析】D。氧氟沙星为喹诺酮类抗菌药物，对多种幼年动物负重关节的软骨有损伤作用，儿童用药后可出现关节

痛和关节肿胀等症状。故不宜
用于儿童、孕妇及哺乳期妇女。

229. 喹诺酮类不良反应不包括

A. 心脏毒性

B. 软骨损害

C. 跟腱炎

D. 糖代谢紊乱

E. 横纹肌溶解

【答案与解析】E。喹诺酮类不
良反应：胃肠道反应、中枢神
经系统反应（精神异常、惊厥
等）、过敏反应、软骨损害、心
脏毒性（QT 间期延长、尖端扭
转型室性心动过速、室颤等）、
跟腱炎、光毒性、糖代谢紊
乱等。

230. 下列药物中，体外抗菌活性最
强的是

A. 氧氟沙星　　B. 诺氟沙星

C. 洛美沙星　　D. 环丙沙星

E. 氟罗沙星

【答案与解析】D。环丙沙星抗
菌谱广，体外抗菌活性为目前在
临床应用喹诺酮类中最强者。

231. 甲氧苄啶与磺胺甲噁唑合用的原
因是

A. 减慢排泄

B. 促进吸收

C. 能互相升高血药浓度

D. 发挥协同抗菌作用

E. 促进分布

【答案与解析】D。甲氧苄啶为
二氢叶酸还原酶抑制剂，磺胺

甲噁唑抑制二氢叶酸合成酶，两
者合用，则双重阻断敏感菌的叶
酸代谢，抗菌作用可增强数倍至
数十倍，甚至出现杀菌作用。

232. 下列磺胺药适用于非特异性结
肠炎的是

A. 乙酰磺胺

B. 磺胺嘧啶

C. 磺胺甲氧嘧啶

D. 柳氮磺吡啶

E. 磺胺异噁唑

【答案与解析】D。柳氮磺吡啶
口服吸收较少，对结缔组织有
特殊亲和力，并可从肠壁结缔
组织中释放出磺胺吡啶而起抗
菌、抗炎和免疫抑制作用，为
用于肠道感染的磺胺药。适用
于非特异性结肠炎，长期服用
可防止发作。

233. 甲氧苄啶的抗菌机制是

A. 抑制细菌蛋白质合成

B. 抑制细菌二氢叶酸还原酶

C. 抑制细菌细胞壁合成

D. 抑制细菌二氢叶酸合成酶

E. 影响细菌胞浆膜通透性

【答案与解析】B。甲氧苄啶可
抑制二氢叶酸还原酶，使二氢
叶酸不能还原成四氢叶酸，阻
止细菌核酸的合成。

234. 磺胺嘧啶对下列细菌感染疗效
较好的是

A. 细菌性痢疾

B. 伤寒

C. 膀胱炎

D. 流行性脑脊髓膜炎

E. 化脓性扁桃体炎

【答案与解析】D。磺胺嘧啶抗菌谱广，其中脑膜炎双球菌对磺胺嘧啶很敏感。由于磺胺嘧啶易透过血－脑屏障，脑脊液浓度可达血浆浓度的 $40\% \sim 80\%$，所以磺胺嘧啶是治疗流行性脑脊髓膜炎的首选药。

235. 可治疗烧伤创面感染的外用磺胺类药物是

A. 磺胺嘧啶

B. 复方磺胺甲噁唑

C. 磺胺嘧啶银

D. 柳氮磺吡啶

E. 磺胺醋酰

【答案与解析】C。磺胺嘧啶用于治疗流行性脑脊髓膜炎；磺酸异噁唑、磺胺甲噁唑、复方磺胺甲噁唑（磺胺甲噁唑＋甲氧苄啶）用于治疗尿路感染；磺胺嘧啶银和磺胺米隆治疗烧伤创面感染；难吸收的柳氮磺吡啶治疗肠道感染；磺胺醋酰治疗沙眼及眼部其他感染。

236. 属于β－内酰胺类的抗生素是

A. 万古霉素   B. 氨曲南

C. 克林霉素   D. 红霉素

E. 四环素

【答案与解析】B。氨曲南属于单环β－内酰胺类抗生素，对需氧 G^- 菌包括铜绿假单胞菌有强

大抗菌作用，对 G^+ 菌和厌氧菌作用弱。具有耐酶低毒、体内分布广等特点。可用于青霉素过敏的患者或作为氨基糖苷类、第三代头孢菌素的替代品。

237. 患者，男，64 岁，诊断为革兰阴性菌感染性肺炎，既往有青霉素过敏史。下列药物宜选用

A. 头孢唑林   B. 头孢他啶

C. 万古霉素   D. 克拉维酸

E. 氨曲南

【答案与解析】E。①该患者有青霉素过敏史，青霉素与头孢菌素有交叉过敏，因此 A 和 B 选项不能选。②万古霉素：对革兰阳性菌呈现强大杀菌作用，尤其是对 MRSA 和耐甲氧西林表皮葡萄球菌（MRSE），对革兰阴性菌没有作用。③氨曲南：对需氧革兰阴性菌包括铜绿假单胞菌有强大抗菌作用，对革兰阳性菌和厌氧菌作用弱。具有耐酶低毒、体内分布广等特点。可用于青霉素过敏的患者或作为氨基糖苷类、第三代头孢菌素的替代品。④克拉维酸：是β－内酰胺酶抑制药，需与其他β－内酰胺类抗生素联用发挥抑酶增效作用。

238. 患者，男，49 岁，突起寒战高热并伴头痛 4 天，全身肌肉痛，尤以腓肠肌为甚，未以为意，几天后皮肤出现瘀斑、瘀点，

巩膜黄染，来院就诊。医生诊断为钩端螺旋体病，则首选药物是

A. 环丙沙星　　B. 青霉素 G
C. 氨基糖苷类　D. 诺氟沙星
E. 克林霉素

【答案与解析】B。青霉素 G 可作为首选药物用于钩端螺旋体病治疗。

239. 可抗铜绿假单胞菌的青霉素是

A. 青霉素 V　　B. 氨苄西林
C. 苯唑西林　　D. 双氯西林
E. 羧苄西林

【答案与解析】E。抗铜绿假单胞菌青霉素：包括羧基青霉素类（羧苄西林、替卡西林等）及脲基青霉素类（呋布西林、美洛西林等），均不耐酶。

240. 肾毒性最明显的头孢菌素是

A. 头孢克洛　　B. 头孢哌酮
C. 头孢吡肟　　D. 头孢唑林
E. 头孢噻肟

【答案与解析】D。头孢菌素类：①对 β-内酰胺酶一代比一代稳定。②对肾的毒性一代比一代低（第一代的头孢氨苄、头孢羟氨苄、头孢唑林、头孢拉定等毒性最强）。③前三代对革兰阳性菌的抗菌力一代不如一代。④前三代对革兰阴性菌的抗菌力则一代比一代强。⑤第四代对革兰阳性、革兰阴性的抗菌力都很强。

241. 下列头孢菌素类药物中，对铜绿假单胞菌最有效的是

A. 头孢拉定　　B. 头孢他啶
C. 头孢曲松　　D. 头孢呋辛
E. 头孢氨苄

【答案与解析】B。头孢菌素类：①第一代用于耐青霉素的金葡菌感染；②第二代用于革兰阴性菌感染；③第三代中，头孢他啶、头孢哌酮对铜绿假单胞菌有效；④第四代对革兰阳性、革兰阴性均有高效，对耐第三代头孢菌素的革兰阴性杆菌仍有效。

242. 直接与含钙注射液混合使用，易形成不溶性沉淀的是

A. 头孢曲松钠
B. 阿奇霉素
C. 红霉素
D. 万古霉素
E. 四环素

【答案与解析】A。头孢曲松钠不能直接与含钙注射液（如复方氯化钠注射液）混合使用，因极易与钙离子形成不溶性沉淀。

243. 克拉维酸与阿莫西林配伍应用主要是因为

A. 抑制 β-内酰胺酶
B. 延缓阿莫西林经肾小管的分泌
C. 提高阿莫西林的生物利用度
D. 减少阿莫西林的不良反应

E. 减少阿莫西林的抗菌谱

【答案与解析】A。克拉维酸为β-内酰胺酶抑制剂，常与多种β-内酰胺类抗生素合用以增强抗菌作用。

244. 目前抗菌药物中抗菌谱最广、抗菌活性最强、对β-内酰胺酶高度稳定的β-内酰胺类抗生素是

A. 头霉素类
B. 碳青霉烯类
C. β-内酰胺酶抑制剂
D. 青霉素类
E. 头孢菌素类

【答案与解析】B。碳青霉烯类是目前开发的抗菌谱最广、抗菌活性最强、对β-内酰胺酶高度稳定、而本身又抑制β-内酰胺酶活性的一类抗生素。

245. 治疗克林霉素所致假膜性肠炎可选用

A. 氨苄西林　B. 头孢唑林
C. 诺氟沙星　D. 万古霉素
E. 磷霉素

【答案与解析】D。林可霉素、克林霉素可发生严重的假膜性肠炎，用万古霉素与甲硝唑治疗。

246. 金黄色葡萄球菌引起的急、慢性骨髓炎的首选药是

A. 红霉素　B. 青霉素
C. 克林霉素　D. 四环素
E. 庆大霉素

【答案与解析】C。克林霉素主要用于治疗厌氧菌包括脆弱拟杆菌、产气荚膜梭菌等感染或厌氧菌与需氧菌的混合感染，如腹腔、盆腔及妇科感染等。对金黄色葡萄球菌引起的急、慢性骨髓炎为首选药。

247. 林可霉素的主要用途是

A. 呼吸道感染
B. 骨及关节感染
C. 皮肤感染
D. 胆道感染
E. 泌尿系统感染

【答案与解析】B。林可霉素临床上主要用于敏感菌所致的急性和慢性骨及关节感染，如急性和慢性骨髓炎和化脓性关节炎等，对厌氧菌感染也有效。

248. 下列大环内酯类抗菌药物中，对肺炎支原体的作用最强的是

A. 琥乙红霉素　B. 罗红霉素
C. 阿奇霉素　D. 依托红霉素
E. 克拉霉素

【答案与解析】C。阿奇霉素对肺炎支原体的作用是大环内酯类中最强的。用于呼吸道感染、沙眼衣原体、脲原体引起的泌尿道感染和单纯性淋病的治疗。

249. 耳毒性、肾毒性最严重的氨基糖苷类药物是

A. 卡那霉素　B. 庆大霉素
C. 链霉素　D. 阿米卡星
E. 新霉素

【答案与解析】E。（1）氨基糖苷类的耳毒性：①前庭神经功能损害，发生率依次为：新霉素＞卡那霉素＞链霉素＞西索米星＞阿米卡星≥庆大霉素≥妥布霉素＞奈替米星；②耳蜗神经功能损害较迟，发生率依次为：新霉素＞卡那霉素＞阿米卡星＞西索米星＞庆大霉素＞妥布霉素＞奈替米星＞链霉素。为防止和减少耳毒性的发生，应避免与其他有耳毒性的药物如高效能利尿药（如呋塞米）、万古霉素、甘露醇等合用。（2）氨基糖苷类的肾毒性：其发生率依次为：新霉素＞卡那霉素＞庆大霉素＞妥布霉素＞阿米卡星＞奈替米星＞链霉素。

250. 治疗兔热病的首选药是
    A. 阿米卡星　　B. 罗红霉素
    C. 链霉素　　　D. 庆大霉素
    E. 四环素
    【答案与解析】C。链霉素对结核杆菌有强大的抗菌作用。临床上可用于鼠疫和兔热病（首选）及抗结核病。

251. 使用氨基糖苷类抗菌药治疗无效的是
    A. 需氧革兰阴性菌
    B. 铜绿假单胞菌
    C. 结核杆菌
    D. 厌氧菌和肠球菌

E. 耐甲氧西林金黄色葡萄球菌
    【答案与解析】D。氨基糖苷类的抗菌谱广，对各种需氧革兰阴性菌具有强大的抗菌活性，对淋病奈瑟菌、脑膜炎奈瑟菌等革兰阴性球菌的作用较差，对链球菌的作用微弱，对肠球菌和厌氧菌则无效。

252. 氨基糖苷类抗菌药物不宜与呋塞米合用的原因是
    A. 呋塞米加快氨基糖苷类药物的排泄
    B. 呋塞米抑制氨基糖苷类药物的吸收
    C. 呋塞米增加氨基糖苷类药物的肾毒性
    D. 呋塞米增加氨基糖苷类药物的耳毒性
    E. 增加过敏性休克的发生率
    【答案与解析】D。氨基糖苷类抗生素具有耳毒性的严重不良反应，而呋塞米也易产生耳毒性。因此，两种药物不可同时应用，否则会增加耳毒性的发生概率。

253. 易导致肌肉麻痹、呼吸暂停的是
    A. 四环素类
    B. 青霉素类
    C. 头孢菌素类
    D. 氨基糖苷类
    E. 多肽类
    【答案与解析】D。氨基糖苷类能与突触前膜上的钙结合部位结合，从而阻止乙酰胆碱释放，发生肌肉麻痹、呼吸暂停。可用钙剂或新斯的明治疗。

254. 下面有关多黏菌素的描述正确的是

A. 仅对繁殖期的细菌有作用

B. 对铜绿假单胞菌具有强大的杀菌作用

C. 毒性较小

D. 代谢后经肾脏排出

E. 仅对革兰阳性菌感染有作用

【答案与解析】B。多黏菌素对静止期和繁殖期的细菌都具有抗菌作用，主要以原型经肾缓慢排出，毒性较大，仅对革兰阴性杆菌感染有作用，对铜绿假单胞菌具有强大的杀菌作用。

255. 氯霉素的不良反应中与剂量和疗程无关的是

A. 神经系统反应

B. 再生障碍性贫血

C. 消化道反应

D. 二重感染

E. 灰婴综合征

【答案与解析】B。氯霉素不良反应：①骨髓造血功能的抑制：与剂量和疗程有关，及时停药，可以恢复。还可出现与剂量和疗程无直接关系的不可逆的再生障碍性贫血。②灰婴综合征。

256. 可产生灰婴综合征的抗菌药物为

A. 氯霉素　　　B. 青霉素

C. 四环素　　　D. 庆大霉素

E. 链霉素

【答案与解析】A。氯霉素不良反应：①骨髓造血功能的抑制：与剂量和疗程有关，及时停药，可以恢复。还可出现与剂量和疗程无直接关系的不可逆的再生障碍性贫血。②灰婴综合征：新生儿的肝肾发育不完善，导致药物在体内蓄积引起中毒。

257. 能影响婴幼儿牙和骨骼发育的药物是

A. 青霉素　　　B. 红霉素

C. 四环素　　　D. 阿奇霉素

E. 克林霉素

【答案与解析】C。四环素可与新形成的骨骼、牙齿中所沉积的钙结合，致牙齿黄染，牙釉质发育不全，还抑制婴幼儿骨骼发育。故孕妇、哺乳期妇女及8岁以下儿童禁用。

258. 患者，男，40岁，突发寒战、稽留型高热、剧烈头痛入院。给予青霉素治疗3天无明显好转，第4天于胸、背、肩等处出现红色斑丘疹，进一步检查诊断为斑疹伤寒。应选用的治疗药物为

A. 克林霉素　　　B. 青霉素

C. 罗红霉素　　　D. 头孢曲松

E. 四环素

【答案与解析】E。四环素主要用于立克次体感染、斑疹伤寒、支原体肺炎、衣原体引起的鹦

鹦热、性病性淋巴肉芽肿、回归热、霍乱等疾病的治疗，作为首选药疗效较好。土霉素对肠内阿米巴病治疗效果好。

259. 治疗支原体肺炎的首选药是
A. 链霉素　　B. 青霉素
C. 四环素　　D. 多黏菌素
E. 氯霉素
【答案与解析】C。四环素对支原体感染具有良好的治疗效果，列为首选药。

260. 治疗立克次体感染的首选药是
A. 头孢他啶　B. 土霉素
C. 庆大霉素　D. 多西环素
E. 氯霉素
【答案与解析】D。四环素类药物对立克次体感染，如斑疹伤寒、蛲虫病具有良好的治疗效果，被列为首选药。

261. 治疗伤寒和副伤寒的首选药是
A. 罗红霉素　B. 红霉素
C. 头孢呋辛　D. 氯霉素
E. 青霉素
【答案与解析】D。氯霉素对伤寒、副伤寒及立克次体感染有特效。

262. 最易引起可逆性前庭反应的是
A. 四环素　　B. 米诺环素
C. 多西环素　D. 土霉素
E. 美他环素
【答案与解析】B。米诺环素的抗菌谱与四环素相近，抗菌活性最强。不良反应主要可引起

前庭功能障碍。

263. 下列抗真菌药物中，作用机制为抑制真菌细胞壁合成的是
A. 两性霉素B
B. 氟胞嘧啶
C. 氟康唑
D. 卡泊芬净
E. 特比萘芬
【答案与解析】D。卡泊芬净为棘白菌素类抗真菌药物，能有效抑制 $\beta-(1,3)-D-$葡聚糖的合成，从而干扰真菌细胞壁的合成。

264. 具有抗病毒作用的药物是
A. 两性霉素B
B. 阿糖胞苷
C. 碘苷
D. 氟胞嘧啶
E. 氟尿嘧啶
【答案与解析】C。碘苷仅局部外用治疗HSV和水痘-带状疱疹病毒可引起的角膜炎、结膜炎。氟尿嘧啶和阿糖胞苷是抗肿瘤药。两性霉素B和氟胞嘧啶是抗真菌药。

265. 疱疹病毒感染的最有效药物是
A. 阿昔洛韦　B. 利巴韦林
C. 阿糖腺苷　D. 金刚烷胺
E. 干扰素
【答案与解析】A。阿昔洛韦属于抗DNA病毒药物，为HSV（单纯疱疹病毒）感染的首选药。静脉给药用于HSV脑炎，

局部应用治疗疱疹性角膜炎、单纯疱疹和带状疱疹。静脉滴注偶有肾损伤。

266. 目前治疗深部真菌感染的首选药是

A. 氟胞嘧啶

B. 特比萘芬

C. 两性霉素 B

D. 克霉唑

E. 卡泊芬净

【答案与解析】C。两性霉素 B 是目前治疗深部真菌感染的首选药。可选择性地与真菌细胞膜的麦角固醇相结合形成孔道，导致胞内物质外漏，造成细胞死亡。主要不良反应有高热、寒战、头痛、恶心、呕吐。静脉滴注速度过快可引起心律失常、惊厥，还可致肾损害及溶血。

267. 选择性抑制角鲨烯环氧化酶的抗真菌药物是

A. 氟胞嘧啶　　B. 两性霉素 B

C. 特比萘芬　　D. 伊曲康唑

E. 卡泊芬净

【答案与解析】C。特比萘芬可选择性抑制角鲨烯环氧化酶，抑制细胞膜麦角固醇的合成，影响真菌细胞膜的形成。

268. 下列有关两性霉素 B 的描述，不正确的是

A. 对深部真菌具有强大的抑制作用

B. 增加细菌细胞膜通透性

C. 毒性较大，用药须谨慎

D. 不能与氨基糖苷类抗生素合用

E. 不能与解热镇痛药和抗组胺药合用

【答案与解析】E。两性霉素 B 在使用前，可以给患者服用解热镇痛药和抗组胺药，可减轻反应。

269. 可用于抗帕金森病的抗病毒药是

A. 碘苷　　　　B. 金刚烷胺

C. 阿昔洛韦　　D. 利巴韦林

E. 阿糖腺苷

【答案与解析】B。金刚烷胺能特异性抑制甲型流感病毒，用于甲型流感病毒的防治。同时，金刚烷胺还能抗帕金森病。

270. 仅对浅表真菌感染有效的抗真菌药是

A. 制霉菌素

B. 灰黄霉素

C. 两性霉素 B

D. 克霉唑

E. 酮康唑

【答案与解析】B。灰黄霉素虽可内服，但它只对浅表真菌有效；克霉唑、酮康唑虽主要作为外用药，但从抗菌谱来说对深部真菌和浅表真菌都有效。

271. 单用拉米夫定抗艾滋病病毒易产生耐药性，常与哪种药物合用

A. 齐多夫定　B. 碘苷

C. 干扰素　　D. 利巴韦林

E. 更昔洛韦

【答案与解析】A。齐多夫定临床用于治疗艾滋病及重症艾滋病相关综合征。治疗艾滋病主张联合用药疗法（鸡尾酒治疗法），可显著提高疗效，延缓HIV耐药性的产生，一般采用三联疗法，如齐多夫定与拉米夫定和阿波卡韦合用，或齐多夫定与拉米夫定和蛋白酶抑制药合用。

272. 主要用于防治免疫缺陷和免疫抑制患者的 CMV 视网膜炎的抗病毒药是

A. 奥司他韦　B. 拉米夫定

C. 利巴韦林　D. 齐多夫定

E. 更昔洛韦

【答案与解析】E。更昔洛韦主要用于防治免疫缺陷和免疫抑制患者的 CMV 视网膜炎，还可用于预防和治疗器官移植者和艾滋病患者的 CMV 感染。

273. 异烟肼的主要不良反应是

A. 神经肌肉阻滞

B. 呼吸抑制

C. 耳毒性

D. 肾毒性

E. 周围神经炎

【答案与解析】E。异烟肼的主要不良反应：（1）神经系统毒性：①周围神经炎：多见于剂量大、维生素 B_6 缺乏者及慢乙酰化型者。②中枢神经系统毒性：严重时可致中毒性脑病或中毒性精神病。可能是维生素 B_6 缺乏。（2）肝毒性：与利福平合用时，肝功能异常的发生率明显增高。

274. 可使泪液、尿液、唾液、痰液呈橘红色的药物是

A. 吡嗪酰胺　B. 乙胺丁醇

C. 利福平　　D. 异烟肼

E. 卡托普利

【答案与解析】C。利福平为肝药酶诱导剂，可加快自身及其他药物的代谢。主要经胆汁排泄，形成肝-肠循环，延长抗菌作用时间。因利福平及其代谢产物均呈橘红色，故服药后尿、粪、唾液、泪液、痰和汗等均呈橘红色。

275. 治疗麻风病的首选药物为

A. 利福平　　B. 氨苯砜

C. 异烟肼　　D. 链霉素

E. 四环素

【答案与解析】B。氨苯砜为抑菌剂，作用机制与磺胺类相似。氨苯砜为治疗各型麻风病的首选药。大剂量或 G-6-PD 缺乏者尤易发生溶血。

276. 下列不属于抗结核药应用原则的是

A. 早期用药　B. 联合用药

C. 单一用药　D. 足量用药

E. 全程用药

【答案与解析】C。抗结核病的应用原则是：早期用药、联合用药、足量用药、规律用药和全程用药。

277. 下列不是一线抗结核病药物的是

A. 利福平　B. 利福定

C. 乙胺丁醇　D. 链霉素

E. 吡嗪酰胺

【答案与解析】B。一线抗结核病药物包括异烟肼、利福平、链霉素、乙胺丁醇、吡嗪酰胺。利福定虽然和利福平具有相似的作用机制，但其属于二线抗结核病药物。

278. 下列药物采用大剂量间歇给药易产生“流感样综合征”的是

A. 异烟肼　B. 利福平

C. 乙胺丁醇　D. 链霉素

E. 吡嗪酰胺

【答案与解析】B。利福平的不良反应较多，“流感样综合征”常见于大剂量间歇给药法，要加以避免。

279. 下列哪个药物服用后可出现视力下降、视野缩小、红绿色盲等不良反应

A. 吡嗪酰胺　B. 链霉素

C. 利福平　D. 乙胺丁醇

E. 氨苯砜

【答案与解析】D。乙胺丁醇主要与利福平或异烟肼等合用，治疗各种类型的结核病。视神经炎是最重要的毒性反应，表现为视力下降、视野缩小、红绿色盲等。

280. 治疗麻风病的首选药物是

A. 氨苯砜　B. 利福平

C. 青霉素　D. 丙磺舒

E. 四环素

【答案与解析】A。氨苯砜为治疗麻风病的首选药，用药过程中易产生耐药性。

281. 金鸡纳反应是下列哪个药物的特征不良反应

A. 伯氨喹　B. 氯喹

C. 奎宁　D. 乙胺嘧啶

E. 青蒿素

【答案与解析】C。奎宁用于抗氯喹恶性疟的治疗。常见不良反应为金鸡纳反应，表现为耳鸣、头痛、恶心、呕吐、视力和听力减退等。

282. 易导致巨幼细胞贫血的药物是

A. 伯氨喹　B. 氯喹

C. 奎宁　D. 乙胺嘧啶

E. 青蒿素

【答案与解析】D。长期服用乙胺嘧啶可引起巨幼细胞贫血或白细胞减少症，可用亚叶酸钙治疗。

283. 主要用于控制复发和传播的抗疟药是

A. 氯喹　B. 奎宁

C. 青蒿素　D. 伯氨喹

E. 乙胺嘧啶

【答案与解析】D。①主要用于控制疟疾症状的抗疟药物：氯喹、奎宁、青蒿素。②主要用于控制复发和传播的抗疟药：伯氨喹。③用于病因性预防的首选药：乙胺嘧啶。

284. 常与两性霉素 B 合用用于深部真菌感染的是

A. 酮康唑　　　B. 灰黄霉素

C. 氟尿嘧啶　　D. 制霉菌素

E. 氟胞嘧啶

【答案与解析】E。氟胞嘧啶在体内转化为 5 - 氟尿嘧啶，抑制真菌 DNA 合成而不抑制哺乳动物细胞合成核酸。可与两性霉素 B 合用，用于深部真菌感染。

285. 进入疟区时，用于病因性预防的首选药是

A. 伯氨喹　　　B. 氯喹

C. 乙胺嘧啶　　D. 磺胺嘧啶

E. 奎宁

【答案与解析】C。乙胺嘧啶是用于疟疾病因性预防的首选药。在疟疾流行区可用于群众性预防，以阻断疟疾的传播。与磺胺类或砜类合用可对叶酸代谢起到双重阻断作用，增强疗效，又可减少抗药性的产生。

286. 下列可出现"金鸡纳反应"的药物是

A. 氯化钾　　　B. 螺内酯

C. 苯妥英钠　　D. 氯化铵

E. 奎尼丁

【答案与解析】E。奎尼丁的不良反应：①胃肠道反应：包括恶心、呕吐、食欲不振、腹痛和腹泻。②金鸡纳反应：轻者出现耳鸣、听力下降、视力模糊等，重者出现复视、神志不清等。③心血管反应：包括低血压、心力衰竭、室内传导阻滞、心室复极明显延迟，严重者可发生奎尼丁昏厥。

287. 主要用于预防的抗疟药是

A. 乙胺嘧啶　　B. 伯氨喹

C. 青蒿素　　　D. 氯喹

E. 奎宁

【答案与解析】A。①主要用于控制疟疾症状的抗疟药物有：氯喹、奎宁、青蒿素。②主要用于控制复发和传播的抗疟药：伯氨喹。③主要用于预防的抗疟药：乙胺嘧啶。

288. 对于正在发病的间日疟患者进行根治，应选

A. 氯喹

B. 伯氨喹

C. 氯喹 + 乙胺嘧啶

D. 氯喹 + 伯氨喹

E. 乙胺嘧啶 + 伯氨喹

【答案与解析】D。因氯喹对间日疟原虫红细胞内期的裂殖体有杀灭作用，故可有效地控制间日疟的症状发作，也可收到症状抑制性预防的效果。然而，氯喹对疟原虫红细胞外期无作

用，故不能根治间日疟。伯氨喹对间日疟红细胞外期（或休眠期）有较强的杀灭作用，可根治。故两药合用，既可有效地控制间日疟的临床症状，又可根治。

289. 葡萄糖-6-磷酸脱氢酶缺乏患者易发生溶血性贫血的药物是
A. 伯氨喹　　B. 氯喹
C. 奎宁　　D. 乙胺嘧啶
E. 青蒿素
【答案与解析】A。伯氨喹不良反应：先天性红细胞葡萄糖-6-磷酸脱氢酶（G-6-PD）缺乏的特异质患者可发生急性溶血性贫血及高铁血红蛋白血症。

290. 可用于系统性红斑狼疮的是
A. 氯喹　　B. 奎宁
C. 青蒿素　　D. 伯氨喹
E. 乙胺嘧啶
【答案与解析】A。大剂量氯喹能抑制免疫反应，偶尔用于类风湿关节炎，也常用于系统性红斑狼疮。

291. 可用于治疗厌氧菌感染的药物是
A. 卡泊芬净　　B. 利巴韦林
C. 阿奇霉素　　D. 甲硝唑
E. 更昔洛韦
【答案与解析】D。甲硝唑对革兰阳性或革兰阴性厌氧杆菌和球菌都有较强的抗菌作用，对脆弱拟杆菌感染尤为敏感。

292. 服药期间应禁酒的药物是
A. 依米丁　　B. 奎尼丁
C. 甲硝唑　　D. 氯喹
E. 乙酰肿胺
【答案与解析】C。甲硝唑常见的有消化道症状、口干、金属味感等，少数患者出现共济失调和肢体感觉异常等。可引起体内乙醛蓄积，服药期间应禁酒。

293. 对下列感染治疗，甲硝唑最有效的是
A. 立克次体　　B. 衣原体
C. 贾第鞭毛虫　D. 血吸虫
E. 螺旋体
【答案与解析】C。甲硝唑是目前治疗贾第鞭毛虫病最有效的药物。

294. 下列不是甲硝唑的适应证的是
A. 阿米巴痢疾
B. 阿米巴肝脓肿
C. 阴道滴虫病
D. 绦虫病
E. 厌氧菌性盆腔炎
【答案与解析】D。甲硝唑可治疗阿米巴痢疾、阿米巴肝脓肿、阴道滴虫病和厌氧菌感染，但对绦虫病无效。

295. 具有抗阿米巴原虫和抗滴虫作用的药物是
A. 阿苯达唑　　B. 氯喹
C. 吡喹酮　　D. 甲硝唑
E. 乙胺嗪

【答案与解析】D。甲硝唑对组织内阿米巴滋养体有强大的杀灭作用，对滴虫也有强大的直接杀灭作用。

296. 治疗阿米巴肝脓肿首选的药物是
　　A. 吐根碱　　　B. 氯喹
　　C. 巴龙霉素　　D. 喹碘仿
　　E. 替硝唑
　　【答案与解析】E。替硝唑可作为治疗阿米巴肝脓肿的首选药。

297. 抗血吸虫病的首选药物是
　　A. 吡喹酮　　　B. 酒石酸锑钾
　　C. 乙胺嗪　　　D. 阿苯达唑
　　E. 乙胺嘧啶
　　【答案与解析】A。吡喹酮除对血吸虫有杀灭作用外，对其他吸虫也有不同程度的疗效。可增加虫体细胞膜对 Ca^{2+} 的通透性，导致虫体 Ca^{2+} 大量增加，而产生痉挛性收缩致死。可出现肝移。目前为临床治疗日本、埃及和曼氏血吸虫病的首选药。

298. 驱绦虫的首选药是
　　A. 哌嗪　　　　B. 阿苯达唑
　　C. 氯硝柳胺　　D. 吡喹酮
　　E. 乙胺嗪
　　【答案与解析】C。氯硝柳胺可用于血吸虫病的预防。杀灭绦虫的头节及体节前段，尤其是对牛肉绦虫疗效最佳，是驱绦虫的首选药。该药抑制线粒体氧化磷酸化反应和对葡萄糖的摄取利用，阻碍产能过程。

299. 易导致膀胱炎的抗癌药是
　　A. 氟尿嘧啶　　B. 环磷酰胺
　　C. 博来霉素　　D. 长春新碱
　　E. 紫杉醇
　　【答案与解析】B。环磷酰胺（CTX）进入体内后代谢成有活性的磷酰胺氮芥后发挥烷化作用，抑制 DNA 合成。用于淋巴瘤、多发性骨髓瘤等，亦用于妊娠绒毛膜上皮瘤等。不良主要为骨髓抑制，另一特殊的不良反应是膀胱炎。

300. 甲氨蝶呤的作用机制是
　　A. 抑制二氢叶酸还原酶
　　B. 抑制四氢叶酸还原酶
　　C. 抑制 DNA 聚合酶
　　D. 抑制 RNA 聚合酶
　　E. 抑制肽酰基转移酶
　　【答案与解析】A。甲氨蝶呤（MTX）可竞争性地与二氢叶酸还原酶结合，阻止二氢叶酸还原成四氢叶酸，而影响 DNA 的合成，抑制肿瘤细胞的增殖。主要作用于细胞周期 S 期。临床应用于儿童急性淋巴性白血病疗效较好。不良反应主要是骨髓抑制。

301. 属于抗代谢药的是
　　A. 博来霉素　　B. 白消安
　　C. 甲氨蝶呤　　D. 长春新碱
　　E. 放线菌素 D
　　【答案与解析】C。抗代谢药可分为：①二氢叶酸还原酶抑制剂（抗叶酸剂）：如甲氨蝶呤（MTX）。②胸苷酸合成酶抑制剂：如氟尿嘧啶（5－FU）。③嘌呤核苷酸互变抑制剂（抗嘌呤剂）：如巯嘌呤（6－MP）、6－硫鸟嘌呤。④核苷酸还原酶抑制剂：如羟基脲（HU）。⑤DNA聚合酶抑制剂：如阿糖胞苷。

302. 有明显心脏毒性的抗癌药是
A. 氟尿嘧啶　B. 长春新碱
C. 羟基脲　　D. 顺铂
E. 多柔比星
【答案与解析】E。多柔比星对S期及M期作用最强。用于急慢性白血病、恶性淋巴瘤等。不良反应有骨髓抑制及口腔炎、明显的心脏毒性。

303. 下列哪个抗癌药在体内需经转化才有抗癌作用
A. 放线菌素D　B. 环磷酰胺
C. 阿糖胞苷　　D. 羟基脲
E. 氮芥
【答案与解析】B。环磷酰胺为烷化剂，是破坏DNA结构和功能的药物，在体外无抗肿瘤作用，必须先在肝脏中经肝微粒体酶（CYP酶）转化成醛磷酰胺，然后再组织细胞内分解成磷酰胺氮芥与DNA发生烷化，而在体外无活性。

304. 环磷酰胺特有的不良反应是
A. 骨髓抑制　B. 脱发

C. 黄疸　　D. 过敏反应
E. 出血性膀胱炎
【答案与解析】E。环磷酰胺代谢物丙烯醛对膀胱有刺激，可引起出血性膀胱炎，在用药期间应多饮水或同时给予美司钠可预防。应定期查血象。

305. 下列属于二氢叶酸还原酶抑制剂的是
A. 氟尿嘧啶　B. 甲氨蝶呤
C. 羟基脲　　D. 阿糖胞苷
E. 巯嘌呤
【答案与解析】B。干扰核酸（RNA和DNA）合成的药物，根据其生化步骤不同，可分为：①二氢叶酸还原酶抑制剂（抗叶酸制剂），如甲氨蝶呤；②阻止嘧啶类核苷酸生成药（抗嘧啶药），如氟尿嘧啶等；③阻止嘌呤类核苷酸生成药（抗嘌呤药），如巯嘌呤等；④抑制核苷酸还原酶药，如羟基脲；⑤抑制DNA聚合酶药，如阿糖胞苷等。

306. 属于M期特异性药物的抗肿瘤药是
A. 长春新碱　B. 顺铂
C. 紫杉醇　　D. 氟尿嘧啶
E. 三尖杉碱
【答案与解析】A。细胞周期特异性药物：①S期特异性药物：如甲氨蝶呤、巯嘌呤、氟尿嘧啶、阿糖胞苷等。②M期特异性药物：如长春碱、长春新碱、鬼臼毒素等。③G_2期和 M 期特异性药物：如紫杉醇。

307. 主要作用于 S 期的抗肿瘤药物是

A. 鬼臼毒素　　B. 秋水仙碱

C. 长春新碱　　D. 氟尿嘧啶

E. 紫杉醇

【答案与解析】D。细胞周期特异性药物：①S 期特异性药物：如甲氨蝶呤、巯嘌呤、氟尿嘧啶、阿糖胞苷等。②M 期特异性药物：如长春碱、长春新碱、秋水仙碱、鬼臼毒素等。③G_2期和 M 期特异性药物：如紫杉醇。

308. 在体外没有抗癌作用的抗癌药物是

A. 阿糖胞苷　　B. 阿霉素

C. 环磷酰胺　　D. 卡莫司汀

E. 长春新碱

【答案与解析】C。环磷酰胺在体外无活性，进入体内后代谢成有活性的磷酰胺氮芥后发挥烷化作用，抑制 DNA 合成。特殊的不良反应是膀胱炎。

309. 不良反应主要为心脏毒性的药物是

A. 青霉素　　B. 头孢呋辛

C. 柔红霉素　　D. 阿奇霉素

E. 左氧氟沙星

【答案与解析】C。柔红霉素对 S 期细胞最敏感。不良反应主要是心脏毒性。

310. 大剂量使用时缺乏有效预防措施可致出血性膀胱炎的药物是

A. 柔红霉素　　B. 甲氨蝶呤

C. 顺铂　　　　D. 环磷酰胺

E. 伊立替康

【答案与解析】D。环磷酰胺大剂量使用时缺乏有效预防措施可致出血性膀胱炎，表现少尿、血尿、蛋白尿，系其代谢产物丙烯醛刺激膀胱所致。

311. 顺铂最常见最严重的毒性是

A. 肾功能损害　　B. 骨髓抑制

C. 肺纤维化　　D. 心脏毒性

E. 肝脏毒性

【答案与解析】A。顺铂主要用于治疗转移性睾丸癌和卵巢癌，是治疗睾丸肿瘤最有效的药物之一。最常见最严重的毒性是肾功能损害。

312. 治疗急性髓细胞白血病的首选药物是

A. 环磷酰胺　　B. 阿糖胞苷

C. 甲氨蝶呤　　D. 氟尿嘧啶

E. 紫杉醇

【答案与解析】B。阿糖胞苷为治疗急性髓细胞白血病首选药物。

313. 水解某种酰胺而产生抗癌作用的药物是

A. 左旋门冬酰胺酶

B. 氟尿嘧啶

C. 巯基嘌呤

D. 甲氨蝶呤

E. 阿糖胞苷

【答案与解析】A。某些肿瘤细胞是不能自身合成生长必需的门冬酰胺，依赖于细胞外摄取，门冬酰胺酶可将血清中的门冬酰胺水解，使肿瘤细胞缺乏门冬酰胺供应，抑制其生长；题中五种药物只有左旋门冬酰胺酶能水解天冬酰胺，使肿瘤细胞缺乏天冬酰胺而致蛋白质合成障碍，从而起到抑制肿瘤细胞生长的作用。

314. 不属于免疫增强药的是

A. 卡介苗

B. 白细胞介素-2

C. 胸腺素

D. 环孢素

E. 转移因子

【答案与解析】D。免疫增强药用于治疗与免疫功能低下有关的疾病，如免疫缺陷疾病、肿瘤、某些慢性病毒和真菌感染，选项A、B、C、E都属于免疫增强药。环孢素属于免疫抑制剂。

315. 抑制器官和组织移植后的排斥反应的首选药是

A. 他克莫司

B. 左旋咪唑

C. 白细胞介素-2

D. 干扰素

E. 环孢素

【答案与解析】E。环孢素是抑制器官和组织移植后的排斥反应首选药。

二、案例分析题

（1~2题共用题干）

患者，男，60岁，到医院体检，发现有晚期癌症，医生处方开具吗啡缓释片止痛。

1. 下列哪种情况应该禁用吗啡

A. 严重创伤　　B. 心源性哮喘

C. 麻醉前给药　D. 烧伤

E. 颅脑损伤致颅内压增高

【答案与解析】E。吗啡禁用于分娩止痛、哺乳期妇女止痛、支气管哮喘、肺源性心脏病、颅脑损伤致颅内压增高患者、肝功能严重减退及新生儿和婴儿等。严重创伤、烧伤、心源性哮喘、麻醉前给药、晚期癌症等是吗啡的适应证。

2. 关于吗啡不良反应的说法中，错误的是

A. 治疗量吗啡可引起便秘

B. 治疗量吗啡不引起呼吸抑制

C. 呼吸麻痹是吗啡中毒致死的主要原因

D. 吗啡中毒可应用纳洛酮解救

E. 连续多次应用吗啡，易产生耐受性和成瘾性

【答案与解析】B。吗啡的不良反应：①治疗量吗啡可引起便秘、尿潴留、低血压和呼吸抑制等。②连续多次应用易产生耐受性和成瘾性。成瘾者停药后出现戒断

症状。③急性中毒时出现昏迷、呼吸抑制、针尖样瞳孔缩小等。呼吸麻痹是致死的主要原因。应进行人工呼吸、吸氧和应用阿片受体阻断药纳洛酮等。

（3～4题共用题干）

患者，男，45岁，诊断为结核病，使用异烟肼、利福平、乙胺丁醇三药联合治疗。

3. 患者用药3个月后，出现外周神经炎，导致的原因是

A. 服用乙胺丁醇导致的不良反应
B. 服用异烟肼导致的不良反应
C. 用药时间太长导致营养不良
D. 服用利福平导致的不良反应
E. 产生了耐药性

【答案与解析】B。异烟肼剂量较大时可见外周神经炎。

4. 该患者同服下列哪个药物可防治外周神经炎

A. 维生素C   B. 维生素 B_6
C. 叶酸   D. 甲钴胺
E. 维生素E

【答案与解析】B。异烟肼导致外周神经炎，同服维生素 B_6 可防治。

（5～7题共用题干）

患儿，女，9岁，因癫痫大发作入院。其母亲叙述曾服苯巴比妥10个月，因疗效不佳，2日前改服苯妥英钠。

5. 苯妥英钠不用于

A. 癫痫强直－阵挛性发作
B. 癫痫复杂部分性发作

C. 失神发作
D. 三叉神经痛
E. 心律失常

【答案与解析】C。苯妥英钠的药理作用与临床应用：①抗癫痫作用：对癫痫强直－阵挛性发作疗效好，为首选药，对复杂部分性发作和单纯部分性发作有一定疗效，对失神发作无效；②治疗外周神经痛：使三叉神经痛、舌咽神经痛等减轻；③抗心律失常。

6. 癫痫失神发作首选药物是

A. 氯硝西泮   B. 乙琥胺
C. 托吡酯   D. 卡马西平
E. 地西泮

【答案与解析】B。乙琥胺仅对失神发作有效，为首选药。

7. 对癫痫强直－阵挛性发作、失神性发作和精神运动性发作均有效的药物是

A. 苯巴比妥   B. 乙琥胺
C. 加巴喷丁   D. 苯妥英钠
E. 丙戊酸钠

【答案与解析】E。丙戊酸钠为广谱抗癫痫药，对失神性发作疗效最好，强于乙琥胺。严重毒性为肝损害。

（8～9题共用题干）

患者，女，15岁，烦躁怕热多汗，体重减轻2个月，BP 120/60mmHg，体型偏瘦，皮肤潮湿，手有震颤，轻微突眼，医生诊断后给予丙硫氧嘧啶口服治疗。

8. 丙硫氧嘧啶的主要适应证是
   A. 甲状腺肥大
   B. 甲亢内科治疗
   C. 甲亢术后
   D. 单纯性甲状腺肿
   E. 甲状腺功能减退
   【答案与解析】B。硫脲类主要有丙硫氧嘧啶、甲巯咪唑和卡比马唑。硫脲类用于：①甲状腺功能亢进的内科治疗：适用于轻症和不宜手术或放射性碘治疗者。②甲状腺功能亢进的手术前准备：术前给予硫脲类，使甲状腺功能恢复或接近正常，可减少麻醉和术后并发症，防止术后发生甲状腺危象。术前2周同时合用大剂量碘，可使腺体缩小、变硬，减少手术中出血。③甲状腺危象的综合治疗：应用大剂量硫脲类作辅助治疗。

9. 出现下列哪种情况，应立即停止服用该药
   A. 甲状腺功能恢复正常
   B. 粒细胞缺乏
   C. 疗效不显著
   D. 需手术治疗
   E. 转氨酶升高
   【答案与解析】B。粒细胞下降为丙硫氧嘧啶最重要的不良反应。如出现粒细胞减少，应停止用丙硫氧嘧啶。

(10～11题共用题干)
   患者，女，28岁，糖尿病史一

年，表现为单纯性餐后血糖增高，运动和控制饮食效果不理想。

10. 首选的降糖药是
    A. 格列喹酮   B. 格列本脲
    C. 胰岛素   D. 阿卡波糖
    E. 罗格列酮
    【答案与解析】D。α-葡萄糖苷酶抑制剂（如阿卡波糖）临床可单用于老年患者或餐后明显高血糖患者。可产生肠胀气、腹痛、腹泻等不良反应。

11. 此类药的降糖作用机制是
    A. 与胰岛B细胞受体结合，促进胰岛素释放
    B. 提高靶细胞膜上胰岛素受体数目和亲和力
    C. 抑制胰高血糖素分泌
    D. 在小肠竞争性抑制α-葡萄糖苷酶
    E. 促进组织摄取葡萄糖，使血糖水平下降
    【答案与解析】D。葡萄糖苷酶抑制剂可在小肠竞争性抑制α-葡萄糖苷酶，减少淀粉、糊精、双糖在小肠吸收，使正常和糖尿病患者饭后高血糖降低。不刺激胰岛素分泌，不导致低血糖。

(12～14题共用题干)
   患者，女，64岁，诊断为缺血性心脏病，需要使用药物预防血栓形成。

12. 预防血栓形成的常用药物是
    A. 肝素   B. 尿激酶

C. 链激酶　　　D. 蝮蛇抗栓酶

E. 阿司匹林

【答案与解析】 E。<u>阿可匹林为抗血小板凝聚药，主要用于治疗不稳定型心绞痛，预防心肌梗死和梗死后的再梗死。</u>小剂量阿司匹林可抑制 TXA_2 合成，预防血栓形成。

13. 此药预防血栓形成的机理是

A. 激活抗凝血酶

B. 抑制环氧化酶，减少 TXA_2 生成

C. 加强维生素 K 促凝血的作用

D. 直接抗血小板聚集

E. 降低血液中凝血酶活性

【答案与解析】 B。<u>阿司匹林不可逆抑制血小板环氧化酶（COX）的活性，减少 TXA_2 的生成</u>，对 TXA_2 诱导的血小板聚集产生不可逆的抑制作用。

14. 此药严重中毒时，正确的处理措施是

A. 口服氯化钠

B. 口服氯化钾

C. 静脉滴注碳酸氢钠

D. 口服氢氯噻嗪

E. 静脉注注大剂量维生素 C

【答案与解析】 C。阿司匹林为酸性，<u>静脉滴注碳酸氢钠可以碱化血液和尿液，加快阿司匹林的排泄而减少阿司匹林的吸收而缓解阿司匹林中毒。</u>

（15~16 题共用题干）

患者，女，64 岁，诊断为冠心病患者，出现胸骨后疼痛，伴心悸、出汗，测血压为 90/65mmHg。

15. 应立即给予的治疗药物是

A. 硝酸异山梨酯舌下含服

B. 双嘧达莫口服

C. 吸氧＋输液

D. 普萘洛尔口服

E. 吸氧＋硝酸甘油含服

【答案与解析】 E。该冠心病患者血压 90/65mmHg，心悸、出汗，此时应给予患者吸氧治疗，并<u>舌下含服硝酸甘油</u>。

16. 发生心肌梗死后经治疗症状减轻，但心电图又出现室性心律失常，应选择

A. 奎尼丁口服

B. 利多卡因静脉注射

C. 普萘洛尔口服

D. 胺碘酮口服

E. 维拉帕米静脉注射

【答案与解析】 B。利多卡因对心脏的作用是能抑制钠离子内流，促进钾离子外流。缩短浦肯野纤维及心室肌的 APD、ERP，且缩短 APD 更为显著，故为相对延长 ERP。<u>主要用于室性心律失常。</u>治疗急性心肌梗死及强心苷所致的室性期前收缩、室性心动过速及心室颤动有效。<u>剂量过大可引起窦性心动过缓、房室传导阻滞等心脏毒性。</u>

（17～18题共用题干）

患者，女，34岁，突发高热、呕吐、惊厥，数小时后出现面色苍白、四肢厥冷、脉搏细速、血压下降至休克水平。医院诊断为暴发型流行性脑脊髓膜炎所致感染性中毒性休克，应立即使用抗休克药物。

17. 选择的抗休克药物应为

　　A. 阿托品　　　B. 酚妥拉明

　　C. 呋塞米　　　D. 地塞米松

　　E. 肾上腺素

【答案与解析】D。糖皮质激素（如地塞米松）能提高机体对内毒素的耐受力，迅速退热并缓解中毒症状，<u>用于中毒性感染或伴有休克（如暴发型流行性脑脊髓膜炎所致感染性中毒性休克）</u>。

18. 该药持续超生理剂量应用时，不会导致

　　A. 向心性肥胖　B. 高血压

　　C. 高血钾　　　D. 高血脂

　　E. 胃溃疡

【答案与解析】C。糖皮质激素持续超生理剂量应用时：①<u>医源性肾上腺皮质功能亢进症</u>：表现为肌无力与肌萎缩、皮肤变薄、向心性肥胖、满月脸、水牛背、痤疮、多毛、浮肿、高血压、高血脂、低血钾、糖尿、骨质疏松等。②诱发或加重感染或使体内潜在病灶扩散。在治疗严重感染性疾病时，必须给予有效、足量、敏感的抗菌药物。③诱发或加重胃、十二指肠溃疡，甚至发生

出血和穿孔。④妊娠头3个月使用偶可引起胎儿畸形；妊娠后期大量应用可导致胎儿出生后产生肾上腺皮质功能不全。⑤白内障，可诱发精神病或癫痫、胰腺炎、脂肪肝。

（19～21题共用题干）

患者，男，65岁，某天出现肢体剧烈疼痛、皮肤苍白、四肢厥冷、运动障碍等症状，到医院就诊。医生诊断为动脉栓塞。

19. 该患者宜选用的溶栓药是

　　A. 阿司匹林　　B. 链激酶

　　C. 华法林　　　D. 肝素

　　E. 氨甲苯酸

【答案与解析】B。五个选项中，只有链激酶可用于<u>血栓栓塞性疾病的溶栓治疗</u>。阿司匹林是解热镇痛药，也是抗血小板药。华法林和肝素是抗凝血药。氨甲苯酸是促凝血药。

20. 关于该溶栓药的说法，不正确的是

　　A. 严重高血压患者禁用

　　B. 对形成已久并已机化的血栓也很有效

　　C. 主要用于急性血栓栓塞性疾病

　　D. 消化道溃疡患者禁用该药

　　E. 外科手术患者3日内不得使用本品

【答案与解析】B。链激酶可使血栓溶解，但对形成已久并已机化的血栓无效。主要用于急性血栓

栓塞性疾病。出血性疾病、严重高血压、糖尿病、链球菌感染和亚急性细菌性心内膜炎、消化道溃疡，以及最近应用过肝素或香豆素类抗凝药物的患者均应禁忌。外科手术患者3日内不得使用本品。

21. 关于该药的作用机制，说法正确的是

A. 与钙形成络合物

B. 竞争性抑制维生素K环氧化物还原酶

C. 抗纤维蛋白溶解

D. 催化纤溶酶原转变为纤溶酶

E. 不可逆地抑制环氧化酶的活性

【答案与解析】D。链激酶能催化纤溶酶原转变为纤溶酶；纤溶酶能溶解刚形成血栓中的纤维蛋白，使血栓溶解，但对形成已久并已机化的血栓无效。

(22~23题共用题干)

药师在急诊药房值班时，接听病房咨询电话，得知一新入院耐甲氧西林金黄色葡萄球菌肺部感染的7岁儿童患者，出现高热、肺纹理加重，患儿肾功能正常。欲静脉滴注万古霉素。

22. 关于万古霉素的说法中，错误的是

A. 对金黄色葡萄球菌、链球菌及球菌等革兰阳性菌均有强大的

抗菌作用

B. 对厌氧的艰难梭状芽孢杆菌有较好抗菌活性

C. 对多数革兰阴性菌具有很好的效果

D. 主要用于治疗耐甲氧西林的金黄色葡萄球菌引起的严重感染

E. 可用于治疗克林霉素引起的假膜性肠炎

【答案与解析】C。万古霉素对金黄色葡萄球菌、表皮葡萄球菌、链球菌及球菌等革兰阳性菌均有强大的抗菌作用，对厌氧的艰难梭状芽孢杆菌有较好抗菌活性，对炭疽杆菌、白喉杆菌等敏感。多数革兰阴性菌对本品耐药。临床上主要用于治疗耐甲氧西林的金黄色葡萄球菌引起的严重感染，以及其他抗生素尤其是克林霉素引起的假膜性肠炎。

23. 万古霉素的不良反应主要为

A. 高血压危象

B. 血糖异常

C. 急性肝衰竭

D. 出血

E. 耳毒性和肾毒性

【答案与解析】E。万古霉素的不良反应主要为耳毒性和肾毒性。

(24~25题共用题干)

患者，男，62岁，高血压病史10年，既往有骨关节炎和血脂异常，

轻度心功能不全。近期体检发现血压
162/80mmHg，心率 72 次/分。该患
者目前服用的药物除抗高血压药外，
有辛伐他汀、双氯芬酸、氨基葡萄
糖、甲钴胺及碳酸钙 D。

24. 该患者首选的降压联合用药方
案是
A. 特拉唑嗪 + 氢氯噻嗪
B. 氨氯地平 + 氢氯噻嗪
C. 利血平 + 氨苯蝶啶
D. 硝酸甘油 + 美托洛尔
E. 美托洛尔 + 呋塞米

【答案与解析】B。①氨氯地平常
见的不良反应有头痛、脸部潮
红、眩晕、心悸、踝部水肿等。
②氢氯噻嗪不仅可以降压和治疗
慢性心功能不全，而且可以减轻
氨氯地平导致的水肿症状。两者
联用，为该患者首选的降压联合
用药方案。

25. 服药 4 周后患者复查血压 145/
78mmHg，血尿酸 512μmol/L。引
起血尿酸水平升高的药物可能是
A. 特拉唑嗪 　　B. 美托洛尔
C. 氢氯噻嗪 　　D. 双氯芬酸
E. 氨氯地平

【答案与解析】C。氢氯噻嗪可导
致低血钾、高钙血症、低镁血
症、高尿酸血症、高尿素氮血
症、血糖升高等不良反应。

(26～27题共用题干)
患者，女，55 岁，临床诊断为 2
型糖尿病。目前药物治疗方案如下：

药物	给药途径	用量	用法
二甲双胍片	po	500mg	bid
阿卡波糖片	po	50mg	tid

26. 关于二甲双胍的说法中，不正确
的是
A. 可提高靶组织对胰岛素的敏
感性
B. 对正常人也有降血糖作用
C. 主要用于肥胖的 2 型糖尿病
患者
D. 可抑制肠壁细胞吸收葡萄糖
E. 可增加骨骼肌和周围组织对葡
萄糖的摄取和利用

【答案与解析】B。二甲双胍对于
不论有无胰岛 B 细胞功能的糖尿
病患者均有降血糖作用，但对正
常人则无类似作用。抑制肠壁细
胞吸收葡萄糖，增加骨骼肌和周
围组织对葡萄糖的摄取和利用
(无氧酵解)，增加肝细胞对葡萄
糖的摄取，提高靶组织对胰岛素
的敏感性，抑制胰高血糖素的释
放或抑制胰岛素拮抗物的作用。
临床主要用于肥胖的 2 型糖尿病
或饮食控制未成功的患者。

27. 二甲双胍可导致的罕见不良反
应是
A. 呕吐
B. 腹泻
C. 肠胀气
D. 乳酸性酸中毒
E. 增加体重

【答案与解析】D。二甲双胍可导

致口中金属味、恶心、呕吐、腹泻等消化道反应。<u>可增加糖的无氧酵解，使乳酸产生增多，可出现罕见但严重的酮尿或乳酸性酸中毒。</u>

（28～29题共用题干）

患者，男，62岁，医生诊断为支气管哮喘急性发作，处方开具：布地奈德、沙丁胺醇吸入，氨茶碱静脉滴注。

28. 氨茶碱属于哪类平喘药
    A. β_2受体激动剂
    B. 白三烯受体阻断剂
    C. 磷酸二酯酶抑制剂
    D. M受体阻断剂
    E. 吸入性糖皮质激素

【答案与解析】C。氨茶碱为支气管平滑肌松弛药，属于磷酸二酯酶抑制剂，<u>通过抑制磷酸二酯酶，使cAMP的含量增加，从而引起支气管舒张。</u>

29. 氨茶碱最易出现的不良反应是
    A. 蛋白尿　　B. 干咳
    C. 踝关节水肿　D. 心律失常
    E. 牙龈增生

【答案与解析】D。氨茶碱用于各种哮喘及急性心功能不全。静脉注射太快或量过大可致心悸、心律失常、惊厥和血压急降等。急性心肌梗死、低血压、休克等患者忌用。

（30～31题共用题干）

患者，女，30岁，以肺结核收

治入院，给予抗结核治疗，链霉素肌注后，10分钟后患者出现头晕、耳鸣、乏力、呼吸困难等症状，继而出现意识模糊、晕倒、血压下降、心律失常等症状。

30. 患者出现上述症状的可能原因是
    A. 链霉素引起的神经毒性
    B. 链霉素引起的神经肌肉阻滞
    C. 链霉素引起的肾毒性
    D. 链霉素引起的过敏性休克
    E. 患者突发的心肌梗死

【答案与解析】B。氨基糖苷类（如链霉素）具有神经肌肉阻滞作用，能与突触前膜上的钙离子结合部位结合，从而阻止乙酰胆碱释放，发生肌肉麻痹、呼吸暂停。

31. 应该给予的药物是
    A. 肾上腺素　　B. 新斯的明
    C. 胺碘酮　　　D. 利多卡因
    E. 多巴胺

【答案与解析】B。氨基糖苷类导致的神经肌肉阻滞作用，<u>可用钙剂或新斯的明治疗。</u>

三、配伍选择题

（1～3题共用备选答案）
    A. 副作用　　　B. 毒性反应
    C. 过敏反应　　D. 特异质反应
    E. 继发反应

1. 阿托品治疗胃肠绞痛时产生口干、便秘，属于

2. 庆大霉素引起永久性耳聋，属于

3. 先天缺乏G-6-PD的患者服用伯

氨喹出现急性溶血性贫血，属于

【答案与解析】A、B、D。①阿托品治疗胃肠绞痛时产生口干、便秘，属于副作用。②庆大霉素引起永久性耳聋，属于毒性反应。③先天缺乏 G-6-PD 的患者服用伯氨喹出现急性溶血性贫血，属于特异质反应。

（4~5题共用备选答案）

　　A. 竞争性拮抗剂
　　B. 非竞争性拮抗剂
　　C. 受体部分激动剂
　　D. 受体激动剂
　　E. 量反应

4. 可使激动剂的量-效曲线右移，最大效应也降低的是

5. 具有激动剂和拮抗剂双重特性的是

【答案与解析】B、C。①竞争性拮抗剂：可使激动剂的量-效曲线平行右移，但最大效应不变。②非竞争性拮抗剂：可使激动剂的量-效曲线右移，最大效应也降低。③受体部分激动剂：具有激动剂和拮抗剂双重特性。④受体激动剂：既有较强亲和力又有较强内在活性的药物，能与受体结合并产生最大效应，也称受体兴奋药。⑤量反应：药理效应的强弱呈连续增减的量变，可用具体数量或最大效应的百分率来表示，如心率、血压、血糖、尿量、平滑肌收缩或松弛的程度等。

（6~8题共用备选答案）

　　A. ED_{50}　　　　B. LD_{50}
　　C. LD_{50}/ED_{50}　　D. LD_5/ED_{95}
　　E. （LD_1-ED_{95}）/ED_{95}

6. 半数有效量可表示为

7. 治疗指数可表示为

8. 安全指数可表示为

【答案与解析】A、C、D。①半数有效量（ED_{50}）：能引起50%最大效应（量反应）或50%阳性反应（质反应）的药物剂量。②半数致死量（LD_{50}）：能引起50%实验动物死亡的药物剂量。③治疗指数（TI）：半数致死量与半数有效量的比值（LD_{50}/ED_{50}），其值越大，表示药物越安全。④安全指数：5%致死量与95%有效量的比值（LD_5/ED_{95}）。⑤安全界限：用（LD_1-ED_{95}）/ED_{95}表示。

（9~10题共用备选答案）

　　A. 增加氯离子通道开放频率
　　B. 延长氯离子通道开放时间
　　C. 延长钾离子通道开放时间
　　D. 延长钠离子通道开放时间
　　E. 增加钠离子通道开放频率

9. 苯二氮䓬类药物增加氯离子内流的机制是

10. 巴比妥类药物增加氯离子内流的机制是

【答案与解析】A、B。①苯二氮䓬类药物：可通过增加氯离子通道开放频率而增加氯离子内流。②巴比妥类药物：主要通过延长氯离子通道开放时间而增加氯离

子内流。

（11～12 题共用备选答案）

  A. 毛果芸香碱 B. 肾上腺素

  C. 噻吗洛尔   D. 甘露醇

  E. 阿托品

11. 属于缩瞳药的是

12. 属于扩瞳药的是

  【答案与解析】A、E。①毛果芸香碱：可缩瞳、降眼压。临床上用于治疗原发性青光眼。②阿托品：可扩瞳、升高眼压、调节麻痹（视近物模糊、视远物清楚）。

（13～15 题共用备选答案）

  A. 哌替啶   B. 喷他佐辛

  C. 美沙酮   D. 纳洛酮

  E. 可待因

13. 临床可用于解救阿片类药物急性中毒的是

14. 临床用于剧烈干咳的是

15. 被广泛用于吗啡等成瘾的脱毒治疗的是

  【答案与解析】D、E、C。①哌替啶：新生儿对其呼吸抑制作用极为敏感，故临产前 2～4h 内不宜使用。②喷他佐辛：因依赖性小，戒断症状轻，已列入非麻醉药品。③美沙酮：适用于各种剧痛，也被广泛用于吗啡、海洛因等成瘾的脱毒治疗。④纳洛酮：临床可用于解救阿片类药物急性中毒、阿片类药物依赖者的鉴别诊断，试用于酒精急性中毒、休克、脊髓损伤、中风、脑外伤的

救治。⑤可待因：临床用于剧烈干咳。

（16～18 题共用备选答案）

  A. 胺碘酮   B. 苯妥英钠

  C. 利多卡因   D. 普萘洛尔

  E. 普鲁卡因胺

16. 可导致甲亢或甲减的是

17. 可作为强心苷中毒者引起的室性心律失常首选治疗药物的是

18. 对甲亢引起的窦性心动过速效果好的是

  【答案与解析】A、B、D。①苯妥英钠；对强心苷中毒者引起的室性心律失常有效（首选）。二、三度房室传导阻滞及窦性心动过缓者禁用苯妥英钠。②普萘洛尔：主要用于治疗室上性心律失常，对交感神经兴奋性增高、甲状腺功能亢进及嗜铬细胞瘤等引起的窦性心动过速效果好（首选）。③胺碘酮：常见的心血管反应有心动过缓、房室传导阻滞和 QT 间期延长等。可引起甲亢或甲低。长期用药在角膜可见黄色微粒沉着。少数患者可引起间质性肺炎，形成肺纤维化。

（19～20 题共用备选答案）

  A. 磺胺嘧啶 B. 柳氮磺吡啶

  C. 磺胺嘧啶银 D. 磺胺米隆

  E. 磺胺醋酰

19. 常用于治疗沙眼、结膜炎的是

20. 常用于治疗溃疡性结肠炎的是

  【答案与解析】E、B。磺胺嘧啶

常用于治疗流行性脑脊髓膜炎。柳氮磺吡啶治疗急性或慢性溃疡性结肠炎、节段性回肠炎。磺胺嘧啶银和磺胺米隆治疗烧伤创面感染。磺胺醋酰治疗沙眼、结膜炎、角膜炎等。

（21～23题共用备选答案）

 A. 赫氏反应 B. 红人综合征

 C. 溶血性贫血 D. 灰婴综合征

 E. 神经肌肉麻痹

21. 应用青霉素治疗螺旋体感染时可出现

22. 快速静脉滴注万古霉素可出现

23. 新生儿应用氯霉素易发生蓄积中毒，可引起

【答案与解析】A、B、D。①应用青霉素治疗螺旋体感染时，可出现症状加剧现象，表现为全身不适、寒战、发热、咽痛、肌痛、心跳加快等，称为赫氏反应。②快速静脉滴注万古霉素时，可出现"红人综合征"。③先天性葡萄糖－6－磷酸脱氢酶（G－6－PD）缺乏者服用磺胺类，可致溶血性贫血。④新生儿应用氯霉素易发生蓄积中毒，可引起灰婴综合征。⑤氨基糖苷类可引起神经肌肉麻痹，应避免合用肌松药和全麻药。抢救时应立即静脉注射新斯的明和钙剂等。

（24～25题共用备选答案）

 A. 氟马西尼

 B. 去甲肾上腺素

 C. 鱼精蛋白

 D. 肾上腺素

 E. 纳洛酮

24. 三唑仑急性中毒的解救药物是

25. 氯丙嗪注射给药后出现直立性低血压时的解救药物是

【答案与解析】A、B。①苯二氮䓬类（如三唑仑）急性中毒，应采用特效拮抗药氟马西尼解救。②吗啡过量中毒，可静脉注射阿片受体阻断药纳洛酮等。③氯丙嗪注射给药后一旦出现直立性低血压，应用去甲肾上腺素解救，禁用肾上腺素。

（26～28题共用备选答案）

 A. 效价 B. 亲和力

 C. 治疗指数 D. 内在活性

 E. 安全指数

26. 评价药物作用强弱的指标

27. 评价药物安全性更可靠的指标

28. 决定药物是否与受体结合的指标

【答案与解析】A、E、B。评价药物作用强弱的指标是效价。评价药物安全性更可靠的指标是安全指数。决定药物是否与受体结合的指标是亲和力。

（29～31题共用备选答案）

 A. 麦角新碱 B. 垂体后叶素

 C. 缩宫素 D. 麦角胺

 E. 米索前列醇

29. 治疗偏头痛可用

30. 肺结核咯血可用

31. 较大剂量用于产后止血，但作用

不持久的药物是

【答案与解析】 D、B、C。麦角胺和咖啡因合用能通过收缩血管，减少搏动幅度，治疗偏头痛；小剂量缩宫素能加强妊娠末期子宫体的节律性收缩，子宫颈平滑肌松弛，大剂量可迅速引起子宫强直性收缩，压迫子宫肌层内血管而止血，但作用时间短；垂体后叶素内含缩宫素和抗利尿激素，因其对子宫平滑肌作用选择性低，不良反应多，作为子宫平滑肌兴奋药现少用，目前仅利用其抗利尿作用，用于治疗尿崩症，利用其加压素的血管收缩作用治疗子宫出血及肺出血等。

（32～34题共用备选答案）

    A. 中毒性肝炎

    B. 粒细胞下降

    C. 血管神经性水肿

    D. 上腹部不适等胃肠道反应

    E. 甲状腺功能亢进症状

32. 碘化物的主要不良反应是

33. 甲状腺激素的不良反应是

34. 硫脲类最重要的不良反应是

【答案与解析】 C、E、B。单纯性甲状腺肿可给予适量甲状腺素片，其不良反应是甲状腺功能亢进症状；硫脲类最重要的不良反应是粒细胞下降；服用碘化物的少数人可发生过敏，引起血管神经性水肿。

（35～37题共用备选答案）

    A. 阿卡波糖   B. 二甲双胍

    C. 甲巯咪唑   D. 硫唑嘌呤

    E. 格列本脲

35. 促进组织对葡萄糖摄取和利用的药物是

36. 刺激胰岛B细胞分泌胰岛素的药物是

37. 抑制甲状腺内酪氨酸的碘化和偶联的药物是

【答案与解析】 B、E、C。二甲双胍促进组织对葡萄糖摄取和利用。格列本脲刺激胰岛B细胞分泌胰岛素。甲巯咪唑使酪氨酸不能碘化，同时阻碍一碘酪氨酸和二碘酪氨酸的缩合过程。

（38～39题共用备选答案）

    A. 庆大霉素   B. 加替沙星

    C. 多西环素   D. 头孢哌酮

    E. 阿莫西林

38. 易导致血糖异常的药品是

39. 易导致牙齿黄染的药品是

【答案与解析】 B、C。加替沙星可导致血糖异常。多西环素易导致牙齿黄染。

（40～41题共用备选答案）

    A. 第一代头孢菌素类

    B. 第二代头孢菌素类

    C. 第三代头孢菌素类

    D. 第四代头孢菌素类

    E. 第五代头孢菌素类

40. 头孢克洛属于

41. 头孢唑肟属于

【答案与解析】B、C。头孢菌素类：①第一代有头孢噻吩、头孢氨苄、头孢羟氨苄、头孢唑林等；②第二代有头孢孟多、头孢呋辛、头孢克洛等；③第三代有头孢噻肟、头孢唑肟、头孢哌酮、头孢曲松等；④第四代有头孢吡肟。

（42～44 题共用备选答案）

　　A. 二氢叶酸还原酶抑制剂

　　B. 胸苷酸合成酶抑制剂

　　C. 嘌呤核苷酸互变抑制剂

　　D. 核苷酸还原酶抑制剂

　　E. DNA 聚合酶抑制剂

42. 阿糖胞苷属于

43. 巯嘌呤属于

44. 甲氨蝶呤属于

【答案与解析】E、C、A。抗代谢物可分为：①二氢叶酸还原酶抑制剂，如甲氨蝶呤等；②胸苷酸合成酶抑制剂，如氟尿嘧啶等；③嘌呤核苷酸互变抑制剂，如巯嘌呤等；④核苷酸还原酶抑制剂，如羟基脲等；⑤DNA 聚合酶抑制剂，如阿糖胞苷等。

（45～46 题共用备选答案）

　　A. 阻断 M 胆碱受体

　　B. 阻断 N 胆碱受体

　　C. 阻断 H_2 受体

　　D. 拮抗促胃液素受体

　　E. 抑制质子泵

45. 哌仑西平抑制胃酸分泌的机制是

46. 丙谷胺抑制胃酸分泌的机制是

【答案与解析】A、D。胃酸分泌抑制药：①H_2 受体阻断剂：如雷尼替丁。②M 胆碱受体阻断剂：如哌仑西平和替仑西平。③促胃液素受体阻断剂：如丙谷胺。④胃壁细胞质子泵抑制药：如奥美拉唑。

（47～49 题共用备选答案）

　　A. 紫杉醇　　　B. 丝裂霉素

　　C. 环磷酰胺　　D. 喜树碱类

　　E. 多柔比星

47. 属于 DNA 交联剂的抗恶性肿瘤药物是

48. 破坏 DNA 的抗生素类抗恶性肿瘤药物是

49. 抑制拓扑异构酶的抗恶性肿瘤药物是

【答案与解析】C、B、D。直接影响 DNA 的结构与功能的抗恶性肿瘤药物有：①DNA 交联剂，如氮芥、环磷酰胺和塞替派等烷化剂；②破坏 DNA 的铂类配合物，如顺铂；③破坏 DNA 的抗生素，如丝裂霉素和博来霉素；④拓扑异构酶抑制剂，如喜树碱类和鬼臼毒素衍生物。选项 A 紫杉醇干扰蛋白质的合成与功能。选项 E 多柔比星干扰转录过程和阻止 RNA 合成。

（50～51 题共用备选答案）

　　A. 磺胺类　　　B. 大环内酯类

　　C. 多烯类　　　D. 氟喹诺酮类

　　E. β-内酰胺类

50. 影响细胞膜通透性的抗菌药物是

51. 抑制核酸代谢的抗菌药物是

【答案与解析】C、D。抗菌机制：①抑制细菌细胞壁的合成：如β–内酰胺类。②影响细胞膜通透性：如多烯类。③抑制蛋白质合成：如大环内酯类、四环素类、氨基糖苷类。④抑制核酸代谢：如喹诺酮类抑制 DNA 回旋酶。⑤影响叶酸代谢：如磺胺类和甲氧苄啶可分别抑制二氢叶酸合成酶与二氢叶酸还原酶。

（52～53 题共用备选答案）

　　A. 苯唑西林　　B. 青霉素 V

　　C. 氨苄西林　　D. 青霉素 G

　　E. 羧苄西林

52. 属于抗铜绿假单胞菌青霉素的是

53. 属于广谱青霉素的是

【答案与解析】E、C。半合成青霉素：①耐酸青霉素：可口服，有青霉素 V。②耐酶青霉素：以苯唑西林、氯唑西林为代表，耐酶又耐酸。③广谱青霉素：主要包括氨基青霉素类，如氨苄西林、阿莫西林。对铜绿假单胞菌无效。④抗铜绿假单胞菌青霉素：包括羧基青霉素类（羧苄西林、替卡西林等）及脲基青霉素类（呋布西林、美洛西林等），均不耐酶。

（54～56 题共用备选答案）

　　A. 毛果芸香碱　B. 维生素 K

　　C. 氨甲苯酸　　D. 碘解磷定

　　E. 硫酸鱼精蛋白

54. 肝素过量所致出血的解救药物是

55. 华法林过量中毒的解救药物是

56. 阿托品中毒的解救药物是

【答案与解析】E、B、A。①肝素过量易致出血，用硫酸鱼精蛋白对抗。②链激酶中毒用氨甲苯酸解救。③华法林过量中毒用维生素 K 解救。④阿托品中毒的解救药是毛果芸香碱。⑤有机磷酸酯类农药中毒可用阿托品和碘解磷定解救。

（57～58 题共用备选答案）

　　A. 干扰核糖体功能

　　B. 与 DNA 共价结合

　　C. 干扰核酸生物合成

　　D. 干扰微管蛋白形成

　　E. 嵌入 DNA 干扰核酸合成

57. 柔红霉素抗肿瘤的作用机制是

58. 紫杉醇抗肿瘤的作用机制是

【答案与解析】E、D。①柔红霉素：嵌入 DNA 干扰核酸合成。②紫杉醇：干扰微管蛋白形成。③高三尖杉酯碱：干扰核糖体功能。④顺铂：与 DNA 共价结合。⑤甲氨蝶呤：干扰核酸生物合成。

（59～61 题共用备选答案）

　　A. 伐昔洛韦　　B. 奈韦拉平

　　C. 沙奎那韦　　D. 拉米夫定

　　E. 奥司他韦

59. 属于 DNA 聚合酶抑制剂的是

60. 属于核苷类逆转录酶抑制剂的是

61. 属于神经氨酸酶抑制剂的是

【答案与解析】A、D、E。抗病毒

药物的分类：（1）穿入和脱壳抑制剂：金刚烷胺。（2）DNA 聚合酶抑制剂：阿昔洛韦、伐昔洛韦、泛昔洛韦、膦甲酸钠。（3）逆转录酶抑制剂：①核苷类：拉米夫定、齐多夫定、恩曲他滨、替诺福韦、阿德福韦酯；②非核苷类：依法韦仑、奈韦拉平。（4）蛋白酶抑制剂：沙奎那韦、利托那韦等。（5）神经氨酸酶抑制剂：奥司他韦、扎那米韦。（6）广谱抗病毒药：利巴韦林、干扰素。

（62～63 题共用备选答案）

　　A. 甲羟孕酮　　B. 雷洛昔芬

　　C. 氯米芬　　　D. 雌二醇

　　E. 他莫昔芬

62. 主要用于抗骨质疏松的是

63. 可用于习惯性流产和功能性子宫出血的是

　　【答案与解析】B、A。①雷洛昔芬：主要用于抗骨质疏松。②他

莫昔芬：是停经后晚期乳腺癌的首选药物。③氯米芬：可用于不孕、闭经和功能性子宫出血、晚期乳癌等。④甲羟孕酮：可用于先兆性及习惯性流产和功能性子宫出血。

（64～65 题共用备选答案）

　　A. 环磷酰胺　　B. 卡莫司汀

　　C. 紫杉醇　　　D. 多柔比星

　　E. 丝裂霉素 C

64. 最严重的不良反应是延迟和累积性骨髓抑制的抗肿瘤药物是

65. 最危险的毒性为溶血性尿毒综合征的抗肿瘤药物是

　　【答案与解析】B、E。①卡莫司汀：最严重的不良反应是延迟和累积性骨髓抑制。②丝裂霉素 C：最危险的毒性为溶血性尿毒综合征。

（朱秀萍）

第二章　生物药剂学与药动学

一、单项选择题

1. 药物从用药部位进入体循环的过程是

　　A. 药物的吸收　　B. 药物的分布

　　C. 药物的代谢　　D. 药物的转运

　　E. 药物的排泄

　　【答案与解析】A。药物的体内过程：①吸收：药物从用药部位进入体循环的过程。②分布：药物

吸收进入体循环后，通过细胞膜屏障向机体可布及的组织、器官或体液转运的过程。③代谢：代谢又称为生物转化，药物在吸收过程或进入体循环后，在体内酶系统、体液的 pH 或肠道菌丛的作用下，发生结构转变的过程。④排泄：药物或其代谢产物排出体外的过程。吸收、分布和排泄，统称为转运。代谢与排泄，合称为

消除。分布、代谢和排泄，统称为处置。

2. 大多数药物通过生物膜的方式是

A. 逆浓度进行的消耗能量过程

B. 消耗能量，不需要载体的高浓度侧向低浓度侧的移动过程

C. 需要载体，不消耗能量的高浓度侧向低浓度侧的移动过程

D. 不消耗能量，不需要载体的高浓度向低浓度侧的移动过程

E. 有竞争转运现象的促进扩散过程

【答案与解析】D。大多数药物以被动扩散的方式通过生物膜。被动扩散不消耗能量，不需要载体，高浓度侧向低浓度侧扩散。

3. 药物从生物膜高浓度侧向低浓度侧转运的是

A. 主动转运

B. 被动转运和主动转运

C. 易化扩散和主动转运

D. 被动转运和易化扩散

E. 主动转运、被动转运和易化扩散

【答案与解析】D。①被动转运：是指药物从生物膜高浓度侧向低浓度侧转运的过程。②促进扩散：又称为易化扩散，是指某些物质在细胞膜载体的帮助下，由膜高浓度侧向低浓度侧扩散的过程。促进扩散特点包括需要载体参与、结构特异性、饱和现象、顺浓度梯度扩散，不消耗能量。③主动

转运：是指药物借助载体或酶促系统，从生物膜低浓度侧向高浓度侧转运的过程。

4. 某患者欲使用硝酸甘油治疗心绞痛，如果处方中选用口服硝酸甘油，就应选用较大剂量，这是因为

A. 胃肠道吸收差

B. 在肠中水解

C. 与血浆蛋白结合率高

D. 首过消除明显

E. 肠道细菌分解

【答案与解析】D。口服药物通过胃肠道黏膜吸收后，经门静脉进入肝脏，有些药物首次通过肠黏膜及肝脏时，部分被代谢灭活，使进入体循环的有效药量减少、药效降低，这种现象称为首过消除。硝酸甘油首过消除明显，一般采用舌下含服，若口服就应选用较大剂量。

5. 有"首过效应"的给药途径是

A. 口服给药　　　B. 肌内注射

C. 皮内注射　　　D. 雾化吸入

E. 皮肤给药

【答案与解析】A。由于肝脏和胃肠道存在众多的药物代谢酶，口服药物的"首过效应"明显，因此"首过效应"是导致药物体内代谢差异的主要原因。

6. 吸收最快的口服剂型是

A. 颗粒剂　　　　B. 片剂

C. 胶囊剂　　　　D. 溶液剂

E. 混悬剂

【答案与解析】D。口服剂型吸收顺序为：溶液剂 > 混悬剂 > 颗粒剂 > 胶囊剂 > 片剂 > 包衣片。

7. 不存在吸收过程的给药途径是
   A. 肌内注射　　　B. 皮下注射
   C. 静脉注射　　　D. 皮内注射
   E. 雾化吸入

【答案与解析】C。静脉注射：不存在吸收过程，所以作用起效最快。分静脉推注和静脉滴注。

8. 各种注射剂中药物的释放速率最快的是
   A. 水溶液　　　　B. 油混悬液
   C. 水混悬液　　　D. O/W 乳剂
   E. W/O 乳剂

【答案与解析】A。药物从注射剂中的释放速率是药物吸收的限速因素，各种注射剂中药物的释放速率排序为：水溶液 > 水混悬液 > O/W 乳剂 > W/O 乳剂 > 油混悬液。

9. 直肠给药的吸收途径中有首过效应的是
   A. 肛管静脉　　　B. 直肠上静脉
   C. 直肠下静脉　　D. 直肠中静脉
   E. 淋巴系统

【答案与解析】B。直肠给药（如栓剂）的吸收途径：给药部位距肛门口 2cm 左右时，药物可以避免肝脏首过效应；而距肛门口 6cm 处给药时，大部分通过直肠上静脉吸收，具有明显的首过效应。

10. 只适用于诊断与过敏试验的给药方式是
   A. 静脉注射　　　B. 皮内注射
   C. 皮下注射　　　D. 肌内注射
   E. 动脉注射

【答案与解析】B。注射给药方式有：静脉注射（iv）、动脉注射（ia）、皮内注射（ic 或 id）、皮下注射（sc）、肌内注射（im）、关节腔内注射和脊髓腔内注射。其中，皮内注射吸收差，只适用于诊断与过敏试验。

11. 最易通过血 – 脑屏障的药物是
   A. 脂溶性药物
   B. 水溶性药物
   C. 大分子药物
   D. 离子型药物
   E. 弱酸性药物

【答案与解析】A。血 – 脑屏障只有脂溶性较高、分子较小及少数水溶性药物可通过。脑膜炎症时，血 – 脑屏障的通透性增加，如青霉素不易透过血 – 脑屏障，脑膜炎时在脑脊液中可达到有效治疗浓度。

12. 结合型药物
   A. 分子量小　　　B. 能跨膜转运
   C. 有药理活性　　D. 不被代谢
   E. 可被排泄

【答案与解析】D。结合型药物分子量大，不能跨膜转运，暂时失去药理活性，不被代谢和排泄。

13. 肝肾功能不全时血浆内蛋白质含量降低，主要导致

A. 血中游离型药物增加

B. 某些药物毒性反应消除

C. 血管通透性增加

D. 吸收量增加

E. 体内药物代谢加速

【答案与解析】A。大多数药物可与血浆蛋白呈可逆性结合，仅游离型药物才能转运到作用部位产生药理效应。结合型药物不能跨膜转运，不能被代谢或排泄，仅暂时储存在血液中。肝肾功能不全时血浆内蛋白质含量降低，主要导致血中游离型药物增加。

14. 最容易通过血-脑屏障的药物是

A. 弱酸性的药物

B. 脂溶性的药物

C. 分子量大的药物

D. 极性高的药物

E. 亲水性药物

【答案与解析】B。血-脑屏障：物质转运以主动转运和脂溶扩散为主，即脂溶性的药物容易通过血-脑屏障。分子量大、极性高者不易透过。脑膜炎症时，血-脑脊液屏障通透性可增加。

15. 下列药物中，能降低肝药酶的活性，使其他药物血药浓度高于正常，药效增强的是

A. 苯巴比妥　　B. 别嘌醇

C. 利福平　　　D. 卡马西平

E. 苯妥英钠

【答案与解析】B。代谢过程的药物相互作用：①酶诱导：一些药

物能增加肝药酶的合成或者提高肝药酶的活性，称之为酶诱导。它们通过酶诱导作用可使其他药物代谢加速，而失效亦加快。常用的肝药酶诱导剂有苯巴比妥、利福平、卡马西平、苯妥英钠等。②酶抑制：一些药物能减少肝药酶的合成或者降低肝药酶的活性，称之为酶抑制。肝药酶抑制的结果可使其他药物的代谢受阻，消除减慢，血药浓度高于正常，药效增强，同时也有引起中毒的危险。常用的肝药酶抑制剂有氯霉素、环丙沙星、红霉素、克拉霉素、别嘌醇、酮康唑等。

16. 下列药物中，不属于肝药酶诱导剂的是

A. 卡马西平　　B. 苯巴比妥

C. 苯妥英　　　D. 异烟肼

E. 利福平

【答案与解析】D。①肝药酶诱导剂：卡马西平、苯巴比妥、水合氯醛、苯妥英、利福平等有药酶诱导作用。②肝药酶抑制剂：有些药物如氯霉素、对氨基水杨酸、异烟肼、保泰松等能抑制肝药酶活性。

17. 与苯巴比妥合用时，香豆素类的抗凝作用

A. 增强

B. 减弱

C. 不变

D. 维持时间延长

E. 维持时间缩短

【答案与解析】B。香豆素类药物与广谱抗生素甲硝唑、肝药酶抑制剂西咪替丁等合用，抗凝作用增强；与药酶诱导剂如巴比妥类等合用，加速其代谢，抗凝作用减弱。

18. 药物在体内代谢反应类型不包括
    A. 氧化　　　　B. 还原
    C. 水解　　　　D. 聚合
    E. 结合

【答案与解析】D。药物代谢反应类型包括：①第一相反应：包括氧化反应、还原反应和水解反应。②第二相反应：即结合反应，通常是药物或第一相反应生成的代谢产物结构中的极性基团与机体内源性物质反应生成结合物。

19. 关于弱酸性药物的肾小管重吸收，叙述正确的是
    A. 弱酸性条件下，解离增多
    B. 弱碱性条件下，解离减少
    C. 弱酸性条件下，重吸收减少
    D. 弱碱性条件下，非解离型增多
    E. 弱酸性条件下，重吸收增多

【答案与解析】E。肾小管重吸收：主要通过简单扩散进行。脂溶性药物重吸收多，排泄慢。尿量增加可降低尿液中药物浓度，使药物的重吸收减少，排泄增加。尿液呈酸性时，弱酸性药物解离少，重吸收多，排泄少；弱碱性药物解离多，重吸收少，排泄多。尿液呈碱性时则相反。如弱酸性的巴比妥类中毒时，可碱化尿液以促进药物排泄。

20. 药物的肾排泄率是肾小球滤过肾小管分泌和肾小管重吸收的综合效果，即肾排泄率等于
    A. 肾小球滤过率 + 肾小管分泌率 - 肾小管重吸收率
    B. 肾小球滤过率 - 肾小管分泌率 - 肾小管重吸收率
    C. 肾小球滤过率 + 肾小管分泌率 + 肾小管重吸收率
    D. 肾小球滤过率 - 肾小管分泌率 + 肾小管重吸收率
    E. 肾小管分泌率 - 肾小管重吸收率 - 肾小球滤过率

【答案与解析】A。肾脏是人体排泄药物及其代谢物的最重要的器官。肾排泄率 = 肾小球滤过率 + 肾小管分泌率 - 肾小管重吸收率。

21. 随胆汁排入十二指肠的药物或其代谢物，如果在小肠被重吸收，会经门静脉返回到肝，重新进入全身循环，然后再分泌直至最终从尿中排出的现象称为
    A. 胃排空速率　　B. 肠 - 肝循环
    C. 首过效应　　　D. 消除
    E. 吸收

【答案与解析】B。随胆汁排入十二指肠的药物或其代谢物，如果在小肠被重吸收，会经门静脉返回到肝，重新进入全身循环，然

后再分泌直至最终从尿中排出的现象称为肠－肝循环，如地高辛、氯霉素、吗啡、苯妥英钠、卡马西平等。

22. 药物在体内的主要排泄方式是
    A. 肝排泄　　　B. 皮肤排泄
    C. 肾排泄　　　D. 唾液排泄
    E. 乳汁排泄
    【答案与解析】C。肾脏是人体排泄药物及其代谢物的最重要器官。

23. 关于表观分布容积的说法中，错误的是
    A. 单位可用 L/kg 表示
    B. 是药物在体内真正占有的体液容积
    C. 其意义在于表示药物在组织中的分布范围和结合程度
    D. V_d 的单位可用 L 表示
    E. 指药物在体内分布达到动态平衡时，体内药物总量按血药浓度推算，在理论上应占有的体液容积
    【答案与解析】B。表观分布容积（V_d）：指药物在体内分布达到动态平衡时，体内药物总量（X_0）按血药浓度（C）推算，在理论上应占有的体液容积。计算公式为：$V_d = X_0/C$，V_d 的单位可用 L 或 L/kg 表示。表观分布容积并非药物在体内真正占有的体液容积。其意义在于表示药物在组织中的分布范围和结合程度。

24. 某患者使用某新药 A，现已知该

药物的有效血药浓度为 $15\mu g/ml$，该药物的表观分布容积为 4L/kg。为了达到疗效，给药量应为
    A. 20mg　　　B. 40mg
    C. 60mg　　　D. 80mg
    E. 100mg
    【答案与解析】C。表观分布容积表示给药剂量若按照所测得的血药浓度来分布，而求算得到的体积数，用 V_d 表示。没有直接的生理意义。对于单室模型药物的静脉注射，给药剂量或体内药量 X_0 与血药初浓度 C_0 之间存在如下关系：$V_d = X_0/C_0$。故，$V_d = X_0/C_0 = 15 \times 4 = 60$mg。

25. 与药物吸收的总量成正比，能够反映药物吸收程度的参数是
    A. 达峰时间
    B. 吸收速度常数
    C. 峰浓度
    D. 药－时曲线下面积
    E. 生物半衰期
    【答案与解析】D。血药浓度－时间曲线下面积：血药浓度－时间曲线图中，药－时曲线与时间轴共同围成的面积，称为血药浓度－时间曲线下面积，简称药－时曲线下面积，用 AUC 表示。其与药物吸收的总量成正比，能够反映药物吸收的程度。AUC 越大，表明制剂中的药物被生物体吸收越完全。

26. CL 的含义是

A. 清除率

B. 表观分布容积

C. 速率常数

D. 峰浓度

E. 生物利用度

【答案与解析】A。清除率（CL）是指单位时间内从体内清除的药物表观分布容积数，可以用消除速度常数和消除半衰期来表示，计算公式为：$CL = k \cdot V$。清除率的单位为 L/h 或 L/（h·kg）。各种途径的清除率具有加和性。

27. 药物的半衰期长，则表明该药

A. 作用快　　B. 代谢快

C. 排泄快　　D. 消除慢

E. 作用强

【答案与解析】D。半衰期有多种，最主要的是消除半衰期。药物的消除半衰期是指体内药量或血药浓度减少一半所需要的时间，是衡量药物从体内消除快慢的一项指标。一级消除的消除半衰期与消除速度常数有如下关系：$t_{1/2} = 0.693/k$。

28. 药物在体内的平均滞留时间（MRT）表示消除给药剂量的多少比例所需要的时间

A. 43%　　　B. 52%

C. 72%　　　D. 63.2%

E. 82.3%

【答案与解析】D。通常将血药浓度-时间曲线下面积（AUC）定义为零阶矩。将时间与血药浓度的乘积-时间曲线下面积（AUMC）定义为一阶矩。一阶矩与零阶矩的比值即为药物在体内的平均滞留时间（MRT），表示消除给药剂量的63.2%所需要的时间。

29. 给药方案设计的基本步骤中的第一步为

A. 试用方案，并进行方案调整

B. 计算、确定初步的给药方案

C. 确定必要的药动学参数

D. 选择最佳给药途径和药物制剂

E. 确定期望的血药浓度

【答案与解析】D。给药方案设计的基本步骤为：①选择最佳给药途径和药物制剂；②确定期望的血药浓度；③确定必要的药动学参数；④计算、确定初步的给药方案；⑤试用方案，并进行方案调整。

30. 患者，男，36岁，诊断为癫痫。每日口服苯妥英钠300mg，2周后仍无效，查血药浓度为4mg/L。增加口服剂量至每日500mg，20天后患者出现了中毒症状，查血药浓度为36mg/L。该患者血药浓度与剂量不成比例升高的原因可能是

A. 药物的胃肠吸收增加

B. 药物与血浆蛋白结合减少

C. 药物代谢酶出现饱和

D. 药物消除途径发生改变

E. 患者出现肾功能损害

【答案与解析】C。非线性药动学

主要由酶或载体饱和所致。具有非线性药动学特性的药物如苯妥英钠，药物剂量与血药浓度不成正比关系，血药浓度达到一定水平后，剂量稍有增加血药浓度变化很大，容易引起毒副作用。

31. 肾功能中度障碍患者的维持剂量减至正常剂量的

    A. 1/2～2/3　　 B. 1/3～2/5
    C. 1/5～1/2　　 D. 1/10～1/5
    E. 1/6～1/5

【答案与解析】C。肾功能损害患者剂量调整的经验方法：①肾功能轻度障碍时：维持剂量减至正常剂量的1/2～2/3或给药间隔延长至正常间隔的1.5～2倍。②肾功能中度障碍时：维持剂量减至正常剂量的1/5～1/2，或给药间隔延长至正常间隔的2～5倍。③肾功能重度障碍时：维持剂量减至正常剂量的1/10～1/5或给药间隔延长至正常间隔的5～10倍。

32. 生物利用度的主要参数是

    A. 清除率、达峰浓度、药－时曲线下面积
    B. 达峰时间、清除率、药－时曲线下面积
    C. 达峰时间、半衰期、表观分布容积
    D. 达峰时间、达峰浓度、药－时曲线下面积
    E. 速率常数、达峰浓度、药－时曲线下面积

【答案与解析】D。主要的生物利用度参数：① t_{max}：即达峰时间，系指血管外给药后达到最高血药浓度所对应的时间。t_{max} 可以作为药物吸收速度的近似指标，当药物吸收速度增大时，t_{max} 值减小。② C_{max}：即达峰浓度，系指血管外给药后达到的最高血药浓度。C_{max} 是药物吸收能否产生疗效的指标，也是评判出现药物中毒的指标。③AUC：即血药浓度－时间曲线下面积，是药物生物利用度高低的指标，反映活性药物进入体循环的总量。

33. 关于生物利用度的说法中，错误的是

    A. 生物利用度与药物的吸收速度与程度有关
    B. 通常用血药浓度－时间曲线来评估
    C. 可分为绝对生物利用度和相对生物利用度
    D. 相对生物利用度是以同一药物的血管内给药制剂为参比制剂
    E. 绝对生物利用度是以同一药物的静脉注射剂为参比制剂

【答案与解析】D。生物利用度是指药物制剂中，主药成分进入血液循环的速度和程度，通常用血浆浓度－时间曲线来评估。根据参比标准的不同，可分为：①绝对生物利用度：以同一药物的静脉注射剂为参比制剂，试验制剂与参比制剂的血药浓度－时间曲

线下面积之比。②相对生物利用度：以同一药物的非血管内给药制剂为参比制剂，试验制剂与参比制剂的血药浓度-时间曲线下面积之比。

二、配伍选择题

（1~3 题共用备选答案）

 A. 被动转运 B. 主动转运

 C. 易化扩散 D. 胞饮

 E. 胞吐

1. 药物顺浓度转运、不需要载体、不消耗能量的跨膜转运方式是

2. 药物逆浓度转运、需要载体、消耗能量的跨膜转运方式是

3. 药物顺浓度转运、需要载体、不消耗能量的跨膜转运方式是

【答案与解析】A、B、C。（1）被动转运特点：①药物从高浓度侧向低浓度侧进行顺浓度梯度转运；②不需要载体；③不消耗能量；④不存在转运饱和现象和同类物竞争抑制现象。（2）主动转运特点：①逆浓度梯度转运；②需要消耗机体能量；③需要载体参与：有竞争性抑制；④有转运饱和现象；⑤受代谢抑制剂影响；⑥有吸收部位特异性。（3）促进扩散特点：又称为易化扩散，包括需要载体参与、结构特异性、饱和现象、顺浓度梯度扩散、不消耗能量。

（4~6 题共用备选答案）

 A. 峰浓度

 B. 血浆半衰期

 C. 药-时曲线

 D. 消除速度常数

 E. 稳态血药浓度

4. 反映血浆药物浓度随时间变化过程的是

5. 药物的吸收速度与消除速度达到平衡时的浓度是

6. 血浆中药物浓度下降一半所需的时间是

【答案与解析】C、E、B。①药-时曲线反映血浆药物浓度随时间变化过程。临床药物治疗常需连续给药以维持有效血药浓度。②按恒比消除的药物，在连续恒速或分次恒量给药的过程中，血药浓度逐渐增高，经 5 个 $t_{1/2}$，药物的吸收速度与消除速度基本相等，此时的血药浓度称为稳态血药浓度，又称坪值或坪浓度。③血浆半衰期是血浆中药物浓度下降一半所需的时间。

（7~8 题共用备选答案）

 A. 解离少，重吸收多，排泄少

 B. 解离少，重吸收少，排泄少

 C. 解离多，重吸收多，排泄少

 D. 解离多，重吸收少，排泄少

 E. 解离多，重吸收少，排泄多

7. 尿液呈酸性时，弱酸性药物

8. 尿液呈酸性时，弱碱性药物

【答案与解析】A、E。尿液呈酸性时，弱酸性药物解离少，重吸收多，排泄少；尿液呈酸性时，弱碱性药物解离多，重吸收少，

排泄多。

(9～11 题共用备选答案)

  A. 零级速率过程

  B. 一级速率过程

  C. 二级速率过程

  D. 三级速率过程

  E. 非线性速率过程

9. 多数药物在常规给药剂量时的体内过程通常符合

10. 理想的控释制剂的释药速率符合

11. 速率过程通常以米氏方程描述的是

【答案与解析】B、A、E。药物在体内变化的速率过程：通常用于描述各种途径给药后，生物体内的药量或药物浓度随时间变化而变化的规律。①一级速率过程：表示药物在体内某一部位的变化速率与该部位的药量或血药浓度的一次方成正比，多数药物在常规给药剂量时的体内过程通常符合一级速率过程。②零级速率过程：表示体内药物的变化速率与该部位药量或血药浓度的零次方成正比，恒速静脉滴注的给药速率、理想的控释制剂的释药速率都符合零级速率过程。③非线性速率过程：当体内的酶被饱和时的速率过程，也称受酶活力限制的速率过程。符合非线性药动学特征的药物的速率过程通常以米氏方程描述。

(12～14 题共用备选答案)

  A. t_{max} B. V_d

  C. C_{max} D. $t_{1/2}$

  E. AUC

12. 可作为药物吸收速度的近似指标的生物利用度参数是

13. 可作为药物吸收能否产生疗效的指标的生物利用度参数是

14. 反映活性药物进入体循环的总量的生物利用度参数是

【答案与解析】A、C、E。主要的生物利用度参数包括：①t_{max}：即达峰时间，系指血管外给药后达到最高血药浓度所对应的时间。t_{max} 可以作为药物吸收速度的近似指标，当药物吸收速度增大时，t_{max} 值减小。②C_{max}：即达峰浓度，系指血管外给药后达到的最高血药浓度。C_{max} 是药物吸收能否产生疗效的指标，也是评判出现药物中毒的指标。③AUC：即血药浓度－时间曲线下面积，是药物生物利用度高低的指标，反映活性药物进入体循环的总量。$t_{1/2}$ 是药物消除半衰期。V_d 是表观分布容积。

(刘隆臻)

第四篇　专业实践能力

第一章　岗位技能

一、单项选择题

1. 《处方管理办法》规定，医师开具处方和药师调剂处方应当遵循的原则是
   A. 安全、有效、合理
   B. 安全、有效、经济
   C. 规范、有效、经济
   D. 安全、有效、规范
   E. 合理、有效、方便
   【答案与解析】B。医师开具处方和药师调剂处方应当遵循安全、有效、经济的原则。处方是重要的医疗文件，具有法律、技术和经济上的意义。

2. 依据《处方管理办法》规定，可归属为处方的其他医疗文书是
   A. 住院病历
   B. 临床诊断书
   C. 病区领药单
   D. 患者化验报告单
   E. 病区用药医嘱单
   【答案与解析】E。处方是指由注册的执业医师和执业助理医师在诊疗活动中为患者开具的、由取得药学专业技术职务任职资格的药学专业技术人员审核、调配、核对、并作为发药凭证的医疗文件。处方包括医疗机构病区用药医嘱单。

3. 处方开具当日有效，特殊情况下需要延长有效期的，由开具处方的医师注明有效期限，但最长的有效期是不得超过
   A. 1 日
   B. 2 日
   C. 3 日
   D. 4 日
   E. 5 日
   【答案与解析】C。处方开具当日有效。特殊情况下需延长有效期的，需由开具处方的医师注明有效期限，但最长不得超过 3 天。

4. p. c. 的含义是
   A. 下午
   B. 上午
   C. 饭前
   D. 饭后
   E. 睡前
   【答案与解析】D。常用处方缩写词：q. d.（每日 1 次）、b. i. d.（每日 2 次）、t. i. d.（每日 3 次）、q. i. d.（每日 4 次）、q. h.（每小时）、q. m.（每晨）、q. n.（每晚）、q. o. d.（隔日一次）、a. c.（饭前）、p. c.（饭后）、h. s.（睡前）、a. m.（上午）、p. m.（下午）、p. r. n.（必要时）、s. o. s.（需要时）、i. d.（皮内注射）、i. h.（皮下注射）、i. m.（肌内注射）、i. v.（静脉注射）、i. v. gtt.（静脉滴注）、p. o.（口服）。

5. 皮内注射的缩写词是

A. q. i. d.　　　B. i. d.

C. q. n.　　　　D. h. s.

E. p. r. n.

【答案与解析】B。常见处方缩写词：q. i. d.（每日 4 次）、q. n.（每晚）、h. s.（睡前）、p. r. n.（必要时）、i. d.（皮内注射）。

6. 一名患者情绪激动地找到药房，反映某工作人员为其调配的处方出现差错，此时首先应做的事是

A. 核对相关处方和药品

B. 按照差错处理预案迅速处理

C. 上报部门负责人

D. 更换药品并致歉

E. 填写处方差错登记本

【答案与解析】A。当患者或护士反映药品差错时，须立即核对相关的处方和药品；如果是发错了药品或错发了患者，药师应立即按照本单位的差错处理预案迅速处理并上报部门负责人。

7. 关于调配处方"四查十对"的说法中，不正确的是

A. 查差错，对处方

B. 查用药合理性，对临床诊断

C. 查处方，对科别、姓名、年龄

D. 查配伍禁忌，对药品性状、用法用量

E. 查药品，对药名、剂型、规格、数量

【答案与解析】A。调配处方必须做到"四查十对"：①查处方，对科别、姓名、年龄；②查药品，对药名、剂型、规格、数量；③查配伍禁忌，对药品性状、用法用量；④查用药合理性，对临床诊断。

8. 麻醉药品处方颜色为

A. 淡黄色　　　B. 淡绿色

C. 白色　　　　D. 淡红色

E. 紫色

【答案与解析】D。处方颜色：①普通处方：白色。②急诊处方：淡黄色。③儿科处方：淡绿色。④麻醉药品和第一类精神药品处方：淡红色。⑤第二类精神药品处方：白色。

9. 下列关于开具处方规定的叙述中，最正确的是

A. 西药必须单独开具处方

B. 中成药必须单独开具处方

C. 中药饮片应当单独开具处方

D. 西药和中药饮片应当开具一张处方

E. 中药饮片和中成药应当开具一张处方

【答案与解析】C。西药和中成药可以分别开具处方，也可以开具一张处方，中药饮片应当单独开具处方。

10. 调剂过的处方应该由医疗机构妥善保存，至少保存 2 年的是

A. 儿科处方

B. 医保药品处方

C. 麻醉药品处方

D. 医疗用毒性药品处方

E. 第一类精神药品处方

【答案与解析】D。普通处方、急诊处方、儿科处方保存1年，医疗用毒性药品、第二类精神药品及戒毒药品处方保存2年，麻醉药品和第一类精神药品处方保存3年。

11. 以下所列不同种类处方中，纸质为白色，右上角有标注的是
A. 西药处方
B. 中药处方
C. 普通处方
D. 第二类精神药品处方
E. 第一类精神药品处方

【答案与解析】D。第二类精神药品处方纸质为白色，右上角标注有"精二"。

12. 急诊处方的用药量一般不得超过
A. 1日　　B. 2日
C. 3日　　D. 4日
E. 5日

【答案与解析】C。处方一般不得超过7日用量；急诊处方一般不得超过3日用量；对于某些慢性病、老年病或特殊情况，处方用量可适当延长，但医师必须注明理由。

13. 调剂室对距失效期多长时间的药品不能领用
A. 7个月　　B. 8个月
C. 6个月　　D. 9个月
E. 12个月

【答案与解析】C。调剂室对效期药品的使用应注意按批号摆放，

做到先产先用，近期先用。调剂室对距失效期6个月的药品不能领用；发给患者的效期药品，必须计算在药品用完前应有1个月的时间。失效的药品不能发出。

14. 复方樟脑酊属于
A. 一级管理　　B. 二级管理
C. 三级管理　　D. 四级管理
E. 五级管理

【答案与解析】A。药品管理制度：一级管理是麻醉药品和毒性药品原料药的管理；二级管理是精神药品、贵重药品和自费药品的管理；三级管理是普通药品的管理。复方樟脑酊属于麻醉药品，因此属于一级管理。

15. 药师向患者进行用药指导时，内容不包括
A. 药物名称
B. 用法用量
C. 用药注意事项
D. 可能发生的不良反应
E. 药物的制备过程

【答案与解析】E。药师对患者进行用药指导的主要内容包括：治疗目的、用法用量、不良反应、注意事项，不包括药物的制备过程。

16. 麻醉药品"五专管理"不包括
A. 专人负责　　B. 专柜加锁
C. 专用库房　　D. 专用处方
E. 专用账册

【答案与解析】C。麻醉药品"五

专管理"：专人负责、专柜加锁、专用处方、专用账册、专册登记。

17. 外用药的标识是
　　A. 红字蓝底　　B. 红底白字
　　C. 黑字白底　　D. 红字黑底
　　E. 白字黑底
　　【答案与解析】B。摆放外用药处要用醒目的标识（红底白字）。

18. 目前最广泛、最实用的药品摆放方法是
　　A. 按药理作用分类摆放
　　B. 按剂型分类摆放
　　C. 按使用频率摆放
　　D. 按内服药与外用药分开摆放
　　E. 西药与中成药分类摆放
　　【答案与解析】C。药品的摆放原则如下：①按药理作用分类摆放。②按剂型分类摆放。③按使用频率摆放：这是目前最广泛、最实用的摆放方法。④按内服药与外用药分开摆放：摆放外用药处要用醒目的标识（红底白字）。⑤麻醉药品、精神药品的摆放：第二类精神药品在摆放时应固定位置，并在使用的标签颜色上与普通药品有所区别。麻醉药品和第一类精神药品需专人负责、专用账册、专柜存放。⑥西药与中成药分类摆放：中成药也应按功能主治分类摆放。

19. 关于脂肪乳剂混合顺序的说法中，正确的是
　　A. 微量元素加入葡萄糖溶液中

B. 电解质加入氨基酸溶液中
C. 磷酸盐加入脂肪乳剂中
D. 电解质加入脂肪乳剂中
E. 微量元素加入脂肪乳剂中
【答案与解析】B。肠外营养液的混合顺序：①将微量元素和电解质加入到氨基酸溶液中。②将磷酸盐加入到葡萄糖液中。③将上述两液转入3L静脉营养输液袋中。如需要，可将另外数量的氨基酸和葡萄糖在此步骤中加入。④将水溶性维生素和脂溶性维生素混合后加入脂肪乳中。⑤将脂肪乳、维生素混合液转移入TNA袋中。⑥排气，轻轻摇动TNA袋中的混合物，备用。

20. 钙剂和磷酸盐应分别在不同的溶液中稀释，主要原因在于
　　A. 二者混合后可能升高溶液pH值
　　B. 二者混合后可能降低溶液pH值
　　C. 二者混合后可能产生沉淀
　　D. 钙剂在磷酸盐溶液中不稳定
　　E. 磷酸盐增大了钙剂的解离度
　　【答案与解析】C。钙剂和磷酸盐应分别加在不同的溶液中稀释，以免发生磷酸钙沉淀。

21. 两性霉素B注射剂与氯化钠注射液合用可出现沉淀是由于
　　A. 直接反应
　　B. 电解质的盐析作用
　　C. pH 改变

D. 聚合反应

E. 效价下降

【答案与解析】B。电解质的盐析作用：主要是对亲水胶体或蛋白质药物自液体中被脱水或因电解质的影响而凝集析出。两性霉素B注射剂与氯化钠注射液合用可发生盐析作用而出现沉淀。

22. 氯霉素注射液（含乙醇、甘油等）加入5%葡萄糖注射液中，可析出氯霉素沉淀，其原因是

A. 注射液溶媒组成改变

B. 电解质的盐析作用

C. pH改变

D. 氧化还原反应

E. 聚合反应

【答案与解析】A。在配制液体药物或临床配制输液时，由于理化因素产生沉淀，影响疗效。产生沉淀的原因有：①注射液溶媒组成改变：如氯霉素注射液（含乙醇、甘油等）加入5%葡萄糖注射液或氯化钠注射液中，可析出氯霉素沉淀。②电解质的盐析作用：主要是对亲水胶体或蛋白质药物自液体中被脱水或因电解质的影响而凝集析出。两性霉素B注射剂与氯化钠注射液合用可发生盐析作用而出现沉淀。③pH改变：5%硫喷妥钠10ml加入5%葡萄糖注射液500ml中产生沉淀，系由于pH下降所致。④直接反应：头孢菌素类与Ca^{2+}、Mg^{2+}等形成难溶性螯合物析出沉淀。

23. 药品堆码与墙壁间距不小于

A. 10cm　　　B. 20cm

C. 30cm　　　D. 50cm

E. 200cm

【答案与解析】B。药品码垛：药品堆码与散热或者供暖设施的间距不小于30cm，距离墙壁间距不少于20cm，距离房顶及地面间距不小于10cm，库房内通道宽度不小于200cm，照明灯具垂直下方不堆放药品，垂直下方与货垛的水平距离不小于50cm。

24. 药品常温库温度要求

A. 保持在2℃~10℃

B. 保持在2℃~8℃

C. 不高于20℃

D. 保持在0℃~30℃

E. 保持在10℃~30℃

【答案与解析】D。①药品冷库：温度要求保持在2℃~10℃；②药品阴凉库：温度要求不高于20℃；③药品常温库：温度要求保持在0℃~30℃。

25. 药品储存中，"凉暗处"是

A. 指温度不超过20℃

B. 指避光且温度不超过20℃

C. 指温度在2℃~10℃

D. 指避光且温度在2℃~10℃

E. 指避光且温度在0℃~4℃

【答案与解析】B。①阴凉处：是指不超过20℃。②凉暗处：避光并温度不超过20℃。③冷处：指

2℃~10℃。④常温：指10℃~30℃。

26. 药品出库复核记录要保存至超过药品有效期

A. 5 年　　　　　B. 4 年

C. 3 年　　　　　D. 2 年

E. 1 年

【答案与解析】E。药品出库复核记录要保存至超过药品有效期1年，但不得少于3年。

27. 储存药品仓库的相对湿度应保持在

A. 35%~65%　　B. 35%~75%

C. 45%~65%　　D. 55%~75%

E. 35%~85%

【答案与解析】B。储存药品仓库的相对湿度应保持在35%~75%。

28. 一般效期药品在到期前几个月要向药剂科主任提出报告，及时作出处理

A. 2 个月　　　　B. 4 个月

C. 6 个月　　　　D. 8 个月

E. 12 个月

【答案与解析】A。一般效期药品在到期前2个月要向药剂科主任提出报告，及时作出处理。

29. 某药品批号为2020922，有效期为3年，表明本品可使用到

A. 2023 年 9 月 29 日

B. 2023 年 9 月 22 日

C. 2023 年 9 月 20 日

D. 2023 年 9 月 21 日

E. 2023 年 9 月 30 日

【答案与解析】D。有效期的表示方法：①直接标明有效期：如某药品的有效期为2023年6月6日，表明本品至2023年6月7日起便不得使用。国内多数药厂都用这种方法。②直接标明失效期：如某药品的失效期为2023年6月6日，表明本品可使用至2023年6月5日。③标明有效期年限，则可由批号推算：如某药品批号为2020922，有效期为3年。由批号可知本产品为2020年9月22日生产，有效期3年，表明本品可使用到2023年9月21日为止。

30. 《药品经营质量管理规范》要求药品出库应遵循的原则是

A. 后产先出、近期先出

B. 先产先出、按批准文号发货

C. 先产先出、近期先出和按批号发货

D. 先产后出、近期先出和按批号发货

E. 先产先出、近期先出和按批准文号发货

【答案与解析】C。药品出库原则：应建立并执行药品出库检查复核制度。《药品经营质量管理规范》要求药品出库应遵循"先产先出""近期先出"和按批号发货的原则。①"先产先出"：是指对于同一品种不同批号的药品，在发货时应按照药品生产时间顺序将生产时间早的药品先行

发出。②"近期先出"：是指对于有效期长短不同的药品，在发货时应将近效期药品先行发出。③按批号发货：是指按照药品生产批号集中发货，保证药品有可追踪性，便于药品的质量跟踪。

31. 易风化的药品是

   A. 硫酸镁　　B. 甘油

   C. 维生素C　D. 蛋白酶

   E. 单糖浆

   【答案与解析】A。含有结晶水的药物，常因露置在干燥的空气中，逐渐失去其所含结晶水的一部分或全部，以致本身变成白色不透明的结晶体或粉末。易风化的药品包括硫酸阿托品、磷酸可待因、硫酸镁、咖啡因等。

32. 毒性药品的包装容器必须贴有规定的毒药标记

   A. 白底黑字的"毒"字

   B. 黑底白字的"毒"字

   C. 红底白字的"毒"字

   D. 黄底白字的"毒"字

   E. 黄底黑字的"毒"字

   【答案与解析】B。毒性药品的包装容器必须贴有规定的毒药标记：黑底白字的"毒"字。

33. 单糖浆在药库保管过程中发生质量变化的因素主要是

   A. 空气　　　B. 储存时间

   C. 日光　　　D. 温度

   E. 湿度

   【答案与解析】E。大多数药品在湿度较高的情况下，能吸收空气中的水蒸气而引湿，其结果使药品稀释、潮解、变形、发霉等。易引湿的药品有单糖浆、甘油等。

34. 毒性药品销毁处理所采取方法的选择依据是

   A. 药品的药理作用

   B. 药品的有效期

   C. 药品的理化性质

   D. 药品的数量多少

   E. 药品的包装材料

   【答案与解析】C。毒性药品的销毁处理：①对不可供药用的毒性药品，经单位领导审核，报当地主管部门批准后方可销毁。按毒性药品的理化性质，采取不同方法销毁，如深埋法、燃烧法、稀释法等。②建立销毁档案。销毁批准人、监理人均应签字盖章。

35. 可用于玻璃器具、纤维制品、液状石蜡等物品的灭菌方法是

   A. 热压灭菌法

   B. 干热灭菌法

   C. 湿热灭菌法

   D. 紫外线灭菌法

   E. 射线灭菌法

   【答案与解析】B。干热灭菌法系指将物品置于干热灭菌柜、隧道灭菌器等设备中，利用干热空气达到杀灭微生物或消除热原物质的方法。适用于耐高温但不宜用湿热灭菌法灭菌的物品，如玻璃器具、金属制容器、纤维制品、

固体试药、液状石蜡等均可采用本法灭菌。

36. 紫外分光光度法中，供试品溶液的吸光度在多少为宜
    A. 0.1~0.6　　B. 0.2~0.7
    C. 0.3~0.7　　D. 0.4~0.7
    E. 0.3~0.8
    【答案与解析】C。紫外分光光度法中，供试品溶液的吸光度在0.3~0.7为宜。

37. 医院制剂人员多长时间至少体检一次
    A. 6个月　　B. 1年
    C. 2年　　　D. 3年
    E. 4年
    【答案与解析】B。医院制剂人员应有健康档案，并每年至少体检一次。传染病、皮肤病和体表有伤口者不得从事制剂的配制和分装工作。

38. 主要用于注射用灭菌粉末的溶剂或注射剂的稀释剂的是
    A. 饮用水
    B. 纯化水
    C. 注射用水
    D. 灭菌注射用水
    E. 生理盐水
    【答案与解析】D。灭菌注射用水为注射用水按照注射剂生产工艺制备所得，不含任何附加剂，主要用于注射用灭菌粉末的溶剂或注射剂的稀释剂。

39. 苯巴比妥的鉴别反应包括

A. 硫酸－亚硝酸钠反应、中和反应
B. 硫酸－亚硝酸钠反应、甲醛－硫酸反应
C. 甲醛－硫酸反应、中和反应
D. 芳香第一胺反应和水解反应
E. 重氮化－偶合反应和硫酸－亚硝酸钠反应
【答案与解析】B。苯巴比妥的鉴别：①硫酸－亚硝酸钠反应。②甲醛－硫酸反应：接界面显玫瑰红色。

40. 药学信息服务的最终目标是
    A. 防止药源性疾病
    B. 减轻患者症状
    C. 治愈患者疾病
    D. 提高用药经济性
    E. 确保药物治疗获得预期的、令人满意的结果
    【答案与解析】E。药学信息服务的最终目标是确保药物治疗获得预期的、令人满意的结果。

41. 咨询服务六步法中，"保证咨询服务质量"的步骤是
    A. 明确所提问题
    B. 获得附加信息
    C. 将问题归类
    D. 正确回答问题
    E. 随访咨询者
    【答案与解析】E。咨询服务方法一般分为：步骤1，明确提出的问题；步骤2，问题归类；步骤3，获取附加的信息；步骤4，查

阅文献；步骤 5，回答提问；步骤 6，随访咨询者（是保证咨询服务质量的需要）。

42. 药物咨询服务的首要步骤是
    A. 问题归类
    B. 明确提出的问题
    C. 查阅文献
    D. 获取附加的信息
    E. 回答提问

【答案与解析】B。药物信息咨询服务方法一般分为：步骤 1，明确提出的问题；步骤 2，问题归类；步骤 3，获取附加的信息；步骤 4，查阅文献；步骤 5，回答提问；步骤 6，随访咨询者。

43. 目录、索引等形式的文献检索工具属于
    A. 摘要　　　　B. 一次文献
    C. 二次文献　　D. 三次文献
    E. 四次文献

【答案与解析】C。二次文献是对分散的一次文献进行筛选、压缩和组织编排而形成的进一步加工产物。二次文献是管理和查找利用一次文献的工具，本身并不含有用户需要的详细情报资料。目录、索引、文摘、题录等形式的文献检索工具就是二次文献。

44. 下列各种片剂中，可以避免药物首过效应的为
    A. 泡腾片　　　B. 含片
    C. 舌下片　　　D. 肠溶片
    E. 分散片

【答案与解析】C。舌下给药可避免口服后被肝脏迅速代谢，因为舌下给药，由血流丰富的颊黏膜吸收，可直接进入全身循环，很大程度上可以避免首过效应。

45. 含服硝酸甘油后至少几分钟内不要饮水
    A. 1 分钟　　　B. 3 分钟
    C. 5 分钟　　　D. 10 分钟
    E. 30 分钟

【答案与解析】C。舌下片剂的服用方法：将药片放在舌头下面，闭上嘴。吞咽之前，尽可能在舌下长时间地保留一些唾液以帮助药片溶解。含服硝酸甘油后至少 5 分钟内不要饮水。

46. 关于局部用软膏和霜剂的使用方法，下列说法错误的是
    A. 在涂药前，将皮肤清洗、擦干
    B. 涂药后，轻轻按摩给药部位使药物进入皮肤
    C. 霜剂的油脂少，最好用于头皮和身体其他多毛发的部位
    D. 干性皮肤则应使用软膏
    E. 有分泌物的破损处务必使用覆盖物

【答案与解析】E。局部用软膏和霜剂的使用方法：在涂药前，将皮肤清洗、擦干。涂药后，轻轻按摩给药部位使药物进入皮肤。霜剂的油脂少，不易弄污衣服，最好用于头皮和身体其他多毛发的部位。干性皮肤则应使用软

膏，可以保持皮肤柔软。未经医生同意，不要使用覆盖物，有分泌物的破损处绝不要使用覆盖物。

47. 关于透皮吸收贴膜剂的叙述中，不正确的是
   A. 一定要避开伤口
   B. 最好每次粘贴于同一部位
   C. 用于无毛发或是刮净毛发的皮肤
   D. 可使药物可控地、连续地吸收
   E. 发现给药部位出现红肿或刺激，可向医生咨询

   【答案与解析】B。透皮吸收的贴膜剂的使用：将贴膜剂用于无毛发的或是刮净毛发的皮肤，但一定要避开伤口。选择一个不进行剧烈运动的部位，如胸部或上臂。为使疗效最好、刺激最小，每次将贴膜剂贴于身体的不同部位。向医生或药师寻求必要的指导。如果贴膜剂效力已尽，马上更换一张新的贴膜剂以保持给药的连续性。使用贴膜剂时可洗澡或淋浴。

48. 服用药物后，在观察荧光屏或者信号灯等明亮物体时，在它们周围会出现晕圈，此药物为
   A. 红霉素　　　B. 多巴胺
   C. 地高辛　　　D. 阿莫西林
   E. 利血平

   【答案与解析】C。服用地高辛后，在观察明亮物体时，在明亮物体周围会出现晕圈，此副作用

可能是中毒的危险信号，其他几种药物没有眼部的副作用。

49. 不需要血药浓度监测的药物是
   A. 地高辛　　　B. 庆大霉素
   C. 美罗培南　　D. 茶碱
   E. 碳酸锂

   【答案与解析】C。治疗指数低、毒性大的药物如地高辛、锂盐、茶碱、氨基糖苷类抗生素及某些抗心律失常药物在应用时需要进行血药浓度监测。美罗培南不需要进行血药浓度监测。

50. 下列需要进行血药浓度监测的药物中，具有非线性药动学特征的是
   A. 地高辛　　　B. 茶碱
   C. 阿米卡星　　D. 苯妥英钠
   E. 锂盐

   【答案与解析】D。具有非线性药动学特征的药物如苯妥英钠、普萘洛尔等，在体内的消除速率常数与剂量有依赖关系或者说其剂量与血药浓度间不呈线性关系，当剂量稍有增加，可能使血浓度明显上升，半衰期明显延长，必须进行血浓度监测。

51. 下列抗菌药物中，一般不需要进行血药浓度监测的是
   A. 庆大霉素　　B. 阿米卡星
   C. 链霉素　　　D. 罗红霉素
   E. 万古霉素

   【答案与解析】D。对毒性大的氨基糖苷类抗生素、万古霉素等进

行血药浓度监测制定个体化给药方案是最理想的方法。

二、配伍选择题

（1~3题共用备选答案）

    A. 1年   B. 2年

    C. 3年   D. 4年

    E. 5年

1. 儿科处方保存

2. 医疗用毒性药品处方保存

3. 麻醉药品处方保存

【答案与解析】A、B、C。普通处方、急诊处方、儿科处方保存1年，医疗用毒性药品、第二精神药品及戒毒药品处方保存2年，麻醉药品及第一精神药品处方保存3年。

（4~6题共用备选答案）

    A. 1日常用量 B. 3日常用量

    C. 5日常用量 D. 7日常用量

    E. 15日常用量

4. 门（急）诊重度慢性疼痛患者需长期使用麻醉药品注射剂不超过

5. 门（急）诊癌症疼痛患者使用第一类精神药品缓释制剂不超过

6. 门（急）诊重度慢性疼痛患者需长期使用麻醉药品片剂不超过

【答案与解析】B、E、D。对门（急）诊癌症疼痛患者和中、重度慢性疼痛患者需长期使用麻醉药品和第一类精神药品，处方药品的限量为：注射剂不超过3日常用量；控缓释制剂不超过15日常用量；其他剂型不得超过7日常

用量。

（7~9题共用备选答案）

    A. 黄色   B. 绿色

    C. 红色   D. 紫色

    E. 蓝色

7. 药品的色标管理中，待验药品库（区）为

8. 药品的色标管理中，合格药品库（区）为

9. 药品的色标管理中，退货药品库（区）为

【答案与解析】A、B、A。药品的色标管理是：待验药品库（区）、退货药品库（区）为黄色；合格药品库（区）、待发药品库（区）为绿色；不合格药品库（区）为红色。

（10~12题共用备选答案）

    A. 天然水

    B. 纯化水

    C. 注射用水

    D. 灭菌注射用水

    E. 矿泉水

10. 为饮用水经蒸馏法、离子交换法、反渗透法等方法制备的是

11. 为纯化水经蒸馏所得的是

12. 可作为注射用灭菌粉末溶剂的是

【答案与解析】B、C、D。①纯化水：为饮用水经蒸馏法、离子交换法、反渗透法或其他适宜方法制备的制药用水。②注射用水：为纯化水经蒸馏所得。③灭菌注射用水：为注射用灭菌粉末

的溶剂。

（13~14题共用备选答案）

　　A. 易爆品、剧毒品

　　B. 国家基本药物

　　C. 外用药品

　　D. 高警示药品

　　E. 麻醉药品

13. 实行"五专管理"的是

14. 实行"五双管理"的是

　　【答案与解析】E、A。①易爆品、剧毒品：必需专库保管，实行"五双管理"，即双人保管、双锁保管、双人收发、双人领取、双本记账。②麻醉药品：严格执行"五专管理"，即专人负责、专柜加锁、专用处方、专用账册、专册登记。

（15~16题共用备选答案）

　　A. 一级管理　　B. 二级管理

　　C. 三级管理　　D. 特殊管理

　　E. 四级管理

15. 药品管理中，毒性药品原料药的管理属于

16. 药品管理中，贵重药品和自费药品的管理属于

　　【答案与解析】A、B。药品管理制度：一级管理是麻醉药品和毒性药品原料药的管理，二级管理是精神药品、贵重药品和自费药品的管理，三级管理是普通药品的管理。

（17~18题共用备选答案）

　　A. 一次文献　　B. 二次文献

　　C. 三次文献　　D. 四次文献

　　E. 五次文献

17. 学术会议宣读的报告属于

18. 专著属于

　　【答案与解析】A、C。信息资料分类：①一次文献：即原始文献。最常见的是发表在期刊上的论文、学术会议宣读的报告等。②二次文献：如目录、索引、文摘、题录等形式的文献检索工具。③三次文献：指在合理利用一、二次文献的基础上，对一次文献的内容进行归纳、综合而写出的专著、综述、述评、进展报告、数据手册、年鉴、指南、百科全书和教科书等。

（罗涵煦）

第二章　临床药物治疗学

一、单项选择题

1. 治疗药物选择的基本原则是药物的

　　A. 安全、有效、稳定

　　B. 安全、有效、经济

　　C. 有效、方便、经济

　　D. 安全、稳定、经济

　　E. 安全、有效、方便、经济

【答案与解析】E。治疗药物选择的基本原则：①安全性：是药物治疗的前提。②有效性：选择药物的首要标准。③经济性：治疗总成本，而不是单一的药费。④方便性：可能影响患者对治疗的依从性。

2. 药物治疗选择药物的首要标准是

A. 经济性　　　B. 规范性

C. 安全性　　　D. 有效性

E. 持续性

【答案与解析】D。药物治疗的有效性是选择药物的首要标准。

3. 药师制定给药方案时，应首先明确

A. 药物不良反应

B. 目标血药浓度范围

C. 药物半衰期

D. 合适的用药时机

E. 治疗成本

【答案与解析】B。制订给药方案时，首先明确目标血药浓度范围。药物手册和说明书中推荐的标准剂量方案中的药物剂量大多数是能够保证有效血药浓度的平均剂量，一般是基于药物临床试验的研究结果制订的，属于群体模型化方案。由于多数情况下患者间的个体差异是有限的，故在初始治疗时，对安全、低毒的药物采用标准剂量方案获得预期疗效的概率是最大的。

4. 影响药 – 时曲线上下波动程度的是

A. 患者肝脏功能

B. 半衰期

C. 给药次数

D. 每日剂量

E. 给药途径

【答案与解析】C。调整给药方案的途径包括改变每日剂量、改变给药次数，或两者同时改变。每日剂量决定药 – 时曲线水平位置的高低，给药次数影响药 – 时曲线上下波动的程度。

5. 某药物半衰期是 48 小时，根据半衰期制订给药方案，较合理的给药频次是

A. 一日 1 次　　　B. 一日 2 次

C. 一日 3 次　　　D. 一日 4 次

E. 隔日 1 次

【答案与解析】A。根据半衰期制订给药方案：①半衰期小于 30 分钟：治疗指数低的药物一般要静脉滴注给药；治疗指数高的药物也可分次给药，但维持量要随给药间隔时间的延长而增大。②半衰期在 30 分钟~8 小时：治疗指数低的药物，每个半衰期给药 1 次，也可静脉滴注给药；治疗指数高的药物可每 1~3 个半衰期给药 1 次。③半衰期在 8~24 小时：每个半衰期给药 1 次，如果需要立即达到稳态，可首剂加倍。④半衰期大于 24 小时：每天给药 1 次较为方便。如果需要立即达到治疗浓度，可首剂加倍。

6. 制定给药方案时，如果有效血药

浓度范围窄，且半衰期短，为了减少血药浓度的波动，需要

A. 首剂加倍

B. 减少给药次数

C. 增加给药次数

D. 增加给药剂量

E. 减少给药剂量

【答案与解析】C。制定给药方案时，要考虑有效血药浓度范围，如果有效血药浓度范围窄，且半衰期短，为了减少血药浓度的波动，可增加给药次数。

7. 过敏性休克属于药物不良反应中的

A. 副作用　　　B. 变态反应

C. 首剂效应　　D. 毒性作用

E. 停药综合征

【答案与解析】B。过敏反应（变态反应）：药物作为半抗原或全抗原刺激机体而发生的非正常免疫反应。这种反应的发生与药物剂量无关或关系甚少，治疗量或极小量都可发生。临床主要表现为皮疹、血管神经性水肿、过敏性休克、血清病综合征、哮喘等。如注射青霉素或异种血清引发全身性变态反应。

8. 发生药源性疾病要立即

A. 加快排泄　　B. 对因治疗

C. 洗胃　　　　D. 血液透析

E. 停药

【答案与解析】E。药源性疾病治疗原则：发生药源性疾病要立即停

药，同时对因、对症治疗。停药是消除病因的第一步。及早抢救，加快排泄，减少吸收。

9. 应用广谱抗生素诱发的二重感染是一种

A. 过度作用　　B. 停药反应

C. 后遗作用　　D. 继发反应

E. 特异质反应

【答案与解析】D。继发反应指由于药物的治疗作用所引起的不良后果，又称为治疗矛盾。例如长期口服广谱抗生素导致许多敏感菌株抑制，引起继发感染，也称二重感染；应用抗肿瘤药物引起机体免疫力低下，导致感染。

10. 阿托品用于解痉时，引起口干、心悸等反应属于

A. 毒性反应　　B. 副作用

C. 后遗作用　　D. 首剂效应

E. 继发反应

【答案与解析】B。副作用是指在治疗量出现的与治疗目的无关的不适反应。产生副作用的原因是药物选择性低。一般都较轻微，多为一过性可逆的功能变化。如阿托品在麻醉时利用其抑制腺体分泌，引起的腹胀、尿潴留就是副作用；解痉时，口干与心悸就成了副作用。

11. 药品不良反应按其发生的机制，可分为 A、B、C 三型不良反应。下列关于药品不良反应的说法中，错误的是

A. A 型不良反应与剂量无关

B. A 型不良反应具有可预测性

C. B 型不良反应是与正常药理作用不相干的异常反应

D. C 型不良反应与用药没有明确的时间关系

E. A 型不良反应与药物的药理作用密切相关

【答案与解析】A。药品不良反应按其发生的机制可分为：①A 型不良反应：与药物的药理作用密切相关，药物作用过强所致，<u>与剂量相关，具有可预测性，停药或减量后症状很快减轻或消失，发病率高但死亡率低</u>。②B 型不良反应：与正常药理作用不相干的异常反应，<u>与剂量无关，难预测，常规毒理学筛选难发现，发生率低但死亡率高</u>。③C 型不良反应：<u>背景发生率高，长期用药后出现，潜伏期较长，用药与反应没有明确的时间关系，难预测，不可重现，发生机制不清</u>。

12. 葡萄糖 - 6 - 磷酸脱氢酶缺陷患者服用某些药物如伯氨喹容易出现溶血，属于药物不良反应中的

A. 副作用　　　B. 毒性反应

C. 后遗效应　　D. 特异质反应

E. 过敏反应

【答案与解析】D。特异质反应指因先天性遗传异常，少数患者用药后发生与药物本身药理作用无关的有害反应。如：①葡萄糖 - 6 - 磷酸脱氢酶缺陷患者服用某些药物如伯氨喹容易出现溶血；②假胆碱酯酶缺乏者用琥珀胆碱后，常出现呼吸暂停反应。

13. 药物在预防、诊断、治疗疾病过程中，因药物本身的作用、药物相互作用以及药物的使用引致机体组织或器官发生功能性或器质性损害而出现各种临床症状的异常状态，指的是

A. 药物不良事件

B. 药源性疾病

C. 药物不良反应

D. 用药错误

E. 副作用

【答案与解析】B。药源性疾病又称药物性疾病，指药物在预防、诊断、治疗疾病过程中，因药物本身的作用、药物相互作用以及药物的使用引致机体组织或器官发生功能性或器质性损害而出现各种临床症状的异常状态。

14. 给予苯巴比妥中毒患者碳酸氢钠碱化尿液将

A. 影响药物在肝脏的代谢

B. 影响体内的电解质平衡

C. 干扰药物从肾小管分泌

D. 减少药物从肾小管重吸收

E. 影响药物吸收

【答案与解析】D。酸性药在酸性环境或碱性药在碱性环境时，药物在肾小管的重吸收增加，尿中排泄量减少；反之，酸性尿及碱性尿分别促进碱性药与酸性药在

尿中的排泄。如苯巴比妥、水杨酸类中毒时，给予碳酸氢钠碱化尿液使药物解离度增大，肾小管重吸收减少，增加排泄。

15. 丙磺舒口服使青霉素药效增强，原因是丙磺舒可
    A. 抑制青霉素在肝脏的代谢
    B. 促进青霉素的吸收
    C. 减少青霉素自肾小管排泄
    D. 减少青霉素的血浆蛋白结合
    E. 抑制乙酰化酶
    【答案与解析】C。两种或两种以上通过相同机制排泌的药物联合应用，就可以在排泌部位上发生竞争性抑制现象。易于排泌的药物占据了孔道，使那些相对较不易排泌的药物的排出量减少而潴留，使之效应加强。如丙磺舒可延缓青霉素的排泄；呋塞米和依他尼酸均能妨碍尿酸的排泄；阿司匹林可减少甲氨蝶呤的排泄。

16. 下列哪一组药物可发生竞争性拮抗作用
    A. 肾上腺素和多巴胺
    B. 新斯的明和右旋筒箭毒碱
    C. 毛果芸香碱和新斯的明
    D. 间羟胺和去甲肾上腺素
    E. 阿托品和筒箭毒碱
    【答案与解析】B。两种药物在同一部位或受体上产生的拮抗作用称为竞争性拮抗。如阿片受体阻断剂纳洛酮抢救吗啡过量中毒；新斯的明能特异性地对抗右旋筒箭毒碱所造成的呼吸肌麻痹。也可利用发挥治疗作用，如在治疗虹膜炎时，交替使用毛果芸香碱和阿托品可防止粘连。

17. 婴幼儿使用具有氧化作用的药物可导致
    A. 胆红素脑病
    B. 肝性脑病
    C. 肺炎
    D. 高铁血红蛋白血症
    E. 佝偻病
    【答案与解析】D。新生儿、婴幼儿高铁血红蛋白还原酶活性低，故本身有形成高铁血红蛋白血症的倾向。使用具有氧化作用的药物如硝基化合物、对氨基水杨酸、非那西丁、氯丙嗪、磺胺类等，均可能引起高铁血红蛋白血症。

18. 影响药物经乳汁分泌的因素不包括
    A. 药物的脂溶性
    B. 药物分子的大小
    C. 药物的剂型
    D. 母体的游离型药物浓度
    E. 血浆与乳汁的pH差
    【答案与解析】C。影响药物经乳汁分泌的因素：①药物的脂溶性。②药物分子的大小。③母体的游离型药物浓度。④乳母服药的剂量大小和疗程长短。⑤血浆与乳汁的pH差：分子量小、脂溶性高而又呈弱碱性的药物在乳汁中含

19. 对致病菌不明的重症感染的妊娠期患者，应权衡利弊，避免滥用抗菌药。下列治疗原则，错误的是
 A. 宜联合用药
 B. 一般多采用青霉素类、头孢菌素类抗生素
 C. 不建议使用氨基糖苷类抗生素
 D. 建议用喹诺酮类抗生素
 E. 若疑有厌氧菌属感染，可酌情采用对厌氧菌有效的抗菌药
 【答案与解析】D。妊娠期患者禁用喹诺酮类抗生素。

20. 易对新生儿听神经和肾功能造成损害的药品是
 A. 皮质激素　　B. 庆大霉素
 C. 呋喃妥因　　D. 四环素
 E. 左氧氟沙星
 【答案与解析】B。新生儿：皮质激素易引起手足抽搐；阿米卡星、庆大霉素等氨基糖苷类易致听神经损害和肾功能损害；呋喃妥因可能引起多发性神经根炎；四环素类（如四环素）、喹诺酮类（如左氧氟沙星）致颅压增高、囟门隆起。

21. 新生儿用药后，可导致颅压增高、囟门隆起的药物是
 A. 阿托品　　B. 吗啡
 C. 呋喃妥因　　D. 诺氟沙星
 E. 阿奇霉素
 【答案与解析】D。新生儿用药：吗啡类对新生儿、婴幼儿呼吸中枢的抑制作用特别明显；抗组胺药、苯丙胺、氨茶碱、阿托品可致昏迷或惊厥；皮质激素易引起手足抽搐；卡那霉素、庆大霉素等氨基糖苷类药物易致听神经损害；呋喃妥因可能引起多发性神经根炎；四环素类、喹诺酮类（如诺氟沙星）致颅压增高、囟门隆起。

22. 新生儿使用磺胺类可导致
 A. 低胆红素血症
 B. 肝性脑病
 C. 高铁血红蛋白血症
 D. 钙离子沉积
 E. 肺性脑病
 【答案与解析】C。新生儿、婴幼儿使用具有氧化作用的药物可致高铁血红蛋白血症：如硝基化合物、对氨基水杨酸、非那西丁、氯丙嗪、磺胺类等，均可能引起高铁血红蛋白血症。

23. 18 岁以下儿童不宜应用的药物是
 A. 维生素 D　　B. 诺氟沙星
 C. 乳酶生　　D. 阿司匹林
 E. 阿苯达唑
 【答案与解析】B。喹诺酮类抗菌药物（如诺氟沙星）影响 18 岁以下孩子骨骼发育。

24. 影响药物通过胎盘的药物因素不包括
 A. 药物的脂溶性
 B. 药物分子的大小

C. 药物的解离程度

D. 药物与蛋白的结合力

E. 药物的剂型

【答案与解析】E。影响药物通过胎盘的药物因素：①药物的脂溶性。②药物分子的大小。③药物的解离程度。④药物与蛋白的结合力。

25. 药物能通过胎盘应具有的理化性质是

A. 脂溶性低、离子化程度高

B. 脂溶性低、离子化程度低

C. 脂溶性高、离子化程度低

D. 脂溶性高、离子化程度高

E. 脂溶性高、分子量大

【答案与解析】C。影响药物通过胎盘的药物因素有：①药物的脂溶性：脂溶性高的药物易经过胎盘扩散到胎儿血液循环。②药物分子的大小：小分子量药物比大分子量的扩散速度快。水溶性的小分子（分子量250～500）药物易通过胎盘屏障；分子量大于1000的几乎不能通过胎盘。③药物的解离程度：离子化程度低的经胎盘渗透较快。④药物与蛋白的结合力：通过胎盘的药量与药物的蛋白结合力成反比，药物与蛋白结合后分子量越大越不易通过胎盘。

26. 患儿，8岁，需给予复方甘草合剂（成人量为10ml），按 Young公式应选择的剂量为

A. 1ml　　　　B. 2ml

C. 4ml　　　　D. 8ml

E. 10ml

【答案与解析】C。根据 Young 公式：儿童剂量＝年龄×成人量/（年龄＋12），计算结果为4ml。

27. 可引起"灰婴综合征"的药物是

A. 庆大霉素　　B. 吲哚美辛

C. 红霉素　　　D. 氯霉素

E. 苯唑西林钠

【答案与解析】D。新生儿因葡萄糖醛酸结合酶不足，服用氯霉素可能出现畏食、呕吐、腹胀，进而发展为循环衰竭，全身呈灰色称为"灰婴综合征"。

28. 新生儿使用后不出现核黄疸的药物是

A. 磺胺药　　　B. 苯巴比妥

C. 地西泮　　　D. 阿司匹林

E. 合成的维生素K

【答案与解析】B。与血浆蛋白结合率高的药物，如磺胺药、地西泮、阿司匹林和合成的维生素K等可将已与血浆蛋白结合的胆红素竞争性置换出来，增加的游离型胆红素可透过血－脑屏障引起脑核黄疸，故出生1周内的新生儿应禁用上述药物。

29. 新生儿可以使用的抗生素是

A. 四环素类　　B. 硝基呋喃类

C. 大环内酯类　D. 喹诺酮类

E. 多黏菌素类

【答案与解析】C。新生儿禁用的抗生素有四环素类、硝基呋喃

类、多黏菌素类、喹诺酮类、耳毒性较大的氨基糖苷类、新生霉素、杆菌肽、乙胺丁醇等。

30. 根据成人剂量折算表，一个 10 岁的患儿用药剂量约为成人的

A. 1/7 ~ 1/5　　B. 1/5 ~ 1/4

C. 1/4 ~ 1/3　　D. 2/5 ~ 1/2

E. 1/2 ~ 2/3

【答案与解析】E。根据成人剂量折算表：①小儿年龄 6 个月 ~ 1 岁，用药剂量相当成人用量比例的 1/7 ~ 1/5。②小儿年龄 1 ~ 2 岁，用药剂量相当成人用量比例的 1/5 ~ 1/4。③小儿年龄 2 ~ 4 岁，用药剂量相当成人用量比例的 1/4 ~ 1/3。④小儿年龄 6 ~ 9 岁，用药剂量相当成人用量比例的 2/5 ~ 1/2。⑤小儿年龄 9 ~ 14 岁，用药剂量相当成人用量比例的 1/2 ~ 2/3。

31. 儿童用药应严格掌握用药剂量，可以根据成人剂量换算，换算方法不包括

A. 根据小儿体重计算

B. 根据小儿身高计算

C. 根据体表面积计算

D. 根据成人剂量折算

E. 按药动学参数计算

【答案与解析】B。儿童用药剂量的计算方法：（1）根据成人剂量按小儿体重计算：①小儿剂量 = 成人剂量 × 小儿体重/70kg。此方法对年幼儿剂量偏小，而对年长

儿，特别是体重过重儿，剂量偏大。②根据推荐的小儿剂量按小儿的体重计算：每次（日）剂量 = 小儿体重 × 每次（日）药量/kg。（2）根据小儿年龄计算：①Fried 公式：婴儿量 = 月龄 × 成人量/150。②Young 公式：儿童量 = 年龄 × 成人量/（年龄 + 12）③其他公式：1 岁以内用量 = 0.01 × （月龄 + 3）× 成人剂量；1 岁以上用量 = 0.05 × （年龄 + 2）× 成人剂量。（3）根据体表面积计算：小儿剂量 = 成人剂量 × 小儿体表面积/1.73。首先要计算小儿体表面积：体表面积 = （体重 × 0.035）+ 0.1。此公式不适宜体重大于 30kg 以上的小儿，对 10 岁以上儿童，每增加体重 5kg，增加体表面积 0.1m^2。如 30kg = 1.15m^2，35kg = 1.25m^2，50kg = 1.55m^2，70kg = 1.73m^2。体重超过 50kg 时，则每增加体重 10kg，增加体表面积 0.1m^2。（4）根据成人剂量折算。（5）按药动学参数计算。

32. 哺乳期妇女服用四环素可导致乳儿

A. 骨髓抑制　　B. 耳、肾毒性

C. 溶血性黄疸　　D. 牙齿黄染

E. 灰婴综合征

【答案与解析】D。小儿患者用药：①氨基糖苷类有明显耳、肾毒性，应尽量避免应用；②万古霉素类也有一定耳、肾毒性，仅在有明确指征时才可选用；③四

环素类可导致牙齿黄染及牙釉质发育不良，不可用于 8 岁以下小儿；④喹诺酮类由于对骨骼发育可能产生影响，避免用于 18 岁以下未成年人。

33. 结合型药物不具有下列哪个特性

A. 不被肾排泄

B. 不能通过血管壁

C. 不被肝脏代谢

D. 不呈现药理活性

E. 能跨膜转运

【答案与解析】E。药物经吸收进入血液循环后，有一部分与血浆蛋白发生可逆性结合称结合型，另一部分为游离型。结合型药物的特性：不呈现药理活性；不能通过血管壁；不被肝脏代谢；不被肾排泄。

34. 排钾利尿药增强强心苷的毒性是属于药物之间的

A. 增敏作用

B. 竞争性拮抗作用

C. 非竞争性拮抗作用

D. 作用于同一受体的相加作用

E. 作用于不同作用点的协同作用

【答案与解析】A。一种药物可使组织或受体对另一种药物的敏感性增强，称为增敏作用。如排钾利尿药可降低血钾浓度，使心脏对强心苷药物的敏感性增强，容易发生心律失常。长期服用胍乙啶后使肾上腺素受体的敏感性增强，可使去甲肾上腺素或肾上腺素的升压作用增强。

35. 肝病时，下列药物药效可降低的是

A. 利多卡因　　B. 氢化可的松

C. 氨苄西林　　D. 泼尼松

E. 利福平

【答案与解析】D。肝脏疾病对药物作用的影响有两个方面：一方面主要由肝灭活的药物作用会加强，如利多卡因、哌替啶、普萘洛尔、氢化可的松、氨苄西林、利福平、异烟肼等；另一方面，某些药物必须先经过肝药酶催化转变为活性形式才能发挥作用，肝病时则药效降低，如可的松、泼尼松、维生素 D_3 等。

36. 肾衰竭时蛋白质流入及摄入减少，引起低蛋白血症时，会导致

A. 药物血浆蛋白结合率降低，游离型药物浓度降低

B. 药物血浆蛋白结合率降低，游离型药物浓度增高

C. 药物血浆蛋白结合率增高，游离型药物浓度增高

D. 药物血浆蛋白结合率增高，游离型药物浓度降低

E. 药物总浓度降低，游离型药物浓度增高

【答案与解析】B。肾衰竭时因蛋白质流失及摄入减少，引起低蛋白血症，药物的血浆蛋白结合率降低，使活性的游离型药物浓度增高，药物排泄增多。

37. 肝功能不全患者的选药原则是
    A. 采用联合用药的方式
    B. 合用肝药酶诱导剂
    C. 选择代谢物经肾脏排泄的药物
    D. 选择血浆蛋白结合率低的药物
    E. 选择以原型经肾脏直接排泄的药物

    【答案与解析】E。原型经肾脏直接排泄的药物不经过肝脏代谢，可用于肝功能不全的患者。

38. 根据《全球哮喘防治策略》，长期控制用药的首选药物是
    A. 白三烯受体调节剂
    B. 色甘酸钠
    C. 茶碱类
    D. 糖皮质激素
    E. β_2受体激动剂

    【答案与解析】D。《全球哮喘防治策略》推荐，长期控制用药的首选药物是能全面覆盖过敏性炎症的吸入性糖皮质激素，这些药物安全性高。同时可以联合应用长效的支气管扩张剂、缓释茶碱或抗白三烯药物等。

39. 不属于二线抗结核药的是
    A. 阿米卡星
    B. 对氨基水杨酸钠
    C. 左氧氟沙星
    D. 异烟肼
    E. 利福布汀

    【答案与解析】D。二线抗结核药是治疗耐多药肺结核治疗的主药，主要有阿米卡星、卷曲霉素、乙硫异烟胺、左氧氟沙星、环丝氨酸、对氨基水杨酸钠、利福布汀、帕司烟肼等。异烟肼是一线抗结核药。

40. 青壮年和无基础疾病的社区获得性肺炎患者可选用
    A. 第二代头孢菌素
    B. 青霉素类
    C. 第三代头孢菌素
    D. 大环内酯类
    E. 氟喹诺酮类

    【答案与解析】B。社区获得性肺炎（CAP）的经验治疗：①青壮年和无基础疾病的CAP患者，常用青霉素类、第一代头孢菌素。②老年人、有基础疾病或需要住院的CAP患者，常用第二、三代头孢菌素，β-内酰胺类/β-内酰胺酶抑制剂，或厄他培南等碳青霉烯类；可联合应用大环内酯类，或氟喹诺酮类。

41. 急性细菌性咽炎及扁桃体炎首选的抗菌药物为
    A. 青霉素　　　B. 头孢拉定
    C. 阿奇霉素　　D. 左氧氟沙星
    E. 万古霉素

    【答案与解析】A。急性细菌性咽炎及扁桃体炎，青霉素为首选。

42. 患者，男，64岁，工人，20年前感冒后咳嗽、咳痰，1周后发生气短而喘，以后每逢气候改变或精神激动时即发生气喘及咳嗽，诊断为支气管哮喘。该患者有前

列腺增生症病史 3 年，下列药物要慎用的是

A. 孟鲁司特钠　B. 沙丁胺醇

C. 甲泼尼龙　　D. 多索茶碱

E. 复方异丙托溴铵

【答案与解析】E。抗胆碱药物（异丙托溴铵）临床用途为缓解急性发作和预防夜间哮喘发作。本药对伴有青光眼、前列腺肥大者、妊娠早期及哺乳期妇女应慎用，对阿托品过敏者应禁用。

43. 患者，男，69 岁，脑梗死住院 5 天，咳嗽、咳痰。肺 CT 结果：左肺下叶炎症。治疗给予头孢曲松 2g qd。3 天后痰细菌培养结果为耐甲氧西林金黄色葡萄球菌（MRSA）（＋）。可以考虑调整治疗方案为

A. 头孢哌酮舒巴坦钠

B. 莫西沙星

C. 美罗培南

D. 万古霉素

E. 米诺环素

【答案与解析】D。耐甲氧西林金黄色葡萄球菌只对万古霉素、去甲万古霉素、利奈唑胺敏感。

44. 支气管哮喘的长期控制可首选的药物是

A. 倍氯米松　　B. 氢化可的松

C. 噻托溴铵　　D. 氨茶碱

E. 沙丁胺醇

【答案与解析】A。支气管哮喘长期控制的首选药物是吸入性糖皮

质激素（如丙酸倍氯米松、布地奈德和氟替卡松）。

45. 沙美特罗属于

A. α 受体激动剂

B. 长效 β_2 受体激动剂

C. β_2 受体阻断剂

D. α 受体阻断剂

E. 短效 β_2 受体激动剂

【答案与解析】B。β_2 受体激动剂：短效 β_2 受体激动剂（SABA）主要有沙丁胺醇、特布他林等定量雾化吸入剂，数分钟内起效；长效 β_2 受体激动剂（LABA）主要有沙美特罗、福莫特罗等，作用持续 12h 时以上，每日吸入 2 次。

46. 糖皮质激素的不良反应不包括

A. 高血压　　　B. 高血脂

C. 高血糖　　　D. 高血钾

E. 钠潴留

【答案与解析】D。糖皮质激素的不良反应有高血压、高血糖、高血脂、低钾血症、骨质疏松、无菌性骨坏死、白内障、体重增加、水钠潴留等。

47. 下列慢性阻塞性肺疾病的治疗药物中，氟喹诺酮类可使其血药浓度增加的是

A. 福莫特罗　　B. 噻托溴铵

C. 茶碱　　　　D. 特布他林

E. 泼尼松龙

【答案与解析】C。高龄、持续发热心力衰竭和肝功能明显障碍者

同时应用西咪替丁、大环内酯类、氟喹诺酮类和口服避孕药等均可能使茶碱血药浓度增加。由于茶碱类药物的治疗浓度和中毒浓度相近，建议有条件的医院监测茶碱的血药浓度。

48. 服用利福平的患者同服地西泮，可发生的变化是
    A. 利福平是强肝药酶抑制剂，同服可使后者血药浓度升高，作用增强
    B. 利福平是强肝药酶诱导剂，同服可使后者血药浓度降低，作用减弱
    C. 利福平可干扰地西泮的肾排出，使后者血药浓度升高
    D. 利福平可干扰地西泮的胃肠吸收而影响后者的血药浓度降低
    E. 两者毒性相加，出现不良反应
    【答案与解析】B。利福平是强肝药酶诱导剂，与地西泮联用时，可使地西泮的代谢加快，血药浓度降低，作用减弱。

49. 耐多药肺结核（MDR－TB）是针对两种或两种以上药物产生耐药的结核病，药物至少包括
    A. 异烟肼和利福平
    B. 异烟肼和链霉素
    C. 乙胺丁醇和利福平
    D. 吡嗪酰胺和链霉素
    E. 乙胺丁醇和吡嗪酰胺
    【答案与解析】A。耐多药肺结核（MDR－TB）治疗方案：对至少

包括异烟肼（INH）和利福平（RFP）两种或两种以上药物产生耐药的结核病称 MDR－TB。二线抗结核药是治疗耐多药肺结核治疗的主药，主要有阿米卡星、卷曲霉素、乙硫异烟胺、左氧氟沙星、环丝氨酸、对氨基水杨酸钠、利福布汀、帕司烟肼等。

50. 对于临床分离的超广谱 β－内酰胺酶的肺炎克雷伯菌，最有效的药物是
    A. 万古霉素 B. 美罗培南
    C. 氨曲南   D. 头孢曲松
    E. 青霉素
    【答案与解析】B。对于临床分离的超广谱 β－内酰胺酶（ESBLs）的肺炎克雷伯菌，最有效的药物是碳青霉烯类（如美罗培南）。

51. 易产生"首剂效应"的降压药是
    A. 普萘洛尔 B. 肼屈嗪
    C. 利血平   D. 哌唑嗪
    E. 硝苯地平
    【答案与解析】D。"首剂效应"是指首剂服用降压药后 0.5~2 小时容易出现直立性低血压，加大剂量时也可出现，表现为卧位或坐位起立时发生眩晕、头昏、甚至晕厥，此效应在 α 受体阻断药（如哌唑嗪）表现尤为突出。

52. 患者，女，35 岁，既往体健，受寒后出现胸痛，呈压迫感，持续约 7 分钟后缓解，伴心率增快，血压升高。辅检：心电图无改变，冠脉 CT 无异常。临床诊断

为变异型心绞痛。则该患者首选治疗药物为

A. 琥珀酸美托洛尔缓释片

B. 维拉帕米片

C. 盐酸贝那普利片

D. 硝普钠注射液

E. 单硝酸异山梨酯缓释片

【答案与解析】B。变异型心绞痛应首选钙通道阻滞剂（如维拉帕米）。

53. 患者，男，45 岁，体检发现血脂异常，LDL - C、TG 均有升高，既往有高血压病史 10 年，痛风病史 5 年。则该患者不可应用的调脂药为

A. 瑞舒伐他汀　B. 非诺贝特

C. 烟酸　　　　D. 依折麦布

E. 普罗布考

【答案与解析】C。烟酸常见不良反应为痛风，该患者既往有痛风病史，故该患者不可使用烟酸调脂，以免加重病情。

54. 可用于降颅压的药物是

A. 氢氯噻嗪　　B. 呋塞米

C. 甘油果糖　　D. 螺内酯

E. 吲达帕胺

【答案与解析】C。降颅压治疗以高渗脱水药为主，如甘露醇或甘油果糖、甘油氯化钠等。

55. 双侧肾动脉狭窄的高血压患者禁用

A. α 受体阻断药

B. 血管紧张素转换酶抑制剂

C. β 受体阻断药

D. 噻嗪类利尿剂

E. 钙通道阻滞剂

【答案与解析】B。血管紧张素转换酶抑制剂（ACEI）禁忌证为双侧肾动脉狭窄、高钾血症及妊娠妇女。

56. 硝酸酯类药物的不良反应不包括

A. 头痛　　　　B. 面色潮红

C. 眼压降低　　D. 心率加快

E. 低血压

【答案与解析】C。硝酸酯类药物的不良反应包括眼压升高、头痛、面色潮红、心率反射性加快和低血压。

57. 他汀类的药理作用不包括

A. 调脂

B. 抗炎

C. 改善内皮功能

D. 抑制血小板聚集

E. 降压

【答案与解析】E。他汀类的药理作用：除调脂作用外，还可抗炎、改善内皮功能、抑制血小板聚集。

58. 他汀类药物最常见的不良反应是

A. 心脏损害和肌病

B. 肝脏损害和肌病

C. 肾脏损害和肌病

D. 肾脏损害和肝脏损害

E. 肾脏损害和心脏损害

【答案与解析】B。在应用他汀类药物时，应严密监测转氨酶及肌

酸激酶等生化指标，及时发现药物可能引起的肝脏损害和肌病。

59. 国产中药血脂康胶囊含有
    A. 辛伐他汀　　B. 阿托伐他汀
    C. 洛伐他汀　　D. 吉非罗齐
    E. 烟酸
    【答案与解析】C。1987年第一个他汀药物即洛伐他汀被批准用于治疗高脂血症。国产中药血脂康胶囊含有洛伐他汀。

60. 下列降压药物中，都可导致血钾上升的是
    A. 血管紧张素转换酶抑制剂和血管紧张素受体阻断剂
    B. 血管紧张素转换酶抑制剂和噻嗪类利尿剂
    C. 血管紧张素受体阻断剂和噻嗪类利尿剂
    D. β受体阻断剂和噻嗪类利尿剂
    E. β受体阻断剂和钙通道阻滞剂
    【答案与解析】A。血管紧张素转换酶抑制剂（ACEI）和血管紧张素受体阻断剂（ARB）可使血钾上升，能防止噻嗪类利尿剂所致的低血钾等。

61. 心力衰竭患者禁止使用的降压药是
    A. 地尔硫䓬　　B. 硝苯地平
    C. 依那普利　　D. 利血平
    E. 氯沙坦
    【答案与解析】A。非二氢吡啶类CCB主要包括维拉帕米和地尔硫䓬，常见的副作用包括：抑制心

脏收缩功能和传导功能，有时也会出现牙龈增生。二、三度房室传导阻滞、心力衰竭患者禁止使用。

62. 烟酸类调血脂药的绝对禁忌证是
    A. 高尿酸血症　　B. 高血糖
    C. 溃疡　　　　　D. 肾功能不全
    E. 严重痛风
    【答案与解析】E。烟酸类调血脂药常见不良反应有颜面潮红、高血糖、高尿酸或痛风。绝对禁忌证为慢性肝病和严重痛风；相对禁忌证为溃疡、肝毒性和高尿酸血症。

63. 可导致男性乳房发育的药物是
    A. 硝苯地平　　B. 丙酸睾酮
    C. 依那普利　　D. 螺内酯
    E. 呋塞米
    【答案与解析】D。螺内酯可导致男性乳房发育。

64. 变异型心绞痛应首选
    A. α受体阻断药
    B. 血管紧张素转换酶抑制剂
    C. β受体阻断药
    D. 噻嗪类利尿剂
    E. 钙通道阻滞剂
    【答案与解析】E。变异型心绞痛应首选钙通道阻滞剂。

65. 下列抗心律失常药物中，仅用于室性心律失常的是
    A. 苯妥英钠　　B. 利多卡因
    C. 普萘洛尔　　D. 维拉帕米
    E. 胺碘酮

【答案与解析】B。利多卡因仅用于室性心律失常。

66. 高血压伴有支气管哮喘的患者应禁用
    A. β受体阻断药
    B. 利尿剂
    C. 钙通道阻滞剂
    D. 血管紧张素转换酶抑制剂
    E. 血管紧张素Ⅱ受体阻断剂

    【答案与解析】A。β受体阻断药能够收缩支气管平滑肌，可诱发或加重哮喘的急性发作。

67. 高血压伴前列腺增生患者适宜选用的降压药有
    A. 美托洛尔　　B. 哌唑嗪
    C. 贝那普利　　D. 硝普钠
    E. 肼屈嗪

    【答案与解析】B。高血压伴前列腺增生患者，适宜选用α受体阻断剂（如哌唑嗪）。

68. 可引起明显干咳不良反应的药物有
    A. 硝酸盐类
    B. ACE 抑制剂
    C. β受体阻断剂
    D. α受体阻断剂
    E. 钙通道阻滞剂

    【答案与解析】B。ACE 抑制剂（如依那普利）可引起明显干咳。

69. 合并有高度心脏传导阻滞、哮喘的高血压患者禁用
    A. ACEI
    B. ARB

C. 利尿剂
D. β受体阻断药
E. α受体阻断药

【答案与解析】D。合并有高度心脏传导阻滞、哮喘的高血压患者禁用β受体阻断药。

70. 患者，男，31岁，糖尿病肾病，血压 200/116mmHg。降压首选
    A. 氢氯噻嗪　　B. 普萘洛尔
    C. 哌唑嗪　　　D. 泼尼松
    E. 依那普利

    【答案与解析】E。血管紧张素转换酶抑制剂（ACEI）尤其适用于伴慢性心力衰竭、心肌梗死后伴心功能不全、糖尿病肾病、非糖尿病肾病、代谢综合征、蛋白尿或微量白蛋白尿患者。

71. 不属于正性肌力药的是
    A. 洋地黄类　　B. 左旋多巴
    C. 多巴胺　　　D. 多巴酚丁胺
    E. 米力农

    【答案与解析】B。正性肌力药：①洋地黄类；②多巴胺；③多巴酚丁胺；④磷酸二酯酶抑制剂：米力农。左旋多巴是抗帕金森病药物。

72. 患者，女，45岁，因体检发现血压升高就诊，临床诊断为2级高血压，中危组。遵医嘱规律服用降血压药物两周后自觉心慌，并出现脚踝部水肿，考虑为药物所致不良反应。最可能出现此反应的药物为

A. 硝苯地平　　B. 呋塞米

C. 卡维地洛　　D. 比索洛尔

E. 特拉唑嗪

【答案与解析】A。硝苯地平为二氢吡啶类钙通道阻滞剂，常见不良反应包括反射性交感神经激活导致心跳加快、面部潮红、脚踝部水肿，故该患者的不良反应考虑为硝苯地平所致。

73. 患者，男，42岁，于晨起跑步时突感前胸闷痛，伴心悸、大汗，休息10分钟后自行缓解。检查心电图无异常，心肌酶在正常范围内。既往有高血压病史7年，临床考虑为稳定型心绞痛发作。患者自述昨晚曾应用枸橼酸西地那非片。则该患者应避免应用的药物为

A. 阿司匹林肠溶片

B. 琥珀酸美托洛尔缓释片

C. 硝酸甘油片

D. 硝苯地平控释片

E. 盐酸贝那普利片

【答案与解析】C。使用西地那非24小时内不能应用硝酸甘油等硝酸酯类制剂，以避免引起低血压，甚至危及生命。

74. 患者，男，62岁，发现血压升高2年，既往有前列腺增生病史5年。实验室检查示总胆固醇及低密度脂蛋白胆固醇轻度升高。该患者最适宜选择的降压药物为

A. 美托洛尔　　B. 多沙唑嗪

C. 贝那普利　　D. 硝普钠

E. 肼屈嗪

【答案与解析】B。该患者既往有前列腺增生病史，适宜选用α受体阻断剂，如多沙唑嗪。

75. 患者，男，70岁，诊断为3级高血压，很高危组，既往有痛风病史10余年。该患者禁用的降压药物为

A. 硝苯地平控释片

B. 美托洛尔缓释片

C. 卡托普利

D. 氢氯噻嗪

E. 厄贝沙坦

【答案与解析】D。痛风为氢氯噻嗪的禁忌证，该患者既往有痛风病史，故禁用氢氯噻嗪。

76. 下列降压药物中，均可导致血钾上升的是

A. ACEI 和 ARB

B. ACEI 和噻嗪类利尿剂

C. ARB 和噻嗪类利尿剂

D. β受体阻断剂和噻嗪类利尿剂

E. β受体阻断剂和钙通道阻滞剂

【答案与解析】A。ACEI 和 ARB 可使血钾上升，能防止噻嗪类利尿剂所致的低血钾等。

77. 关于硝酸酯类的说法，错误的是

A. 舌下含服硝酸甘油仅作为心绞痛发作时缓解症状用药

B. 可导致头痛、面色潮红

C. 可导致心率反射性减慢、低血压

D. 使用西地那非者24小时内不能应用硝酸甘油等硝酸酯类制剂

E. 第1次含用硝酸甘油时，应注意可能发生直立性低血压

【答案与解析】C。硝酸酯类：舌下含服或喷雾用硝酸甘油仅作为心绞痛发作时缓解症状用药。长效硝酸酯类适宜用于慢性长期治疗。硝酸酯类药物的不良反应包括头痛、面色潮红、心率反射性加快和低血压。第1次含用硝酸甘油时，应注意可能发生直立性低血压。使用治疗ED药物西地那非者24小时内不能应用硝酸甘油等硝酸酯类制剂，以避免引起低血压。

78. 治疗躁狂发作的首选药是

A. 碳酸锂　　　B. 卡马西平

C. 丙米嗪　　　D. 地西泮

E. 氯氮平

【答案与解析】A。锂盐是治疗躁狂发作的首选药，既可用于躁狂的急性发作，也可用于缓解期的维持治疗，临床常用碳酸锂。碳酸锂需连续用药2~3周才能显效。锂盐的治疗剂量与中毒剂量比较接近，在治疗中应对血锂浓度进行监测。

79. 调整华法林剂量，使INR在多大的范围，可获最佳抗血栓效果

A. 1~2　　　　B. 1~3

C. 2~3　　　　D. 2~4

E. 2~5

【答案与解析】C。调整华法林剂量，使INR在2~3的范围，可获最佳抗血栓效果。

80. 目前治疗帕金森病的"金标准"药物是

A. 苯海索　　　B. 金刚烷胺

C. 司来吉兰　　D. 苄丝肼

E. 复方左旋多巴

【答案与解析】E。复方左旋多巴是目前治疗帕金森病的"金标准"药物。

81. 高度心脏传导阻滞患者禁用的药物是

A. 肼屈嗪　　　B. 米诺地尔

C. 哌唑嗪　　　D. 可乐定

E. 普萘洛尔

【答案与解析】E。β受体阻断药（如普萘洛尔、美托洛尔、比索洛尔）尤其适用于伴快速性心律失常、冠心病心绞痛、慢性心力衰竭、交感神经活性增高以及高动力状态的高血压患者。高度心脏传导阻滞、哮喘患者为禁忌证。

82. 当用多种抗帕金森病药物出现精神症状时，撤药顺序是

A. 苯海索-金刚烷胺-多巴胺受体激动剂-司来吉兰-左旋多巴

B. 金刚烷胺-苯海索-司来吉兰-多巴胺受体激动剂-左旋多巴

C. 苯海索-金刚烷胺-司来吉

兰－多巴胺受体激动剂－左旋多巴

D. 左旋多巴－金刚烷胺－司来吉兰－多巴胺受体激动剂－苯海索

E. 苯海索－左旋多巴－司来吉兰－多巴胺受体激动剂－金刚烷胺

【答案与解析】C。当联合应用多种抗帕金森药物出现不良反应（如精神症状）时，一般根据"后上先撤"的原则，按如下先后顺序撤药：苯海索－金刚烷胺－司来吉兰－多巴胺受体激动剂－左旋多巴。

83. 大于65岁或伴认知障碍的帕金森病患者首选

A. 司来吉兰

B. 金刚烷胺

C. 多巴胺受体激动剂

D. 复方左旋多巴

E. 苯海索

【答案与解析】D。老年患者（≥65岁）或伴认知障碍的帕金森病患者首选复方左旋多巴。

84. 闭角型青光眼及前列腺肥大患者禁用

A. 司来吉兰

B. 金刚烷胺

C. 多巴胺受体激动剂

D. 复方左旋多巴

E. 苯海索

【答案与解析】E。抗胆碱药主要

药物有苯海索（安坦）。主要适用于有震颤的帕金森病患者，而对无震颤的患者一般不用，尤其老年患者慎用，闭角型青光眼及前列腺肥大患者禁用。

85. 对接受抗癫痫药治疗的妇女，为降低神经管缺陷的风险，建议在孕前和孕期应补充足够的

A. 维生素A　　B. 维生素K

C. 叶酸　　　　D. 维生素C

E. 甲钴胺

【答案与解析】C。对接受抗癫痫药治疗的妇女，为降低神经管缺陷的风险，建议在孕前和孕期应补充足够的叶酸，一日5mg。在妊娠后期3个月一日给予维生素K 10mg，可以有效地预防任何抗癫痫药相关的新生儿出血的风险。

86. 不用于保护胃黏膜的药物是

A. 胶态次枸橼酸铋

B. 硫糖铝

C. 前列腺素E

D. 生长抑素

E. 西沙必利

【答案与解析】E。加强胃黏膜保护作用的药物：①胶态次枸橼酸铋；②前列腺素E；③硫糖铝；④表皮生长因子；⑤生长抑素。西沙必利是促胃肠动力药。

87. 患者，男，63岁，诊断为消化性溃疡，医生为其开具了抗菌药物克拉霉素。该患者应用抗菌药物的目的是

A. 保护胃黏膜

B. 抗幽门螺杆菌

C. 抑制胃酸分泌

D. 清除肠道寄生菌

E. 减轻溃疡病的症状

【答案与解析】B。体外药物敏感试验表明，在中性 pH 条件下，幽门螺杆菌对青霉素最为敏感，对氨基糖苷类、四环素类、头孢菌素类、氧氟沙星、环西沙星、红霉素、利福平等高度敏感；对大环内酯类、呋喃类、氯霉素等中度敏感；对万古霉素有高度抗药性。但对铋盐中度敏感。该患者应用抗菌药物的目的是抗幽门螺杆菌。

88. 可致腹泻的制酸药是

A. 氢氧化铝　　B. 氢氧化镁

C. 奥美拉唑　　D. 雷尼替丁

E. 碳酸钙

【答案与解析】B。制酸药有碳酸氢钠、碳酸钙、氧化镁、氢氧化铝、三硅酸镁等。制酸药分可溶性和不溶性两大类，碳酸氢钠属于可溶性，其他属于不溶性。含钙、铋、铝的制酸剂可致便秘，镁制剂可致腹泻，常将两种或多种制酸药制成复合剂（如铝碳酸镁），以抵消其副作用。

89. 伴有食管炎的胃食管反流病治疗首选

A. 西咪替丁　　B. 铝碳酸镁

C. 多潘立酮　　D. 奥美拉唑

E. 西沙必利

【答案与解析】D。抑制胃酸分泌是目前治疗胃食管反流病的主要措施。伴有食管炎的胃食管反流病治疗首选 PPI（如奥美拉唑）。

90. 杀灭 Hp 作用最强的质子泵抑制剂是

A. 奥美拉唑　　B. 泮托拉唑

C. 西咪替丁　　D. 雷贝拉唑

E. 兰索拉唑

【答案与解析】D。质子泵抑制剂具有杀灭 Hp（幽门螺杆菌）的作用，且以雷贝拉唑为最强。

91. 患者，女，46 岁，近 4 个月出现反酸伴有吞咽困难。诊断为胃食管反流病，选择抑酸药奥美拉唑。治疗效果不佳时，可加用

A. 多潘立酮

B. 米索前列醇

C. 西咪替丁

D. 艾司奥美拉唑

E. 铝碳酸镁

【答案与解析】A。在胃食管反流病的治疗中，抑酸药物治疗效果不佳时，考虑联合应用促胃肠动力药，特别是对于伴有胃排空延迟的患者。常用的包括多潘立酮和莫沙必利。

92. 肥胖的 2 型糖尿病患者宜选用

A. 阿卡波糖　　B. 罗格列酮

C. 瑞格列奈　　D. 二甲双胍

E. 格列齐特

【答案与解析】D。二甲双胍首选

用于单纯饮食控制及体育锻炼治疗无效的 2 型糖尿病，特别是肥胖的 2 型糖尿病。

93. 对磺胺嘧啶过敏的患者禁用

A. 螺内酯

B. 对乙酰氨基酚

C. 格列本脲

D. 阿奇霉素

E. 二甲双胍

【答案与解析】C。格列本脲禁忌证：①1 型糖尿病、糖尿病低血糖昏迷、酮症酸中毒者；②对本品及其他磺酰脲类、磺胺类或赋形剂过敏者。

94. 阿仑膦酸钠禁忌证不包括

A. 食管狭窄

B. 低钙血症

C. 导致食管排空延迟的食管异常

D. 绝经后妇女的骨质疏松症

E. 食管弛缓不能

【答案与解析】D。①阿仑膦酸钠适用于：治疗绝经后妇女的骨质疏松症，以预防髋部和脊柱骨折；治疗男性骨质疏松症，以预防髋部和脊椎骨折。②阿仑膦酸钠禁忌证有：导致食管排空延迟的食管异常，如食管弛缓不能、食管狭窄者禁用；不能站立或坐直至少 30 分钟者；低钙血症者。

95. 可用于防治骨疏松和痛性神经营养不良症的药物是

A. 降钙素

B. 碳酸钙

C. 依普黄酮

D. 骨化三醇

E. 阿仑膦酸钠

【答案与解析】A。降钙素的适应证：①骨质疏松症：早期和晚期绝经后骨质疏松，为防止骨质进行性丢失，应根据个体的需要给予足量的钙和维生素 D；②变形性骨炎；③高钙血症和高钙血症危象；④痛性神经营养不良症。鼻喷剂的全身不良反应少于针剂。可疑对本品或蛋白质过敏者，用药前需做皮试。14 岁以下儿童禁用。

96. 儿童甲亢的治疗应选用

A. 普萘洛尔 B. 丙硫氧嘧啶

C. 大剂量碘剂 D. 卡比马唑

E. 甲巯咪唑

【答案与解析】E。妊娠期妇女进行甲亢治疗时，多选用丙硫氧嘧啶。丙硫氧嘧啶也适用于哺乳期妇女。儿童甲亢的治疗应选用甲巯咪唑。

97. 肌酐清除率 25ml/min、24 小时尿尿酸明显升高的痛风患者，可选用

A. 丙磺舒 B. 秋水仙碱

C. 磺吡酮 D. 苯溴马隆

E. 别嘌醇

【答案与解析】E。痛风发作间期降低尿酸药物的选择：①在肾功能正常或有轻度损害，及 24 小时尿尿酸排出量在 600mg 以下时，可用排尿酸药（丙磺舒、磺吡酮、苯溴马隆）；②在中等度以

上肾功能障碍（肌酐清除率小于35ml/min），24 小时尿尿酸明显升高时应用别嘌醇；③血尿酸明显升高及痛风石大量沉积的患者，可合用以上两种药物。

98. 当肌酐清除率为 35ml/min 的患者发作急性痛风时，应选用

　　A. 秋水仙碱

　　B. 对乙酰氨基酚

　　C. 布洛芬

　　D. 阿司匹林

　　E. 糖皮质激素

【答案与解析】E。当肾功能不全（血肌酐水平 >20mg/L 或肌酐清除率 <50ml/min）的患者发作急性痛风时，不应选用秋水仙碱或NSAIDs，而应选用糖皮质激素。

99. 下列治疗骨质疏松症的药物中，属于选择性雌激素受体调节剂的是

　　A. 甲状旁腺激素

　　B. 依降钙素

　　C. 鲑鱼降钙素

　　D. 阿仑膦酸钠

　　E. 雷洛昔芬

【答案与解析】E。治疗骨质疏松症的药物有：雌激素类、双膦酸盐类、降钙素、甲状旁腺激素、选择性雌激素受体调节剂（雷洛昔芬）。

100. 下列可以用于治疗高钙血症的药物是

　　A. 维生素 D　　B. 降钙素

　　C. 甲状旁腺素　D. 雌激素类

　　E. 抗雌激素类

【答案与解析】B。鲑鱼降钙素用于 Paget 病、骨质疏松症、高钙血症及痛性骨病。不良反应主要有颜面潮红、面部、耳、手或足刺痛。对蛋白质过敏者可能对本药过敏，此类患者在用药前最好先做皮试。

101. 患者，男，38 岁，左趾跖急性关节炎多次复发 6 个月，化验血尿酸高，尿尿酸正常。增加尿酸排泄最好用

　　A. 地塞米松　　B. 丙磺舒

　　C. 秋水仙碱　　D. 别嘌醇

　　E. 布洛芬

【答案与解析】B。痛风性关节炎症状基本控制后 2～3 周开始采取降血尿酸措施。降血尿酸药物有：①别嘌醇：抑制尿酸生成。②苯溴马隆及丙磺舒：促使尿酸排出。

102. 被称为餐时血糖调节剂的降糖药是

　　A. 阿卡波糖　　B. 瑞格列奈

　　C. 二甲双胍　　D. 罗格列酮

　　E. 格列美脲

【答案与解析】B。非磺酰脲类促胰岛素分泌剂（如瑞格列奈），属于超短效药物，又被称为餐时血糖调节剂，具有"按需促泌"的特点。

103. 使用糖皮质激素治疗肾病综合

征，不会出现的副作用是

A. 感染

B. 药物性糖尿病

C. 骨质疏松

D. 骨髓抑制

E. 股骨头无菌性缺血性坏死

【答案与解析】D。使用糖皮质激素治疗肾病综合征，患者可出现感染、药物性糖尿病、骨质疏松等副作用，少数病例还可能发生股骨头无菌性缺血性坏死。

104. 糖皮质激素的不良反应不包括

A. 高血压　　B. 高血脂

C. 高血糖　　D. 高血钾

E. 钠潴留

【答案与解析】D。糖皮质激素的不良反应有高血压、高血糖、高血脂、低钾血症、骨质疏松、无菌性骨坏死、白内障、体质量增加、水钠潴留等。

105. 血液透析在清除毒物的同时也可能清除药物，特别是

A. 分子量较大、蛋白结合率低、分布容积小、主要通过肾脏排泄的药物

B. 分子量较小、蛋白结合率高、分布容积小、主要通过肾脏排泄的药物

C. 分子量较小、蛋白结合率低、分布容积大、主要通过肾脏排泄的药物

D. 分子量较小、蛋白结合率低、

分布容积小、主要通过肾脏排泄的药物

E. 分子量较小、蛋白结合率低、分布容积小、主要通过肝脏排泄的药物

【答案与解析】D。血液净化的方式包括血液透析、血液滤过、血液吸附、血浆置换、人工肝支持系统和连续血液净化疗法。需注意的是，透析在清除毒物的同时也可能清除药物，特别是分子量较小、蛋白结合率低、分布容积小、主要通过肾脏排泄的药物，所以接受可被透析清除的药物治疗的患者可能需要调整剂量。

106. 因产生有烷化作用的代谢产物而具有较强的免疫抑制作用的免疫抑制剂药是

A. 环磷酰胺

B. 环孢素

C. 吗替麦考酚酯

D. 他克莫司

E. 雷公藤总苷

【答案与解析】A。环磷酰胺是国内外最常用的细胞毒药物，在体内产生有烷化作用的代谢产物而具有较强的免疫抑制作用。主要副作用为骨髓抑制及中毒性肝损害，并可出现性腺抑制（尤其男性）、脱发、胃肠道反应及出血性膀胱炎。

107. 大剂量使用环磷酰胺时缺乏有

效预防措施可导致的特征性不良反应是

A. 严重腹泻

B. 肺纤维化

C. 出血性膀胱炎

D. 骨髓抑制

E. 严重脱发

【答案与解析】C。大剂量使用环磷酰胺时缺乏有效预防措施可致出血性膀胱炎。

108. 患者，女，62岁，萎缩性胃炎病史5年，诊断为"缺铁性贫血"。其在口服铁剂治疗期间，如需合用药，可选择的是

A. 锌剂　　　　B. 四环素

C. 青霉胺　　　D. 维生素C

E. 氟喹诺酮类

【答案与解析】D。铁剂药物相互作用：①口服铁剂与制酸药如碳酸氢钠、磷酸盐类及含鞣酸的药物或饮料同用易产生沉淀而影响吸收；②与西咪替丁、去铁胺、二巯丙醇、胰酶、胰脂肪酶等同用可影响铁的吸收；与铁剂合用可影响四环素类、氟喹诺酮类、青霉胺及锌剂的吸收；③与维生素C同服可增加吸收。

109. 患者，男，48岁，诊断为"慢性再生障碍性贫血"，给予丙酸睾酮进行治疗。关于该药的说法中，正确的是

A. 无水钠潴留

B. 男性化副作用小

C. 不导致痤疮

D. 不导致声音变粗

E. 宜多处轮换注射

【答案与解析】E。丙酸睾酮的男性化副作用较大，出现痤疮、毛发增多、声音变粗、女性闭经、儿童骨成熟加速及骨骺早期融合，且有一定程度的水钠潴留。丙酸睾酮肌内注射多次后局部常发生硬块，宜多处轮换注射。

110. 患者，男，40岁，贫血、出血、感染伴走路乏力、头晕，诊断为"慢性再生障碍性贫血"。治疗应首选

A. 雄激素

B. 环孢素

C. 抗胸腺球蛋白

D. 抗淋巴细胞球蛋白

E. 造血干细胞移植

【答案与解析】A。慢性或轻型再生障碍性贫血以雄激素治疗为主，急性或重型再生障碍性贫血应以免疫抑制剂为主。雄激素为治疗慢性再生障碍性贫血的首选药物。

111. 患者，女，60岁，萎缩性胃炎病史20年，面色苍白、无力，诊断为"缺铁性贫血"。治疗应首选

A. 注射铁剂

B. 口服亚铁制剂

C. 口服糖浆铁制剂

D. 多食含铁丰富的食物

E. 多食富含维生素 C 的酸性食物

【答案与解析】A。注射铁剂应用于：①口服铁剂后胃肠道反应严重而不能耐受者；②口服铁剂而不能奏效者，如脂肪泻、萎缩性胃炎等有胃肠道铁吸收障碍者，及胃大部切除术后；③需要迅速纠正缺铁，如妊娠后期严重贫血者；④严重消化道疾患，口服铁剂可能加强原发病者，如溃疡性结肠炎或局限性肠炎；⑤不易控制的慢性出血，失铁量超过肠道所能吸收的铁量；⑥肌内注射铁剂在注射完总量后就应停用。

112. 慢性再生障碍性贫血的药物治疗

A. 以雄激素治疗为主

B. 以雌激素治疗为主

C. 以蛋白同化激素治疗为主

D. 以免疫抑制剂为主

E. 以免疫增强剂为主

【答案与解析】A。慢性或轻型再生障碍性贫血以雄激素治疗为主，急性或重型再生障碍性贫血应以免疫抑制剂为主。

113. 长期使用甲氨蝶呤、甲氧苄啶的患者，可导致

A. 恶性贫血

B. 缺铁性贫血

C. 巨幼细胞贫血

D. 红细胞破坏过多性贫血

E. 失血性贫血

【答案与解析】C。甲氨蝶呤、甲氧苄啶可引起巨幼细胞贫血。

114. 治疗缺铁性贫血的首选药物是

A. 琥珀酸亚铁

B. 右旋糖酐铁

C. 山梨醇铁

D. 维生素 B_{12}

E. 叶酸

【答案与解析】A。常用的铁剂为硫酸亚铁、富马酸亚铁、琥珀酸亚铁等。铁剂的选择以口服制剂与规格为首选，亚铁制剂因铁吸收较高为首选。

115. 慢性淋巴细胞白血病治疗的首选药物是

A. 高三尖杉酯碱

B. 苯丁酸氮芥

C. 氟达拉滨

D. 白消安

E. 甲氨蝶呤

【答案与解析】B。慢性淋巴细胞白血病的药物治疗：①苯丁酸氮芥：是慢性淋巴细胞性白血病治疗的首选药物。②氟达拉滨：是治疗慢性淋巴细胞白血病的新药。

116. 慢性粒细胞白血病治疗的首选药物是

A. 白消安

B. 高三尖杉酯碱

C. 阿糖胞苷

D. 羟基脲

E. 伊马替尼

【答案与解析】D。羟基脲目前是慢性粒细胞白血病治疗的首选药物。

117. 下列属于烷化剂的是

A. 环磷酰胺　　B. 顺铂

C. 柔红霉素　　D. 甲氨蝶呤

E. 丝裂霉素

【答案与解析】A。烷化剂如氮芥、环磷酰胺和塞替派等，能与细胞中的亲核基团发生烷化反应。

118. 禁用于曾接受过化疗或放射治疗者的细胞毒类抗肿瘤药是

A. 甲氨蝶呤　　B. 长春新碱

C. 氮芥　　　　D. 放线菌素 D

E. 顺铂

【答案与解析】C。氮芥为细胞毒类抗肿瘤药，禁用于有骨髓抑制、感染、肿瘤细胞浸润骨髓及曾接受过化疗或放射治疗者。

119. 不影响微管蛋白装配的药物是

A. 紫杉醇

B. 多西他赛

C. 高三尖杉酯碱

D. 秋水仙碱

E. 长春新碱

【答案与解析】C。紫杉醇、多西他赛、长春新碱及秋水仙碱影响微管蛋白装配，干扰有丝分裂中纺锤体的形成，使细胞

停止于分裂中期；高三尖杉酯碱为干扰核蛋白体功能阻止蛋白质合成的药物。

120. 属于非细胞周期抗肿瘤药物的是

A. 氟尿嘧啶　　B. 阿糖胞苷

C. 甲氨蝶呤　　D. 环磷酰胺

E. 巯嘌呤

【答案与解析】D。非细胞周期抗肿瘤药物作用于细胞周期中的任何时相，对整个增殖周期中的细胞均有杀灭作用，作用强而快，浓度依赖性，如烷化剂（环磷酰胺）、抗生素、铂类；细胞周期抗肿瘤药物主要作用于特异的细胞周期，杀灭该时相的肿瘤细胞，作用弱而慢，具有时间依赖性，如植物药、抗代谢药。

121. 柔红霉素最典型的不良反应是

A. 肝脏毒性　　B. 心脏毒性

C. 肾脏毒性　　D. 肌肉毒性

E. 肺纤维化

【答案与解析】B。柔红霉素最典型的不良反应是心脏毒性。

122. 非甾体抗炎药中最常见的共同的不良反应是

A. 胃肠道反应

B. 泌尿系统反应

C. 呼吸系统反应

D. 血液系统反应

E. 变态反应

【答案与解析】A。胃肠道反应是多数 NSAIDs 共同的不良反

应。布洛芬最常表现为消化性溃疡；吲哚美辛多引起恶心、厌食、腹痛、诱发或加重消化性溃疡；双氯芬酸主要表现为上腹部不适、胃肠出血和穿孔等。

123. 患者，老年女性，关节肿痛伴晨僵2年，初诊为类风湿关节炎，既往有消化性溃疡3年。该患者可选择以下哪个药物

A. 塞来昔布　B. 布洛芬

C. 阿司匹林　D. 吲哚美辛

E. 双氯芬酸

【答案与解析】A。塞来昔布属非甾体抗炎药中选择性COX-2抑制剂类。导致胃肠黏膜损伤而引起消化性溃疡和出血的风险较其他传统非甾体抗炎药为少。适用于有消化性溃疡、肠道溃疡、胃肠道出血病史者。

124. 下列轻型系统性红斑狼疮的治疗药物中，用药超过6个月者应每半年检查眼底的是

A. 双氯芬酸　B. 氯喹

C. 沙利度胺　D. 硫唑嘌呤

E. 甲氨蝶呤

【答案与解析】B。轻型系统性红斑狼疮的药物治疗包括：①非甾体抗炎药（NSAIDs）：如双氯芬酸、塞来昔布等，可用于控制关节炎。②抗疟药：可控制皮疹和减轻光敏感，常用氯喹。主要不良反应是眼底病

变，用药超过6个月者应每半年检查眼底。有心动过缓或有传导阻滞者禁用抗疟药。③沙利度胺：对抗疟药不敏感的顽固性皮损可选择，1年内有生育意向的患者忌用。④可短期局部应用激素治疗皮疹。⑤小剂量激素（泼尼松≤10mg/d）有助于控制病情。⑥权衡利弊，必要时可用硫唑嘌呤、甲氨蝶呤等免疫抑制剂。

125. 可同时用于AIDS治疗和抗HBV的是

A. 阿昔洛韦　B. 干扰素

C. 阿德福韦酯　D. 齐多夫定

E. 拉米夫定

【答案与解析】E。拉米夫定是一种很强的逆转录酶抑制剂，可用于AIDS治疗和抗HBV。

126. 艾滋病合并巨细胞病毒感染的首选药物是

A. 阿昔洛韦　B. 拉米夫定

C. 依非韦伦　D. 膦甲酸钠

E. 更昔洛韦

【答案与解析】E。艾滋病合并巨细胞病毒感染的首选药物是更昔洛韦。

127. 既有抗病毒作用又有免疫调节作用的是

A. 干扰素　B. 拉米夫定

C. 利巴韦林　D. 泛昔洛韦

E. 阿德福韦

【答案与解析】A。干扰素既有

抗病毒作用，又有免疫调节作用。

128. 患者，男，43 岁，已进行同种异体肾移植，长期环孢素免疫抑制治疗，该患者有 HSV 感染性口腔炎的病史。用于预防该患者口腔炎的药物是
    A. 阿昔洛韦　　B. 金刚烷胺
    C. 膦甲酸钠　　D. 甲氨蝶呤
    E. 齐多夫定
    【答案与解析】A。阿昔洛韦是单纯疱疹病毒（HSV）感染的首选药。

129. 未接受抗病毒治疗的艾滋病患者的一线药物治疗方案是
    A. 阿昔洛韦 + 拉米夫定 + 两性霉素 B
    B. 司他夫定 + 头孢哌酮 + 奈韦拉平
    C. 齐多夫定 + 拉米夫定 + 磷酸肌酸钠
    D. 齐多夫定 + 拉米夫定 + 奈韦拉平
    E. 阿昔洛韦 + 拉米夫定 + 左氧氟沙星
    【答案与解析】D。艾滋病的药物治疗：①首选药物：齐多夫定、拉米夫定、司他夫定、依非韦伦、奈韦拉平。②次选药物：去羟肌苷、阿巴卡韦、替诺福韦、茚地那韦等。③说明：未接受抗病毒治疗患者的一线方案为齐多夫定或司他夫定 + 拉米夫定 + 奈韦拉平；对奈韦拉平不能耐受或禁忌的患者选用齐多夫定或司他夫定 + 拉米夫定 + 依非韦伦。

130. 针对丙型肝炎的抗病毒治疗，最有效的是
    A. 干扰素 + 利巴韦林
    B. 拉米夫定
    C. 胸腺素
    D. 泛昔洛韦
    E. 阿德福韦
    【答案与解析】A。目前丙型肝炎唯一有效的抗病毒治疗是干扰素 + 利巴韦林，其中以长效干扰素 + 利巴韦林疗效更好一些，持久疗效可达 70% 以上。

131. 患者，女，58 岁，慢性肝炎病史 40 年，肝癌晚期，伴腹水、肝硬化。为其选择癌痛药物止痛治疗的基本原则不包括
    A. 口服给药　　B. 按阶梯用药
    C. 按需用药　　D. 个体化给药
    E. 注意具体细节
    【答案与解析】C。慢性疼痛药物治疗遵循 WHO 用于癌痛治疗的三阶梯镇痛原则：①口服给药：尽可能采用口服给药途径，避免创伤性给药途径。若患者不能口服，则选用直肠或经皮的无创伤性给药途径。只有在以上方法不适合或无效时，才考虑肠道外给药途径。阿片类镇痛药口服给药时，不易产生

药物依赖性。②按时给药：即按照规定的间隔时间给药，而不是按需给药即患者疼痛时才给药，以保证疼痛缓解的连续性。③按阶梯给药。④个体化给药：即对于轻度疼痛的患者应主要选用非甾体抗炎药；若为中度疼痛应选用弱阿片类药物；若为重度疼痛应选用强阿片类药物。⑤注意具体细节：严密观察患者用药后的变化，及时处理各类药物的不良反应。

132. 氰化物中毒特效解毒药不包括

A. 亚硝酸异戊酯

B. 亚甲蓝

C. 硝酸甘油

D. 亚硝酸钠

E. 硫代硫酸钠

【答案与解析】C。氰化物中毒救治原则及药物治疗：①立即催吐：用硫代硫酸钠溶液洗胃，或口服硫酸亚铁溶液。②特效解毒药包括亚硝酸异戊酯、亚甲蓝或亚硝酸钠、硫代硫酸钠以及钴化物等。③紧急静脉注射 25% ~ 50% 葡萄糖溶液。④抽搐者应予以地西泮、苯巴比妥、苯妥英钠及水合氯醛等药。⑤呼吸困难者应给氧及呼吸兴奋剂。⑥恢复期可使用大剂量的维生素 C。

133. 下列中毒情况可以进行洗胃的是

A. 强腐蚀剂中毒患者

B. 口服汽油中毒患者

C. 休克患者血压尚未纠正者

D. 所服毒物存在胃 - 血 - 胃循环的患者

E. 深度昏迷患者

【答案与解析】D。洗胃：一般服毒物后 4 ~ 6 小时内洗胃最为有效，超过 4 ~ 6 小时毒物大多吸收。但如服毒量很大或毒物过多，或所服毒物存在胃 - 血 - 胃循环，尽管服毒超过 6 小时，仍有洗胃的指征。禁忌证：①深度昏迷，洗胃后可引起吸入性肺炎，严重者可导致呼吸、心跳骤停；②强腐蚀剂中毒，有可能引起食管及胃穿孔；③挥发性烃类化合物（如汽油）口服中毒，反流吸入后可引起类脂质性肺炎；④休克患者血压尚未纠正者。

134. 苯妥英钠严重中毒出现心动过缓时，选用

A. 烯丙吗啡

B. 阿托品

C. 去甲肾上腺素

D. 多巴胺

E. 麻黄碱

【答案与解析】B。苯妥英钠严重中毒出现呼吸抑制者可用烯丙吗啡，血压下降用升压药，心动过缓或传导阻滞用阿托品。

135. 苯巴比妥中毒时，为了使药物增加排泄，应给予

A. 硫代硫酸钠 B. 呋塞米

C. 碳酸氢钠　　D. 盐酸

E. 氯化铵

【答案与解析】C。苯巴比妥、水杨酸类中毒时，给予碳酸氢钠碱化尿液使药物解离度增大，重吸收减少，增加排泄。

136. 巴比妥类急性中毒时的解救措施包括

A. 静脉输注葡萄糖

B. 静脉输注乙酰唑胺

C. 静脉输注右旋糖酐

D. 静脉输注呋塞米加乙酰唑胺

E. 静脉输注碳酸氢钠加呋塞米

【答案与解析】E。巴比妥类药物中毒解救措施：①洗胃、导泻。②静脉输液并加入碳酸氢钠或乳酸钠，以碱化尿液。同时给予利尿剂（如呋塞米）。③昏迷或呼吸衰竭患者可选用中枢兴奋剂，如哌甲酯、士的宁、安钠咖及贝美格（美解眠）等。④对中、长效药物中毒者主要以支持疗法为主，中毒严重或肾功能不全患者可考虑用血液和腹膜透析疗法。

137. 氟乙酰胺中毒的有效解救药是

A. 乙酰胺　　　B. 氟马西尼

C. 氟哌醇　　　D. 乙酰唑胺

E. 维生素C

【答案与解析】A。氟乙酰胺中毒的药物治疗：①对氟乙酰胺中毒的有效解毒剂是解氟灵

（乙酰胺）。②对抽搐症状用琥珀酰胆碱控制，口服普鲁卡因胺可防止心律失常、心室颤动。③使用大剂量维生素 B_1，有助于病程恢复。④可应用青霉素预防肺部感染。

138. 阿片类中毒首选拮抗药是

A. 吗啡　　　　B. 纳洛酮

C. 阿扑吗啡　　D. 士的宁

E. 阿托品

【答案与解析】B。阿片类中毒解救原则及药物治疗：①洗胃、导泻。②静脉滴注葡萄糖生理盐水，促进排泄，防止脱水。③有呼吸抑制时，可行人工呼吸，交替给予戊四氮和尼可刹米（可拉明）等呼吸兴奋剂。④及早应用阿片碱类解毒药。纳洛酮和烯丙吗啡（纳洛芬）为阿片类药物中毒的首选拮抗剂。⑤救治期间禁用中枢兴奋剂（士的宁等）催醒。亦不可用阿扑吗啡催吐。

139. 中毒症状为眼球震颤、复视和共济失调的药物是

A. 毒扁豆碱　　B. 吗啡

C. 苯妥英钠　　D. 毛果芸香碱

E. 阿托品

【答案与解析】C。苯妥英钠的中毒症状：①口服过量出现的急性中毒症状为眼球震颤，复视，共济失调及昏睡、昏迷状态。②静脉注射过速可引起心

律失常，低血压。③轻度中毒时有恶心、呕吐、呕血、头痛、头晕、心悸、言语不清等。

140. 关于碘解磷定解救有机磷酸酯中毒的说法中，错误的是
    A. 可以解除 M 样症状
    B. 中毒早期使用
    C. 可恢复胆碱酯酶活性
    D. 不与碱性药物配伍
    E. 常与阿托品联用
    【答案与解析】A。碘解磷定用于有机磷农药中毒有确切疗效。（1）作用机制：①与磷酰化胆碱酯酶中的磷酰基结合，将其中胆碱酯酶游离，恢复其水解乙酰胆碱的活性，解除机体的 N_2 样症状；②与血液中有机磷酸酯类直接结合，成为无毒物质从尿排出。（2）临床应用：①在中毒早期使用较好，如经过数小时后该酶已老化，酶活性难以恢复；②治疗慢性中毒无效；③中度、重度中毒则必须合用阿托品（解除 M 样症状）。

二、案例分析题

（1~2 题共用题干）

患者，女，45 岁，近日打扫室内清洁时突然出现咳嗽、胸闷、呼吸困难，追问病史近 3 年来每年秋季常有类似发作。体检：两肺满布哮鸣音，心脏无异常。医生诊断为：支气管哮喘发作。

1. 该患者首选的药物为
    A. 茶碱
    B. 沙丁胺醇
    C. 美沙特罗
    D. 孟鲁司特
    E. 氟替卡松
    【答案与解析】B。支气管哮喘急性发作首选雾化吸入 β_2 受体激动剂（如沙丁胺醇）。亦可同时加入异丙托溴铵进行雾化吸入。如果呼吸缓慢或停止，可用沙丁胺醇或特布他林加入生理盐水中缓慢静脉注射。静脉使用氨茶碱有助于缓解气道痉挛。激素常用琥珀酸氢化可的松、甲泼尼龙或地塞米松静脉滴注或注射。

2. 可作为哮喘长期控制用药的首选药物是
    A. 抗胆碱药
    B. 茶碱类
    C. 长效 β_2 受体激动剂
    D. 短效 β_2 受体激动剂
    E. 吸入性糖皮质激素
    【答案与解析】E。长期控制用药的首选药物是能全面覆盖过敏性炎症的吸入性糖皮质激素。同时可以联合应用长效的支气管扩张剂，或缓释茶碱，或抗白三烯药物。

（3~4 题共用题干）

患者，女，70 岁，2 个月来右侧肢体出现震颤，初为间断性，安静时出现或明显，随意运动时减轻或消失，在紧张时震颤加重，入睡后消失。坐位起立困难、发音困难，下肢

拖曳且蹭地、上肢摆动减少，步幅减小且越走越快，同时伴有认知障碍。医生诊断为：帕金森病。

3. 该患者的首选治疗药物是

A. 苄丝肼 - 左旋多巴

B. 苯海索

C. 司来吉兰

D. 恩他卡朋

E. 金刚烷胺

【答案与解析】A。老年（≥65岁）患者，或伴认知障碍，首选复方左旋多巴（如苄丝肼 - 左旋多巴），必要时可加用多巴胺受体激动剂、MAO - B 抑制剂或 COMT 抑制剂。

4. 该患者所选治疗药物属于

A. 抗胆碱药

B. 复方左旋多巴

C. MAO - B 抑制剂

D. COMT 抑制剂

E. 促多巴胺释放剂

【答案与解析】B。帕金森病治疗药物的分类：①抗胆碱药，如苯海索；②促多巴胺释放药，如金刚烷胺；③复方左旋多巴，如卡比多巴 - 左旋多巴、苄丝肼 - 左旋多巴；④多巴胺受体激动剂，如左旋多巴；⑤MAO - B 抑制剂，如司来吉兰；⑥COMT 抑制剂，如恩他卡朋。

（5～8 题共用题干）

患者，男，50 岁，诊断为高血压、冠心病。医师处方：氨氯地平片

10mg po qd；琥珀酸美托洛尔缓释片 47.5mg po qd；贝那普利片 20mg po qd；阿司匹林肠溶片 100mg po qd；辛伐他汀片 40mg po qd。

5. 药师对该患者的用药指导，错误的是

A. 氨氯地平片可于早上服用

B. 阿司匹林肠溶片最好在饭前 30 分钟服用

C. 若需减量，琥珀酸美托洛尔缓释片可嚼碎服用

D. 阿司匹林肠溶片应整片服用，不能嚼碎

E. 长期使用琥珀酸美托洛尔缓释片，不能自行突然停药，须在医师、药师的指导下逐渐减少剂量

【答案与解析】C。服用缓、控释片剂或胶囊时，除另有规定外，一般应整片或整丸吞服，严禁嚼碎和击碎分次服用，所以美托洛尔缓释片不可嚼碎服用。氨氯地平片于早上服用，降压效果佳。阿司匹林肠溶片应用适量水服用，最好在饭前 30 分钟服用。阿司匹林肠溶片应整片服用，不能嚼碎，因为嚼碎后肠溶衣遭到破坏，在胃里提前释放，损伤胃黏膜。长期使用琥珀酸美托洛尔缓释片突然停药，可能引发反跳现象，导致血压回升。

6. 该患者对阿司匹林不耐受，可选用的替代药物是

A. 华法林片

B. 双嘧达莫片

C. 氯吡格雷片

D. 对乙酰氨基酚片

E. 布洛芬胶囊

【答案与解析】C。氯吡格雷通过阻断血小板的 P2Y12 受体抑制 ADP 诱导的血小板活化，与阿司匹林的作用机制不同，联合应用可以提高抗血小板疗效，不良反应小，可用于不能耐受阿司匹林胃肠道反应等不良反应的患者。

7. 该患者治疗后出现肌肉酸痛，实验室检查：肌酸激酶 2000U/L。应考虑停用的药物是

A. 氨氯地平片

B. 美托洛尔缓释片

C. 贝那普利片

D. 阿司匹林肠溶片

E. 辛伐他汀片

【答案与解析】E。应用他汀类药物后，少数患者出现腹痛、便秘、失眠、转氨酶升高、肌肉疼痛、血清肌酸激酶（CK）升高，极少数严重者发生横纹肌溶解而致急性肾衰竭，故应考虑停用的药物是他汀类药辛伐他汀片。

8. 该患者化验结果显示血钾为 6.1mmol/L，需要调整的药物是

A. 氨氯地平片

B. 美托洛尔缓释片

C. 贝那普利片

D. 阿司匹林肠溶片

E. 辛伐他汀片

【答案与解析】C。贝那普利可引起咳嗽、血钾升高、血管性水肿。氨氯地平可引起踝部水肿、头痛、面部潮红、牙龈增生。美托洛尔可引起支气管痉挛、心脏功能抑制。阿司匹林可引起出血和凝血障碍、水杨酸反应、阿司匹林哮喘、瑞夷综合征等。正常人血钾浓度范围在 3.5 ~ 5.5mmol/L，平均 4.2mmol/L。血钾 > 5.5mmol/L 称为高钾血症，高于 7.0mmol/L 则为严重高钾血症。该患者化验结果显示血钾 6.1mmol/L，说明血钾偏高，故需要调整的药物是贝那普利。

（9 ~ 10 题共用题干）

患者，女，59 岁，以"头痛、眩晕一日"为主诉入院。查体：血压 220/110mmHg，脉搏 80 次/分，呼吸 19 次/分，体温 38.2℃，既往有 2 型糖尿病病史 12 年，心力衰竭病史 2 年，咳嗽变异型哮喘病史 20 年，慢性肾衰竭病史 5 年。临床诊断为高血压病 3 级，极高危。

9. 该患者的降压目标为

A. 140/90mmHg

B. 130/80mmHg

C. 150/90mmHg

D. 135/85mmHg

E. 130/90mmHg

【答案与解析】B。该患者为高血压伴糖尿病、心衰、肾衰等多种疾病患者，其危险分层为极高危组，降压目标应为 130/80mmHg。

10. 该患者最适宜的降压药物为

A. 维拉帕米　　B. 普萘洛尔

C. 氢氯噻嗪　　D. 卡托普利

E. 厄贝沙坦

【答案与解析】E。该患者有心力衰竭病史，所以禁用维拉帕米，有咳嗽变异型哮喘，所以禁用普萘洛尔，同时因其哮喘以咳嗽为主要表现，所以容易引起持续性干咳的卡托普利不适宜选用，因有肾衰竭病史，所以不适宜选择氢氯噻嗪，而厄贝沙坦适用于伴有心力衰竭、糖尿病患者，且无ACEI类引起干咳的不良反应，所以最适合该患者。

（11~13 题共用题干）

患者，女，64 岁，中、上腹反复发作节律性疼痛 3 个月余，加重 1 周，规律服用阿司匹林肠溶片 3 年，每日 1 次，饭前口服 100mg。胃镜检查示胃溃疡，幽门螺杆菌检测阳性。

11. 此患者降低胃酸药首选为

A. 碳酸氢钠　　B. 碳酸钙

C. 西咪替丁　　D. 前列腺素 E

E. 奥美拉唑

【答案与解析】E。质子泵抑制剂（如奥美拉唑、泮托拉唑等）为常用的抑制胃酸分泌药物，可明显减少胃酸分泌。

12. 该患者可使用的促进黏膜修复的药物是

A. 西沙必利　　B. 硫糖铝

C. 雷尼替丁　　D. 奥美拉唑

E. 胸腺法新

【答案与解析】B。硫糖铝在胃酸环境下聚合成胶冻，牢固地黏附于上皮细胞和溃疡基底膜上，覆盖溃疡面，形成溃疡保护膜，抵御胃酸等侵蚀，减轻黏膜损伤。临床主要用于胃和十二指肠溃疡。

13. 该患者根除幽门螺杆菌的方案可选择

A. 奥美拉唑 + 克拉霉素 + 阿莫西林

B. 奥美拉唑 + 克拉霉素

C. 阿莫西林 + 甲硝唑

D. 铋制剂 + 阿莫西林 + 四环素

E. 铋制剂 + 四环素

【答案与解析】A。根除幽门螺杆菌的常用治疗方案如：①质子泵抑制剂 + 克拉霉素（0.5g）+ 阿莫西林（1g），每日 2 次。②质子泵抑制剂 + 阿莫西林（1g）+ 甲硝唑（0.4g），每日 2 次。③铋制剂 + 阿莫西林（1g）+ 甲硝唑（0.4g），每日 2 次。④质子泵抑制剂 + 铋制剂 + 甲硝唑（0.4g）+ 四环素（1g），每日 2 次。

（14~15 题共用题干）

患者，女，68 岁，既往系统性红斑狼疮，长期服用糖皮质激素。发热 3 日。入院时体格检查：腰部一圈布满疱疹。

14. 应立即给予药物

A. 更昔洛韦

B. 人免疫球蛋白

C. 阿昔洛韦

D. 青霉素

E. 甲硝唑

【答案与解析】C。阿昔洛韦为嘌呤核苷类抗病毒药，对单纯疱疹病毒、水痘－带状疱疹病毒、巨细胞病毒等具抑制作用。更昔洛韦主要用于预防及治疗免疫功能缺陷病人的巨细胞病毒感染。

15. 上述病例属于糖皮质激素的哪一种不良反应

A. 骨质疏松

B. 诱发感染

C. 医源性肾上腺皮质功能亢进

D. 消化道溃疡

E. 电解质紊乱

【答案与解析】B。糖皮质激素有免疫抑制作用，可导致机体免疫力低下，诱发感染。

（16～17题共用题干）

患者，男，45岁，因颈部增粗、心悸、怕热1个月入院。甲状腺B超：甲状腺肿大伴回声改变，血供增加。诊断为甲状腺功能亢进。给予丙硫氧嘧啶治疗。

16. 硫脲类抗甲状腺药物的主要作用是

A. 使体内甲状腺激素作用减弱

B. 抑制碘的吸收

C. 抑制甲状腺激素合成

D. 抑制甲状腺激素的释放

E. 增加碘的吸收

【答案与解析】C。硫脲类药物能与甲状腺内的过氧化物酶结合而使之失活，从而使I不能被氧化成活性碘，且使MIT和DIT不能缩合成T_3和T_4。只影响合成，不影响释放，需待T_3、T_4耗竭后，才呈现作用。

17. 硫脲类药物最严重的不良反应是

A. 肝损害

B. 肾损害

C. 中性粒细胞缺乏

D. 胃肠道反应

E. 中枢神经系统毒性

【答案与解析】C。硫脲类药物最严重的不良反应是中性粒细胞缺乏。

三、配伍选择题

（1～3题共用备选答案）

A. A型不良反应

B. B型不良反应

C. C型不良反应

D. G型不良反应

E. F型不良反应

目前，WHO将药物的不良反应分为三型

1. 毒性反应属于WHO药物不良反应分型中的

2. 过敏反应属于WHO药物不良反应分型中的

3. 特异质反应属于WHO药物不良反应分型中的

【答案与解析】A、B、B。WHO将药物的不良反应分为A、B、C三型：（1）A型（量变型异常）：

是由药物的药理作用增强所致，其特点是可以预测，常与剂量有关，停药或减量后症状很快减轻或消失，发生率高，但死亡率低。如副作用、毒性反应、继发反应、后遗效应、首剂效应和撤药反应等。特点：①常见；②剂量相关；③时间关系较明确；④可重复性；⑤在上市前常可发现。（2）B型（质变型异常）：是与正常药理作用完全无关的一种异常反应，一般很难预测，常规毒理学筛选不能发现，发生率低，但死亡率高。如过敏反应、特异质反应。特点：①罕见；②非预期的；③较严重；④时间关系明确。例如应用青霉素治疗量或极少量就可发生过敏反应。（3）C型：一般在长期用药后出现，潜伏期较长，没有明确的时间关系，难以预测。特点：①背景发生率高；②非特异性（指药物）；③没有明确的时间关系；④潜伏期较长；⑤不可重现；⑥机制不清。如妇女妊娠期服用己烯雌酚，子代女婴至青春期后患阴道腺癌。

（4~5题共用备选答案）

   A. 阿莫西林与奥美拉唑合用

   B. 他汀类与贝特类合用

   C. 阿司匹林与华法林合用

   D. 氨基糖苷类与强效利尿剂合用

   E. 氢氯噻嗪与螺内酯合用

4. 可增加出血倾向的是

5. 合用导致肾功能损害发生率增加的是

【答案与解析】C、D。①阿司匹林与华法林合用可增加出血倾向。②氨基糖苷类与强效利尿剂合用导致肾功能损害发生率增加。③他汀类与贝特类合用导致横纹肌溶解症。

（6~8题共用备选答案）

   A. 非磺酰脲类促胰岛素分泌剂

   B. 噻唑烷二酮类

   C. 双胍类

   D. 磺酰脲类

   E. α-葡萄糖苷酶抑制药

6. 罗格列酮属于

7. 阿卡波糖属于

8. 瑞格列奈属于

【答案与解析】B、E、A。口服降糖药：①磺酰脲类：适用于经饮食控制及体育锻炼2~3个月疗效不满意、胰岛B细胞功能尚存的轻、中度 T_2DM 患者，如格列齐特。②双胍类：适应证为2型糖尿病，尤适用于肥胖和伴高胰岛素血症者。常用二甲双胍，可餐前即刻服用。③α-葡萄糖苷酶抑制药：适用于轻度至中度 T_2DM，特别是肥胖者或以餐后血糖升高为主的患者，如阿卡波糖。④非磺酰脲类促胰岛素分泌剂：适应证为胰岛B细胞尚有一定分泌功能的 T_2DM 患者，如瑞格列奈。⑤噻唑烷二酮类：适用于以胰岛素抵抗为主，伴有高胰岛素血症的

T_2DM 和糖耐量减低的患者，如罗格列酮。

（9～11题共用备选答案）

    A. 胰岛素   B. 罗格列酮

    C. 阿卡波糖   D. 格列喹酮

    E. 瑞格列奈

9. 可以促进 K^+ 进入细胞内的是

10. 具有"按需促泌"特点的是

11. 可使细胞在胰岛素的作用下启动 $PPAR\gamma$ 蛋白的是

【答案与解析】A、E、B。①胰岛素：可以促进 K^+ 进入细胞内，具有降低血钾作用。②噻唑烷二酮类（胰岛素增敏剂）：代表药物有马来酸罗格列酮、盐酸吡格列酮。增加组织细胞对胰岛素的敏感性，使细胞在胰岛素的作用下启动 $PPAR\gamma$ 蛋白，从而减少胰岛素的需要量。该类药可降低患心脑血管病的危险度。③α-葡萄糖苷酶抑制剂：代表药物有阿卡波糖、伏格列波糖等。抑制碳水化合物的消化酶（即α-葡萄糖苷酶），减缓碳水化合物在肠道消化成葡萄糖的速度，延长吸收时间，降低餐后血糖。该药不被吸收，只在肠道发挥作用。④磺酰脲类促胰岛素分泌剂：代表药物有格列本脲、格列喹酮、格列吡嗪、格列齐特等。磺酰脲类与胰岛B细胞表面磺酰脲受体结合，使ATP敏感的 K^+ 通道受阻引起除极化，使电压敏感性的 Ca^{2+} 通道开放，进而 Ca^{2+} 流入，

引起胰岛素释放。⑤非磺酰脲类促胰岛素分泌剂：主要代表药物有瑞格列奈和那格列奈。又被称为餐时血糖调节剂，具有"按需促泌"的特点。

（12～14题共用备选答案）

    A. 出血性膀胱炎

    B. 肾脏毒性

    C. 心脏毒性

    D. 过敏反应

    E. 乙酰胆碱综合征

12. 门冬酰胺酶可导致

13. 环磷酰胺可导致

14. 顺铂可导致

【答案与解析】D、A、B。①门冬酰胺酶可致过敏反应，对本品有过敏史或皮试阳性者禁用。②环磷酰胺可致出血性膀胱炎，表现少尿、血尿、蛋白尿，其代谢产物丙烯醛刺激膀胱所致。③顺铂单次中、大剂量用药后，偶会出现轻微、可逆的肾功能障碍，可出现微量血尿；多次高剂量和短期内重复用药，会出现不可逆的肾功能障碍，严重时肾小管坏死，导致无尿和尿毒症。

（15～16题共用备选答案）

    A. 非二氢吡啶类CCB

    B. ACEI

    C. ARB

    D. β受体阻断药

    E. 利尿剂

15. 三度房室传导阻滞禁止使用的是

16. 高度心脏传导阻滞、哮喘患者禁
止使用的是
【答案与解析】A、D。常用降压
药物包括：（1）钙通道阻滞剂：
①D－CCB 没有绝对禁忌证，但
心动过速与心力衰竭患者应慎
用。②非 D－CCB 主要包括维拉
帕米和地尔硫草。二、三度房室
传导阻滞、心力衰竭患者禁止使
用。（2）血管紧张素转换酶抑制
剂（ACEI）：禁忌证为双侧肾动
脉狭窄、高钾血症及妊娠期妇
女。（3）血管紧张素Ⅱ受体阻断
剂（ARB）：双侧肾动脉狭窄、
妊娠期妇女、高钾血症者禁用。
（4）利尿剂：噻嗪类利尿剂可引起
低血钾，痛风患者禁用。（5）β受
体阻断药：高度心脏传导阻滞、
哮喘患者为禁忌证。（6）α受体
阻断药：直立性低血压者禁用。

（17～19 题共用备选答案）
　　A. 血管紧张素转换酶抑制剂
　　B. α受体阻断剂
　　C. 二氢吡啶类钙通道阻滞剂
　　D. 利尿剂
　　E. β受体阻断药

17. 常导致持续性干咳、血管神经性
水肿、血钾升高的降压药是
18. 常导致脚踝部水肿、牙龈增生的
降压药是
19. 长期应用者突然停药可发生反跳
现象的降压药是
【答案与解析】A、C、E。①血管紧
张素转换酶抑制剂（ACEI）：最

常见不良反应为持续性干咳，不
能耐受者可改用血管紧张素Ⅱ受
体阻断剂（ARB）。其他不良反
应有低血压、血管神经性水肿、
味觉障碍、血钾升高。②二氢吡
啶类钙通道阻滞剂（D－CCB）：
常见不良反应包括心跳加快、面
部潮红、脚踝部水肿、牙龈增生
等。③β受体阻断药：长期应用
者突然停药可发生反跳现象，称
之为撤药综合征。

（20～22 题共用备选答案）
　　A. 三环类抗抑郁药
　　B. 非甾体抗炎药
　　C. 抗惊厥药
　　D. 苯巴比安类药物
　　E. 阿片类药物

20. 疼痛治疗的基本药物是
21. 中、重度疼痛治疗的首选药物是
22. 用于神经损伤所致的撕裂痛、放
电样疼痛及烧灼痛的药物是
【答案与解析】B、E、C。非甾
体抗炎药是疼痛治疗的基本药
物。阿片类药物是中、重度疼痛
治疗的首选药物。抗惊厥药用于
神经损伤所致的撕裂痛、放电样
疼痛及烧灼痛。三环类抗抑郁药
用于中枢性或外周神经损伤所致
的麻木样痛、灼痛。

（23～25 题共用备选答案）
　　A. 环磷酰胺　　B. 顺铂
　　C. 长春新碱　　D. 伊立替康
　　E. 柔红霉素

23. 不良反应主要为四肢麻木、麻痹性肠梗阻的是

24. 不良反应主要为迟发性腹泻、中性粒细胞减少的是

25. 不良反应主要为肾脏毒性、耳毒性、神经毒性的是

【答案与解析】C、D、B。①环磷酰胺的不良反应主要有：出血性膀胱炎。②顺铂的不良反应主要有：肾脏毒性、耳毒性、神经毒性等。③伊立替康的不良反应主要有：迟发性腹泻和中性粒细胞减少；假膜性肠炎。④长春新碱的不良反应主要有：四肢麻木、腱反射迟钝或消失、麻痹性肠梗阻等。⑤柔红霉素的不良反应主要有：骨髓抑制及心脏毒性（最重要）、脱发（常见）、口腔炎等。

(26~28题共用备选答案)
A. 影响微管蛋白装配
B. 作用于核酸转录
C. 抑制拓扑异构酶
D. 干扰核蛋白体功能阻止蛋白质合成
E. 影响氨基酸供应阻止蛋白质合成

26. 抗肿瘤药紫杉醇可

27. 抗肿瘤药伊立替康可

28. 抗肿瘤药高三尖杉酯碱可

【答案与解析】A、C、D。①拓扑异构酶抑制药的代表药：伊立替康、拓扑替康、羟喜树碱、依托泊苷、替尼泊苷。②影响微管蛋白装配的药物：如长春新碱、长春碱、紫杉醇及秋水仙碱等。③干扰核蛋白体功能阻止蛋白质合成的药物：如高三尖杉酯碱。④影响氨基酸供应阻止蛋白质合成的药物：如门冬酰胺酶。

(29~31题共用备选答案)
A. 氯解磷定　　B. 毒扁豆碱
C. 氟马西尼　　D. 鱼精蛋白
E. 纳洛酮

29. 阿片类药物中毒首选的拮抗剂是

30. 苯二氮䓬类药物中毒首选的拮抗剂是

31. 三环类抗抑郁药中毒的对症治疗药物是

【答案与解析】E、C、B。①阿片类药物中毒首选的拮抗剂是纳洛酮。②苯二氮䓬类药物中毒首选的拮抗剂是氟马西尼。③三环类抗抑郁药中毒的对症治疗药物是毒扁豆碱。

(刘隆臻)